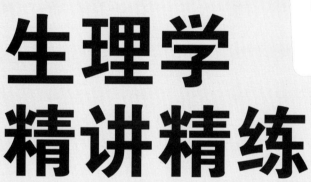

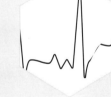

生理学
精讲精练

基于案例的学习

主　编　杨　芳　　陈桃香
副主编　李长勇　　彭碧文　　童　攒
　　　　王　媛　　王泽芬

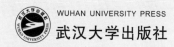

WUHAN UNIVERSITY PRESS
武汉大学出版社

图书在版编目(CIP)数据

生理学精讲精练:基于案例的学习/杨芳,陈桃香主编.—武汉:武汉大学出版社,2020.12

ISBN 978-7-307-21625-9

Ⅰ.生…　Ⅱ.①杨…　②陈…　Ⅲ.人体生理学—医学院校—教学参考资料　Ⅳ.R33

中国版本图书馆 CIP 数据核字(2020)第 116861 号

责任编辑:谢文涛　　　责任校对:汪欣怡　　　版式设计:马　佳

出版发行:**武汉大学出版社**　　(430072　武昌　珞珈山)
　　(电子邮箱:cbs22@whu.edu.cn 网址:www.wdp.com.cn)
印刷:武汉中科兴业印务有限公司
开本:787×1092　1/16　印张:13　字数:305 千字　插页:1
版次:2020 年 12 月第 1 版　　2020 年 12 月第 1 次印刷
ISBN 978-7-307-21625-9　　定价:35.00 元

版权所有,不得翻印;凡购买我社的图书,如有质量问题,请与当地图书销售部门联系调换。

序　言

随着现代医学教育的发展，针对医学专业学生早期接触临床的需要，对基础医学教育提出了新的要求。生理学作为一门实践性很强的基础医学课程，阐述了正常生命机体的功能活动规律，是沟通基础医学与临床医学的桥梁，也是人们了解疾病发生发展的基础。本书以 2020 年国家临床执业医师考试生理学考纲为指南、以临床案例为切入点，通过习题练习与生理学知识要点分析加强医学专业学生对生理学知识的学习与临床运用，不仅适用于基础医学、临床医学、预防医学、口腔医学等专业的学生学习，也适用于健康领域从业人员的学习，加深他们对疾病发生、发展的理解。

本书各章节参照人民卫生出版社《生理学》（第 9 版）顺序进行编排。其最突出的亮点是与临床疾病联系紧密。每章中的每一节均以一个生理学主题词与一个临床疾病相关主题词开篇，用大量的临床案例引出相关生理学知识点，并以习题的方式呈现。读者可以通过学习生理学知识要点对相关的理论知识形成总体认识，然后通过临床案例之后的单项选择题加以练习，实现基础医学知识与临床医学知识的对接。每一节中的参考答案及解析可进一步为读者解除心中疑惑。

在本书的编撰过程中，各位编者大量参考多学科的医学相关资料，倾注了大量心血，并将其多年的教学心得体会融入临床病案收集、改编，生理学知识点整理与呈现过程中，值此完稿之际，向各位编者以及为本书编写提供帮助的朋友们表示衷心的感谢。

由于医学生理学临床进展变化不断，本书难免有所疏漏，欢迎大家批评指正。

杨　芳

2020 年 8 月

目　　录

第一章 绪 论

····◆ 学习目标 ◆····

[基础知识]

（1）重点掌握生命活动的基本特征，机体的内环境与稳态，正、负反馈控制系统。

（2）熟悉生理学的研究对象和任务，生理学的三个认识层次，机体生理功能的调节方式，前馈控制系统。

[临床能力]

整体了解生理学与医学的关系。

····◆ 本章概要 ◆····

生理学是生命科学的一个重要分支，是专门研究正常机体功能活动及其规律的科学。生理学是基础医学研究的基础，也是临床医学的基础。生命活动的基本特征包括新陈代谢、兴奋性、适应性和生殖等。细胞是机体最基本的结构和功能单位。相比于机体生存的外环境，机体内各种组织细胞所生存的环境称为内环境。内环境的稳态是机体能自由和独立生存的首要条件。机体可通过神经调节、体液调节与自身调节，以负反馈的方式维持内环境的相对稳定。

第一节 内环境及其稳态/脱水

[案例 1] 某患者，男，20 岁，进行篮球运动后体热、大量出汗并感疲乏，饮用大量清水休息 2 小时后出现头晕、手足麻木，疲乏感加重。入院检查血清钠 132mmol/L（正常参考值：135～145 mmol/L），血浆渗透压 285 mOsm/（kg·H_2O）（正常参考值：290～310 mOsm/（kg·H_2O）），诊断为低渗性脱水。

[单项选择题]

1. 人体生理学研究（   ）

    A. 人体物理变化的规律   B. 人体化学变化的规律

    C. 正常人体功能活动的规律   D. 异常人体功能活动的规律

    E. 人体与环境之间的关系

2. 机体中细胞生活的内环境是指（　　　）

  A. 细胞外液
        B. 细胞内液

  C. 脑脊液
        D. 组织液

  E. 血浆

3. 下列**不属于**内环境的是（　　　）

  A. 血浆
        B. 组织液

  C. 淋巴液
        D. 脑脊液

  E. 汗液

4. 内环境的稳态是指（　　　）

  A. 细胞外液理化性质保持不变
    B. 细胞内液理化性质保持不变

  C. 细胞内液化学成分维持相对稳定
  D. 细胞内液理化性质维持相对稳定

  E. 细胞外液理化性质维持相对稳定

5. 下列关于内环境稳态的叙述中**错误**的是（　　　）

  A. 指内环境的理化性质保持绝对平衡的状态

  B. 是由机体内部各种调节机制维持的动态平衡过程

  C. 指细胞外液理化性质维持相对稳定的状态

  D. 机体一切调节活动最终的生物学意义在于维持内环境的稳态

  E. 揭示了生命活动的一个最重要的规律

6. 能比较迅速反映内环境变动状况的体液是（　　　）

  A. 脑脊液
        B. 血浆

  C. 尿液
         D. 淋巴液

  E. 细胞内液

7. 维持内环境稳态的重要调节方式是（　　　）

  A. 体液调节
       B. 自身调节

  C. 正反馈调节
      D. 负反馈调节

  E. 前馈控制

8. 下列关于患者出现低渗性脱水的叙述中**错误**的是（　　　）

  A. 运动体热导致大量出汗丢失水分
  B. 大量出汗导致细胞外液量减少

  C. 大量出汗导致血钠丢失
    D. 水分丢失后水的补充量不足

  E. 饮用大量清水后机体血钠降低

9. 大量出汗后通过快速饮用大量清水来补水的主要不良后果是（　　　）

  A. 胃肠道消化液被稀释
    B. 血浆蛋白浓度下降

  C. 循环血量迅速扩充
    D. 尿量明显增多

  E. 水和电解质紊乱

10. 发生低渗性脱水时患者的体液变化是（　　　）

  A. 细胞内液与细胞外液量减少，渗透压均降低

  B. 细胞内液量增多，渗透压降低

  C. 细胞内液量增多，渗透压升高

D. 细胞内液无明显变化

E. 细胞内液仅量增多，渗透压无改变

[生理学知识点]

生理学将机体生存的外界环境称为外环境，各种组织细胞直接生存的环境，即细胞外液称为内环境。人体细胞内液量占总体液量的 2/3，细胞外液量占总体液量的 1/3。细胞外液包括血浆、组织液、淋巴液和脑脊液，不包括与外环境相通的胃肠内、汗腺管内、尿道与膀胱内的液体。细胞内液通过细胞膜与细胞外液进行物质交换，以维持细胞生命活动的正常运行。

内环境的稳态是指内环境的理化性质如温度、酸碱度、渗透压和各种液体成分的相对恒定状态。内环境的理化性质并非静止不变，只是相比于外环境的很大变化，其变动非常小。细胞外液的理化性质可在各种生理活动的调节下达到动态平衡的状态。外环境的变化与机体组织细胞的代谢活动会干扰内环境的稳态，但机体可通过多个系统和器官的活动及负反馈控制系统，使受干扰的内环境及时恢复，并通过与外环境的物质交换使内环境的各种理化因素保持相对恒定的水平。内环境稳态维持是保证机体正常生命活动的必要条件，内环境理化因素的重大变化或急骤变化如高热、低氧、水和电解质及酸碱平衡紊乱等都将损害细胞功能，引起疾病，甚至危及生命。

[选择题参考答案及解析]

1. C，人体生理学是研究正常机体各种功能活动及其规律的科学。

2. A，机体内各种组织细胞所生存的环境称为内环境，即细胞外液，它包括血浆、组织液、淋巴液和脑脊液。

3. E，内环境包括血浆、组织液、淋巴液和脑脊液。机体胃肠内、汗腺管内、尿道与膀胱内的液体均与外环境连通，不属于内环境的范畴。

4. E，细胞外液即内环境，故内环境稳态指细胞外液的理化性质维持相对平衡的状态。

5. A，内环境的理化性质并非一成不变，只是相比较外环境而言其变化较小，因此内环境的稳态是指内环境的理化性质保持动态的、相对平衡的状态。

6. B，血液在循环流动，通过毛细血管与组织液进行物质交换，故血浆能比较迅速地反映内环境变动状况。

7. D，内、外环境变化总是倾向于打破内环境的稳态，机体通过负反馈调节方式对抗变化。

8. D，运动体热导致大量出汗，机体丢失水分的同时也丢失钠，补充水分的同时需补充钠，患者仅补充了水未补充钠，故出现低渗性脱水。

9. E，大量出汗时机体丢失水分的同时也丢失钠，仅补充水将导致水、电解质紊乱。

10. B，低渗性脱水时，细胞外液量减少，渗透压降低，因细胞内液渗透压高于细胞外液，使水进入细胞内液增多，细胞内液量增加而渗透压下降。

第二节　控制系统/中暑

[案例1] 某患者，男，25岁，于一个湿热的夏天在田间劳作，前两小时内患者虽然大量出汗，仍感闷热，因急于完成任务而坚持工作。约4小时后患者开始感到头晕眼花，随即意识模糊，倒地。幸好被人及时发现，迅速转至附近医院，降温处理后转醒。初步诊断为中暑。

[单项选择题]

1. 神经调节的基本方式是(　　)
   A. 适应　　　　　　　　　　　　B. 反应
   C. 反射　　　　　　　　　　　　D. 正反馈调节
   E. 负反馈调节

2. 神经调节的特点是(　　)
   A. 调节幅度小　　　　　　　　　B. 反应速度慢
   C. 作用广泛和持久　　　　　　　D. 调节的敏感性差
   E. 作用迅速、准确和短暂

3. 条件反射的特征是(　　)
   A. 种族遗传　　　　　　　　　　B. 先天获得
   C. 数量较少　　　　　　　　　　D. 反射弧固定
   E. 个体在后天生活中形成

4. 下列关于体液调节的叙述中错误的是(　　)
   A. 通过化学物质来实现　　　　　B. 体液调节不受神经系统的控制
   C. 分泌激素的细胞有内分泌功能　D. 体液调节不一定都是全身性的
   E. 激素有特定的靶细胞

5. 在寒冷环境中，甲状腺激素分泌增多属于(　　)
   A. 神经调节　　　　　　　　　　B. 体液调节
   C. 自身调节　　　　　　　　　　D. 旁分泌调节
   E. 神经-体液调节

6. 应急反应时，血中肾上腺素浓度增高，引起心跳加快加强、血糖升高，这一调节属于(　　)
   A. 神经调节　　　　　　　　　　B. 体液调节
   C. 神经-体液调节　　　　　　　　D. 自身调节
   E. 神经内分泌调节

7. 患者受热刺激引起的大量出汗属于(　　)
   A. 神经调节　　　　　　　　　　B. 体液调节
   C. 神经-体液调节　　　　　　　　D. 自身调节
   E. 神经内分泌调节

8. 下列情况中属于自身调节的是(   )
    A. 血糖水平维持相对恒定　　　　　B. 血液 pH 值维持相对恒定
    C. 体温维持相对恒定　　　　　　　D. 全身血压维持相对恒定
    E. 当平均动脉压在一定范围内变化时，肾血流量维持相对恒定

9. 在人体生理功能调控中，控制部分的活动随受控部分的反馈信息而减弱，此调控方式为(   )
    A. 自身调节　　　　　　　　　　　B. 反射调节
    C. 正反馈调节　　　　　　　　　　D. 负反馈调节
    E. 前馈调节

10. 下列关于负反馈调节的叙述中**错误**的是(   )
    A. 控制系统是一个闭环系统
    B. 与神经调节和体液调节无关
    C. 反馈信息与控制信息的作用性质相反
    D. 反馈信号能减弱控制部分的活动
    E. 是维持内环境稳态的重要调节形式

11. 在反馈控制系统中，迷走神经传出冲动可看作(   )
    A. 标准信息　　　　　　　　　　　B. 偏差信息
    C. 控制指令　　　　　　　　　　　D. 反馈信息
    E. 干扰信息

12. 下列生理活动中属于正反馈调节的是(   )
    A. 体温调节　　　　　　　　　　　B. 排尿反射
    C. 肺牵张反射　　　　　　　　　　D. 血糖浓度的调节
    E. 动脉压力感受性反射

13. 运动员进入比赛场地，心血管、呼吸活动便开始增强，属于(   )
    A. 神经调节　　　　　　　　　　　B. 体液调节
    C. 自身调节　　　　　　　　　　　D. 负反馈调节
    E. 前馈调节

[生理学知识点]
　　机体内环境的稳态主要是通过神经调节、体液调节与自身调节三种方式来完成的。三种调节活动可以单独存在、独立完成，也可相互配合、协同完成。神经调节指通过神经系统的活动完成机体内许多生理功能活动的调节，其基本形式为反射。反射弧为反射的结构基础，由感受器、传入神经、神经中枢、传出神经与效应器五个成分组成。神经反射的特点是反应迅速、起效快、调节精确而短暂。神经反射包括非条件反射与条件反射。前者是与生俱来的，其反射中枢基本位于大脑皮层以下较低部位，反射弧相对固定，是生物体进化的产物。后者是建立在非条件反射的基础上，通过后天学习获得的。条件反射的刺激与反应的关系灵活可变且不固定，若不加以强化，可逐渐消退。体液调节是由机体的内分泌细胞所分泌的特殊化学物质通过体液途径到达并作用于靶细胞上相应受体而影响其生理活

动的调节方式，包括远距分泌调节、旁分泌调节、自分泌调节、神经内分泌调节等。与神经调节相比，体液调节作用缓慢而持久，作用范围较广，调节方式相对恒定。人体内很多内分泌腺的活动接受来自神经和体液的双重调节，称为神经-体液调节。自身调节是指某些细胞或组织器官在不依赖神经调节和体液调节的情况下凭借本身内在特性对内环境变化产生特定适应性反应的过程，如肾血流量与肾小球滤过率的自身调节，脑血流量的自身调节。自身调节的调节强度弱，影响范围小，且灵敏度较低，常局限于某些器官或组织细胞内。

反馈指由受控部分发出的信息反过来影响控制部分的活动。反馈有负反馈和正反馈两种形式。负反馈指来自受控部分的输出信息反馈调整控制部分的活动，最终使受控部分的活动向与其原先活动的相反方向改变。负反馈是维持机体各种功能活动稳态的基本方式，在体内极为常见，且均存在调定点。正反馈指受控部分发出的反馈信息促进与加强控制部分的活动，最终使受控部分朝着与它原先活动相同的方向改变。正反馈在体内很少见，主要包括排尿、排便反射，血液凝固过程，分娩过程等。前馈指监测装置在受刺激后发出纠正信息（前馈信息），作用于控制部分，使其及早作出适应性反应，及时地调控受控部分的活动。

[选择题参考答案及解析]

1. C，反射是神经调节的基本形式。

2. E，神经反射的特点是反应迅速、起作用快、调节精确而短暂。

3. E，条件反射是人或高等动物在生活过程中根据不同环境条件和体验而建立起来的。

4. B，人体内很多内分泌腺受神经的支配。

5. E，寒冷刺激使下丘脑神经内分泌细胞兴奋属神经调节；下丘脑神经内分泌细胞分泌的激素通过下丘脑-腺垂体-甲状腺轴的活动引起甲状腺激素分泌，为体液调节；另外，甲状腺还直接受交感与副交感神经支配，故在寒冷环境中，甲状腺激素分泌增多属神经-体液调节。

6. C，应急反应时，交感神经兴奋，刺激肾上腺髓质释放肾上腺素，为神经调节，血中肾上腺素浓度增高，引起心跳加快加强、血糖升高，为体液调节。故正确选项为神经-体液调节。

7. A，温热刺激通过下丘脑体温调节中枢使支配全身小汗腺的交感胆碱能纤维兴奋，汗腺分泌活动增强，属神经调节。

8. E，当平均动脉压在一定范围内变化时，肾血流量维持相对恒定为肾血流量的自身调节。

9. D，来自受控部分的输出信息反馈调整控制部分的活动，最终使受控部分的活动向与其原先活动的相反方向改变，称为负反馈。

10. B，负反馈调节主要通过神经调节与体液调节来实现。

11. C，在反馈控制系统中，由神经中枢（控制部分）发出的传出指令（如神经传出冲动）作用于效应细胞（受控部分），控制效应细胞活动，故迷走神经传出冲动为控制指令。

12. B，机体为数不多的正反馈主要包括排尿、排便反射，血液凝固过程，分娩过程。

13. E，监测装置在受刺激后发出前馈信号，作用于控制部分，使其及早作出适应性反应，及时地调控受控部分的活动，此为前馈调节。

（杨 芳）

第二章　细胞的基本功能

[基础知识]

　　重点掌握物质跨膜转运过程，单纯扩散、易化扩散、主动转运与膜泡运输的特点；细胞生物电现象，静息电位和动作电位特点及其产生机制；局部兴奋特点及其意义；兴奋的传导，骨骼肌的兴奋-收缩耦联及收缩机制。

[临床能力]

　　探讨神经-肌肉接头传递障碍导致疾病（如重症肌无力）发生的原因；应用细胞膜内外离子浓度分布及静息电位的形成机制，分析低/高血钾型周期性麻痹的原因。

╍╍┉┉╾╤✿╤╾ 本章概要 ╾╤✿╤╾┉┉╍╍

　　细胞和各种细胞器的质膜的组成基本相同，主要由脂质、蛋白质，以及极少量的糖类组成。细胞膜具有物质转运功能，物质跨膜转运方式主要有以下几种：单纯扩散、易化扩散、主动转运与膜泡运输。跨膜信号转导的路径大致可分为三类：离子通道型受体介导的信号转导、G蛋白耦联受体介导的信号转导和酶联型受体介导的信号转导。细胞在进行生命活动时都伴有电现象，称为细胞生物电现象。常见细胞生物电现象包括静息电位及动作电位。神经细胞膜中的电压门控钠通道存在三种功能状态：静息态、激活态及失活态。可兴奋细胞在发生一次兴奋后，其兴奋性将出现一系列周期性变化，包括绝对不应期、相对不应期、超常期、低常期。动作电位在骨骼肌神经-肌肉接头处的传递是以化学递质乙酰胆碱（ACh）为中介进行的，骨骼肌终板膜不产生动作电位，但可以电紧张扩布的方式使邻近的含电压门控性钠通道的肌细胞膜去极化到阈电位水平，继而爆发动作电位。

　　骨骼肌机械收缩的始动因素是肌浆中 Ca^{2+} 的增加，由此引发粗、细肌丝之间相互作用，使肌小节缩短或产生张力。肌肉收缩分为等张收缩和等长收缩。根据刺激形式不同，骨骼肌收缩可表现为单收缩和复合收缩。平滑肌纤维和横纹肌一样以"肌丝滑行"原理进行收缩。但平滑肌并不出现明显的肌节，粗肌丝的横桥方向不一致，使平滑肌表现出较大的伸展性，其收缩呈扭动状态。

第一节 细胞膜的物质转运/洋地黄中毒

[**案例1**] 某患者，男，23岁，外出游玩时因饮食不洁引起恶心、呕吐、腹泻等不适。大便呈水样，少量黏液。诊断为急性肠胃炎。遵医嘱卧床休息，口服葡萄糖-电解质液以补充丢失的体液。

[**单项选择题**]

1. 葡萄糖进入肠黏膜上皮细胞的方式属于(   )
   A. 单纯扩散   B. 易化扩散
   C. 原发性主动转运   D. 继发性主动转运
   E. 入胞

2. 细胞外液中的葡萄糖进入一般组织细胞的方式属于(   )
   A. 单纯扩散   B. 易化扩散
   C. 原发性主动转运   D. 继发性主动转运
   E. 入胞

3. 通过离子通道进入细胞的方式属于(   )
   A. 单纯扩散   B. 易化扩散
   C. 原发性主动转运   D. 继发性主动转运
   E. 入胞

4. 单纯扩散、易化扩散和主动转运的共同特点是(   )
   A. 要消耗能量   B. 顺浓度梯度
   C. 需膜蛋白帮助   D. 有饱和现象
   E. 被转运物都是小分子

[**案例2**] 某慢性心衰患者，男，73岁，服用地高辛（洋地黄类正性肌力药物）治疗期间出现恶心、呕吐、视物模糊等症状，心电图检测报告提示快速房性心律失常伴传导阻滞。诊断为洋地黄中毒，立即停用地高辛，给予相应治疗。

[**单项选择题**]

5. 洋地黄类药物作用靶点是(   )
   A. Na^+-葡萄糖转运体   B. Na^+-K^+泵
   C. Na^+-H^+交换体   D. Na^+-K^+交换体
   E. Na^+-Ca^{2+}交换体

6. 下列关于钠泵生理作用的叙述中**错误**的是(   )
   A. 钠泵能逆着浓度差将进入细胞内的 Na^+ 移出胞外
   B. 钠泵能顺着浓度差使细胞外的 K^+ 移入胞内
   C. 由于从膜内移出 Na^+，可防止水分子进入细胞内

D. 钠泵的活动造成细胞内高 K^+，使许多反应得以进行

E. 钠泵的活动可造成膜两侧的离子势能储备

[案例3] 某患者，女，42 岁，心绞痛入院。实验室检查显示血浆低密度脂蛋白升高，心电图提示急性前间壁心梗，冠状动脉造影提示左冠状动脉主干动脉粥状硬化。基因检测报告提示患者低密度脂蛋白受体基因缺陷。

7. 血浆中的胆固醇进入肝细胞的方式是（　　　）

A. 单纯扩散　　　　　　　　　　　B. 易化扩散

C. 原发性主动转运　　　　　　　　D. 继发性主动转运

E. 受体介导入胞

8. 进入细胞的方式**不属于**吞噬的物质是（　　　）

A. 细菌　　　　　　　　　　　　　B. 病毒

C. 蛋白质　　　　　　　　　　　　D. 死亡细胞

E. 组织碎片

[生理学知识点]

　　细胞和各种细胞器的质膜组成基本相同，主要由脂质、蛋白质、极少量的糖类组成。膜结构的液态镶嵌模型学说认为，膜的基架是液态的脂质双分子层，其间镶嵌着许多具有不同结构和功能的蛋白质。膜蛋白可分为表面蛋白和整合蛋白两类。细胞膜具有物质转运功能、阻碍或屏障作用及免疫功能。物质跨膜转运方式主要有：单纯扩散、易化扩散和主动转运。单纯扩散是指脂溶性小分子物质顺浓度梯度的跨膜移动过程，转运对象为 O_2、CO_2、N_2、乙醇、尿素和甾体类激素等。易化扩散是膜蛋白介导的被动扩散。物质通过膜上的特殊蛋白质（包括载体和通道）的介导，顺电化学梯度的跨膜转运过程，其转运方式主要有两种：一是经载体介导（如葡萄糖、氨基酸、核苷酸）的易化扩散；二是经通道介导的易化扩散，包括各种离子的跨膜移动。主动转运是细胞在特殊的蛋白质介导下消耗能量，将物质从低浓度一侧转运到高浓度一侧的过程，其分为两类：一是原发性主动转运，如钠钾泵的转运是指直接利用 ATP 并逆浓度差和电位差对离子进行的主动转运过程；二是继发性主动转运，指物质逆浓度梯度转运的动力不是直接来自 ATP，而是靠消耗另一种物质的浓度势能进行。膜泡运输指大分子与颗粒物质以囊泡的方式进出细胞。

　　跨膜信号转导的路径大致可分为三类，即离子通道型受体介导的信号转导、G 蛋白耦联受体介导的信号转导和酶联型受体介导的信号转导。

[选择题参考答案及解析]

　　1. D，葡萄糖通过 Na^+-葡萄糖同向转运体进入肠黏膜上皮细胞，属于继发性主动转运。

　　2. B，细胞外液中的葡萄糖通过葡萄糖转运体进入一般组织细胞以供能。

　　3. B，带电离子通过离子通道进入细胞的方式为经通道介导的易化扩散。

　　4. E，小分子物质跨细胞膜转运的方式包括单纯扩散、易化扩散和主动转运。

5. B，洋地黄类药物通过抑制 Na^+-K^+ 泵的功能，胞内 Na^+ 不能及时转出，胞内 Na^+ 增多或促进心肌细胞 Na^+-Ca^{2+} 交换，升高心肌细胞内 Ca^{2+} 浓度，增强心肌收缩力，但洋地黄类药物蓄积可导致电解质紊乱，影响细胞电活动，诱发各类心律失常。

6. B，钠泵能逆着浓度差将进入细胞内的 Na^+ 移出胞外，同时逆着浓度差将细胞外的 K^+ 移入胞内，维持细胞外高 Na^+、细胞内高 K^+ 状态。

7. E，血浆中的胆固醇与低密度脂蛋白结合，在肝细胞膜上低密度脂蛋白受体介导下进入细胞。入胞后，低密度脂蛋白被溶酶体消化，并将其结合的胆固醇释放出来。

8. C，蛋白质进入细胞的唯一途径是吞饮。

第二节 细胞的电活动/高血钾性麻痹

[**案例 1**] 某患儿，男，12 岁，打羽毛球后出现抬手困难，进而出现无力站立。实验室检查显示血钾离子浓度增高至 6 mmol/L（血清钾离子浓度>5 mmol/L 称为高钾血症）。

[**单项选择题**]

1. 增加细胞外液 K^+ 的浓度，静息电位的绝对值将（　　）
    A. 增大
    B. 减小
    C. 不变
    D. 先增大后减小
    E. 先减小后增大
2. 下列关于神经纤维静息电位形成机制的叙述中**错误**的是（　　）
    A. 细胞外的 K^+ 浓度小于细胞内的 K^+ 浓度
    B. 细胞膜对 Na^+ 通透性较低
    C. 细胞膜主要对 K^+ 有通透性
    D. 加大细胞外 K^+ 浓度，会使静息电位绝对值加大
    E. 细胞内的 Na^+ 浓度低于细胞外 Na^+ 浓度
3. 细胞膜内外正常 Na^+ 和 K^+ 浓度差的形成和维持是由于（　　）
    A. 膜在安静时对 K^+ 通透性大
    B. 膜在安静时对 Na^+ 通透性大
    C. Na^+、K^+ 易化扩散的结果
    D. 膜上 Na^+-K^+ 泵的作用
    E. 膜兴奋时对 Na^+ 通透性增加
4. 当达到 K^+ 平衡电位时（　　）
    A. 膜两侧 K^+ 浓度梯度为零
    B. 膜外 K^+ 浓度大于膜内
    C. 膜两侧电位梯度为零
    D. 膜内电位较膜外电位相对较正
    E. 膜内侧 K^+ 的净外流为零
5. 下列关于神经纤维的静息电位的叙述中**错误**的是（　　）
    A. 它是膜外为正、膜内为负的电位
    B. 接近钾离子的平衡电位
    C. 在不同的细胞，其大小可以不同
    D. 它是个稳定的电位
    E. 相当于钠离子的平衡电位
6. 细胞膜内电位负值（绝对值）增大，称为（　　）

A. 极化   B. 去极化

C. 反极化   D. 复极化

E. 超极化

7. 安静时，细胞膜外正内负的稳定状态称为（   ）

    A. 极化   B. 超极化

    C. 反极化   D. 复极化

    E. 去极化

8. 刺激引起兴奋的基本条件是使跨膜电位达到（   ）

    A. 阈电位   B. 峰电位

    C. 负后电位   D. 正后电位

    E. 局部电位

9. 各种可兴奋组织产生兴奋的共同标志是产生（   ）

    A. 肌肉收缩   B. 腺体分泌

    C. 神经冲动   D. 动作电位

    E. 局部电位

10. 阈电位是指（   ）

    A. 细胞膜对 K^+ 通透性开始增大的临界膜电位

    B. 细胞膜对 Na^+ 通透性开始增大的临界膜电位

    C. 细胞膜对 K^+ 通透性突然增大的临界膜电位

    D. 细胞膜对 Na^+ 通透性突然增大的临界膜电位

    E. 细胞膜对 Na^+、K^+ 通透性突然增大的临界膜电位

11. 具有"全或无"特征的电信号是（   ）

    A. 终板电位   B. 感受器电位

    C. 兴奋性突触后电位   D. 抑制性突触后电位

    E. 锋电位

12. 神经细胞在产生动作电位时，主要介导去极相变化方向的离子是（   ）

    A. K^+ B. Na^+

    C. Ca^{2+} D. Cl^-

    E. 有机负离子

[生理学知识点]

    细胞在进行生命活动时都伴有电现象，称为细胞生物电现象。安静情况下细胞膜两侧存在的外正内负且相对平稳的电位差，称为静息电位。静息电位仅存在于质膜内外表面之间。在膜的外表面有一薄层正离子，内表面有一薄层负离子，离子层的厚度不足 1nm。形成这种状态的基本原因是带电离子的跨膜转运，离子转运速率主要取决于该离子在膜两侧的浓度差和膜对它的通透性。

    细胞膜两侧离子的浓度差与平衡电位：细胞膜两侧离子的浓度差是引起离子跨膜扩散的直接动力。该浓度差是由细胞膜中的离子泵，主要是钠泵的活动所形成和维持的。哺乳

动物骨骼肌膜两侧的离子浓度，其中细胞外液 Na$^+$ 浓度约为其细胞内液浓度的 10 倍；而细胞内液 K$^+$ 浓度约为其细胞外液浓度的 30 倍。若质膜只对一种离子递透，该离子将在浓度差的驱动下进行跨膜扩散；但扩散的同时一也使膜两侧形成逐渐增大的电位差。该电位差对离子产生的作用与浓度差相反，将阻止该离子的扩散。某种离子在膜两侧的电位差和浓度差两个驱动力的代数和，称为该离子的电-化学驱动力。当电位差驱动力增加到与浓度差驱动力相等时，电-化学驱动力即为零，此时该离子的净扩散为零，膜两侧的电位差便稳定下来。这种离子净扩散为零时的跨膜电位差称为该离子的平衡电位。利用以下 Nernst 公式，便可计算出某种离子由浓度差决定的平衡电位（E_X）：

$$E_X = \frac{RT}{ZF} \ln \frac{[X^+]_o}{[X^+]_i} (V)$$

式中：R 为气体常数，T 为绝对温度，F 为法拉第常数，Z 为离子价数，$[X^+]_o$ 和 $[X^+]_i$ 离子在细胞外液和细胞内液中的浓度。如果离子 X$^+$ 为 1 价，环境温度为 29.2℃，并将自然对数转换为常用对数以及 E_X 的单位用 mV 表示时，则上述 Nernst 公式可表示为

$$E_X = 60 \lg \frac{[X^+]_o}{[X^+]_i} (mV)$$

在哺乳动物生理状态（37℃）下，该公式的系数为 61.5mV。将膜两侧溶液中的离子浓度分别代入式中，可计算出各种离子的平衡电位，如 K$^+$ 平衡电位、Na$^+$ 平衡电位等。当 $[X^+]_o > [X^+]_i$ 时（如 Na$^+$ 或 Ca^{2+}），其平衡电位为正值，且 $[X^+]_o / [X^+]_i$ 愈大，其平衡电位正值就愈大；当 $[X^+]_o < [X^+]_i$ 时（如 K$^+$），其平衡电位为负值，且 $[X^+]_o / [X^+]_i$ 愈小，其平衡电位负值就愈大。因此，细胞外钾离子浓度增大时，钾离子平衡电位的会减小。

安静时细胞膜对离子的相对通透性：膜对某种离子的通透性愈高，则该离子的扩散对静息电位形成的作用就愈大，静息电位也就愈接近于该离子的平衡电位。在安静状态下，细胞膜对各种离子的通透性以 K$^+$ 为最高，因为细胞膜中存在持续开放的非门控钾通道。

安静时细胞膜对 Na$^+$ 也有一定的通透性（为 K$^+$ 通透性的 1/100～1/50），少量进入细胞的 Na$^+$ 可部分抵消由 K$^+$ 外流所形成的膜内负电位。因此，细胞膜的静息电位应当是根据膜对 K$^+$ 和 Na$^+$ 的通透性将 K$^+$ 平衡电位和 Na$^+$ 平衡电位赋予一定权重后的代数和。例如，横纹肌细胞对 K$^+$ 和 Na$^+$ 的通透性比值为 20～100，其静息电位为 -80～-90mV；平滑肌细胞的上述比值为 7～10，静息电位仅约 -55mV；视网膜中的视杆细胞在未受到光照时，细胞膜中有相当数量的钠通道处于开放状态，静息电位较神经或肌细胞更小，只有 -30～-40mV。

除 K$^+$ 和 Na$^+$ 外，膜两侧溶液中的离子还有 Cl$^-$、Ca^{2+} 和有机负离子等，但它们对静息电位的形成均无明显作用。迄今尚未发现主动转运 Cl$^-$ 的泵蛋白，故 Cl$^-$ 的跨膜移动几乎完全是被动的，Cl$^-$ 在膜两侧的分布主要取决于跨膜电位，即跨膜电位是 Cl$^-$ 跨膜扩散的原因，而非其跨膜移动的结果。静息电位总是更接近于甚或等于 Cl$^-$ 平衡电位。细胞膜两侧

的 Ca²⁺浓度差虽很大，但 Ca²⁺浓度远低于 Na⁺和 K⁺浓度，特别是安静时膜对 Ca²⁺的通透性很低，故 Ca²⁺在静息电位形成中几乎没有作用。膜对有机负离子几乎不通透。它们是使细胞内液保持电中性的主要负离子，可聚集在膜的内表面，与膜外表面的一薄层 K⁺共同构成强大的跨膜电场。

钠泵的生电作用：钠泵通过主动转运可维持细胞膜两侧 Na⁺和 K⁺的浓度差，为 Na⁺和 K⁺的跨膜扩散形成静息电位奠定基础。同时，钠泵活动本身具有生电作用，可直接影响静息电位。因此，钠泵活动在一定程度上也参与静息电位的形成。钠泵活动愈强、细胞内电位的负值就愈大。但一般来说，钠泵的生电作用对静息电位形成的作用并不很大，在神经纤维中可能不超过 5%。

动作电位是指细胞在静息电位基础上接受有效刺激后产生的一个迅速的可向远处传播的电活动。动作电位特点：①"全或无"现象；②不衰减传播；③脉冲式发放。产生动作电位时，膜电位的波动是离子跨膜移动的结果。离子跨膜转运需要两个必不可少的因素：一是离子的电-化学驱动力；二是细胞膜对离子的通透性。动作电位的产生正是在静息电位基础上两者发生改变的结果。

[选择题参考答案及解析]

1. B，当细胞外 K⁺浓度升高（如高血钾）时，K⁺平衡电位减小，静息电位也相应减小。

2. D，加大细胞外 K⁺浓度，K⁺平衡电位减小，静息电位减小。

3. D，每分解一分子 ATP，钠泵可使 3 个 Na⁺移出细胞外，同时 2 个 K⁺移入细胞内，相当于把一个净正电荷移出膜外。

4. E，当电位差驱动力增加到与浓度差驱动力相等时，电-化学驱动力即为零，此时该离子的净扩散为零，膜两侧的电位差便稳定下来。这种离子净扩散为零时的跨膜电位差称为该离子的平衡电位。

5. E，神经纤维的静息电位接近于 K⁺的平衡电位。

6. E，超极化。

7. A，安静时，细胞膜外正内负的稳定状态称为极化。

8. A，刺激引起兴奋的基本条件是使跨膜电位达到阈电位。

9. D，各种可兴奋组织产生兴奋的共同标志是动作电位，或兴奋。

10. D，安静状态，细胞膜主要对钾离子通透，而阈电位是指细胞膜对钠离子通透性突然增高。

11. E，具有"全或无"特征的电信号是动作电位，锋电位是动作电位的主要成分。

12. B，神经细胞在产生动作电位时，超射，到达 Na⁺平衡电位。

第三节 肌细胞的收缩/肉毒素中毒

[案例1] 某患者，女，45 岁，近半年多次接受肉毒素注射除皱后出现面瘫症状。

[单项选择题]

1. 骨骼肌神经-肌肉接头处的递质是( )
   A. 肾上腺素 　　　　　　　　　　B. 去甲肾上腺素
   C. γ-氨基丁酸 　　　　　　　　　D. 乙酰胆碱
   E. 多巴胺

2. 骨骼肌神经-肌肉接头处兴奋传递的特点**不包括**( )
   A. 单向传递 　　　　　　　　　　B. 易受药物及环境因素影响
   C. 有时间延搁 　　　　　　　　　D. 非一对一传递
   E. 由 ACh 介导

3. 下列关于终板电位特点的叙述中**错误**的是( )
   A. 只有去极化，不出现反极化 　　B. EPP 大小与 ACh 释放量有关
   C. 存在时空总和 　　　　　　　　D. 由 K⁺内流所致
   E. 终板电位没有不应期

4. 骨骼肌神经-肌肉接头处兴奋传递的阻断剂是( )
   A. 阿托品 　　　　　　　　　　　B. 筒箭毒碱
   C. 四乙基铵 　　　　　　　　　　D. 六羟季胺
   E. 酚妥拉明

5. 服用有机磷农药中毒时，可使( )
   A. ACh 释放量增加 　　　　　　　B. ACh 释放量减少
   C. 胆碱酯酶活性增高 　　　　　　D. 胆碱酯酶活性降低
   E. ACh 释放量减少且胆碱酯酶活性降低

6. 触发神经末梢内囊泡释放递质的离子是( )
   A. 钠离子 　　　　　　　　　　　B. 钙离子
   C. 钾离子 　　　　　　　　　　　D. 镁离子
   E. 氯离子

[生理学知识点]

在神经-肌肉接头的兴奋传递中，动作电位在神经-肌肉接头的传递是以化学递质 ACh 作为中介进行的，具体过程如下：①当动作电位到达运动神经末梢时，接头前膜发生去极化，进而使接头前膜电压门控的 Ca^{2+} 通道开放。②钙通道的开放使接头前膜对 Ca^{2+} 的通透性增加，大量 Ca^{2+} 顺浓度梯度由胞外进入神经末梢内。③进入末梢中的 Ca^{2+} 触发囊泡向接头前膜方向移动，并与之融合，以出胞的方式将囊泡中储存的 ACh 释放到接头间隙中。一次神经冲动到达所引起的 Ca^{2+} 内流，可导致 100~200 个囊泡同时释放。每个囊泡释放时总是将其中所含的所有 ACh 分子全部释放出来，这种以囊泡为单位的倾囊释放被称为量子释放（quantal release）。④乙酰胆碱在接头间隙扩散至终板，与终板膜上的 ACh 受体阳离子通道结合致通道开放，允许 Na^+ 和 K^+ 顺着电化学梯度扩散，但以 Na^+ 内流为主。其结果是使终板膜电位从原有 −55mV 的静息电位去极化到 0mV。这个去极化的电位称为终板电位（end-plate potential，EPP）。在安静的状态下，因囊泡的随机运动也会发生单个囊

泡的自发释放，释放的 ACh 会导致终板膜约 0.4mV 的微小去极化电位，即微终板电位（miniature end-plate potential，MEPP），其频率平均 1 次/秒。终板电位实际上是由一次动作电位所引起的大量囊泡同时释放产生的所有微终板电位的总和。⑤终板电位属于局部电位，可以电紧张扩布的方式使邻近静息状态的肌细胞膜去极化到阈电位水平，从而爆发动作电位。由于终板处没有动作电位产生必需的电压门控的钠通道，因此不可能产生动作电位。⑥乙酰胆碱发挥作用后很快被终板膜上的胆碱酯酶水解，使终板电位及时终止，以保证下次神经冲动到达神经末梢时引起相同的效应。水解产物胆碱约 50% 被主动地摄取回到轴突末梢，作为原料再用于乙酰胆碱的合成。

　　神经-肌肉接头的兴奋传递是一个多环节的复杂过程，任何环节的异常都可导致肌肉收缩功能障碍。据此也可设计一些药物通过影响神经-肌肉接头兴奋的传递而发挥一定的药理作用，如新斯的明等药物可通过抑制胆碱酯酶，加强乙酰胆碱的作用而用于重症肌无力的治疗；外科手术使用的肌肉松弛剂，如筒箭毒碱和三碘季铵酚等，通过与乙酰胆碱竞争受体结合位点，而阻断神经-肌肉接头兴奋传导，使骨骼肌松弛。

[选择题参考答案及解析]

　　1. D，肉毒素可抑制接头前膜乙酰胆碱的释放，导致骨骼肌无法收缩，达到除皱效果。

　　2. D，神经冲动引起大量囊泡释放神经递质，产生的终板电位达数十毫伏，远高于肌细胞兴奋所需要的刺激阈值，故骨骼肌神经-肌肉接头处兴奋传递为一对一传递。

　　3. D，乙酰胆碱在接头间隙扩散至终板，与终板膜上的 ACh 受体阳离子通道结合致通道开放，允许 Na^+ 和 K^+ 顺着电化学梯度扩散，但以 Na^+ 内流为主。

　　4. B，外科手术使用的肌肉松弛剂，如筒箭毒碱和三碘季铵酚等，通过与乙酰胆碱竞争受体结合位点，而阻断神经-肌肉接头兴奋传导，使骨骼肌松弛。

　　5. D，有机磷毒物进入体内后迅速与体内的胆碱酯酶结合，生成磷酰化胆碱酯酶，使胆碱酯酶丧失水解乙酰胆碱的功能，使得肌肉持续紧张。

　　6. B，进入末梢中的 Ca^{2+} 触发囊泡向接头前膜方向移动，并与之融合，以出胞的方式将囊泡中储存的 ACh 释放到接头间隙中。

（彭碧文）

第三章 血 液

·

━━━◇◆◇ 学习目标 ◇◆◇━━━

[基础知识]

（1）掌握体液的组成及比例，血浆渗透压，红细胞的生理特性及生成的调节，生理性止血的基本过程，血液凝固的意义及生理过程，区别外源性和内源性凝血途径，血型的分类；了解血小板的生理特性，血液凝固的负性调控，生理性抗凝物质和纤溶过程。

（2）熟悉白细胞的分类及生理过程。

[临床能力]

熟悉血型的鉴定及输血的基本原则，了解失血量的判断和失血的临床表现。

━━━◇◆◇ 本章概要 ◇◆◇━━━

本章讲述了体液的组成及体液量的维持和调节，血浆渗透压的影响因素；血细胞的组成及生成调节，血小板和凝血因子在血液凝固中发挥的作用，血型的鉴定及输血原则。

血液由血浆和悬浮于其中的血细胞组成。血浆中晶体物质（主要是 Na^+ 和 Cl^-）形成晶体渗透压，而胶体物质（主要是白蛋白）形成胶体渗透压。血液主要承担运输氧气、二氧化碳、营养物质和代谢废物，以及信号分子的作用。在生理情况下，血液在心脏和血管形成的封闭管道中循环，当血管破裂时，血液内血小板和凝血因子发挥血液凝固作用，维护血管壁的完整性。

第一节 体液概述/高渗性脱水

[案例1] 某25岁男性，一次性饮清水 1000mL，半小时后感到需要排尿。测得此时其血浆渗透压为 280mOsm／（kg·H_2O）。

[单项选择题]

1. 血浆渗透压与血浆内溶质分子有关的因素有（　　）
   A. 溶质分子的质量　　　　　　　　B. 溶质分子的数量
   C. 溶质分子的体积　　　　　　　　D. 溶质分子的大小
   E. 溶质分子的种类

2. 正常成人的血浆渗透压大约是(　　)

    A. 220 mOsm/（kg·H_2O）　　　　　　B. 260 mOsm/（kg·H_2O）

    C. 300 mOsm/（kg·H_2O）　　　　　　D. 350 mOsm/（kg·H_2O）

    E. 400 mOsm/（kg·H_2O）

3. 影响血浆晶体渗透压的主要因素有(　　)

    A. 血钾水平　　　　　　　　　　　　B. 血钠水平

    C. 血浆白蛋白水平　　　　　　　　　D. 红细胞数量

    E. 白细胞数量

4. 血浆胶体渗透压的主要作用是(　　)

    A. 维持细胞内外的水平衡　　　　　　B. 维持血管内外的水平衡

    C. 维持红细胞的正常形态　　　　　　D. 抵抗外来病菌的侵袭

    E. 参与降低血液的黏度

5. 正常人一次性饮用大量生理盐水后30分钟，各体液可能发生的改变有(　　)

    A. 血浆晶体渗透压降低　　　　　　　B. 组织液渗透压升高

    C. 细胞内液量减少　　　　　　　　　D. 血浆胶体渗透压降低

    E. 细胞内液量增多

[案例2] 某患者，男，21岁，因饮食不洁出现频繁呕吐、腹泻3天，明显口渴、烦躁不安、少尿一天入院。体格检查：血压110/80 mmHg，精神萎靡，神志清楚，皮肤黏膜干燥、无汗。实验室检查：血细胞比容（HCT）0.56，血浆渗透压324 mOsm/（kg·H_2O），血清钠156 mmol/L。诊断为高渗性失水。

[单项选择题]

6. 人体内体液量最多的部位是(　　)

    A. 细胞内液　　　　　　　　　　　　B. 细胞外液

    C. 组织液　　　　　　　　　　　　　D. 血液

    E. 淋巴液

7. 生理状态下，人体组织液和血浆量各占细胞外液的体积比是(　　)

    A. 组织液约占15%，血浆约占85%　　B. 组织液约占35%，血浆约占65%

    C. 组织液和血浆各约占50%　　　　　D. 组织液约占45%，血浆约占55%

    E. 组织液约占75%，血浆约占25%

8. 下列液体中不是等张溶液的是(　　)

    A. 0.9%的NaCl溶液　　　　　　　　B. 5%的葡萄糖溶液

    C. 1.9%的尿素溶液　　　　　　　　　D. 血浆

    E. 组织液

9. 高渗性失水时，人体内各体液可能发生的改变有(　　)

    A. 血浆晶体渗透压降低　　　　　　　B. 组织液渗透压不变

    C. 细胞内液量减少　　　　　　　　　D. 血浆总量增多

E. 血浆胶体渗透压降低

10. 会导致血细胞比容下降的情况有( )

A. 腹泻   B. 烧伤

C. 低血压   D. 贫血

E. 大量出汗

[生理学知识点]

体液的容量和成分的稳定对于机体稳态的维持非常重要。在正常成人身体中，液体成分约占体重的60%（以70kg体重成年男性为例，下同），约42L，主要由细胞内液和细胞外液两部分组成。其中细胞内液约占体重的40%（28L），细胞外液约占20%（14L）。细胞外液又包括组织液（占体重15%，约10L）、血浆（占体重4%，约3L）和其他（淋巴液、关节液、脑脊液等，共计约1L）。

血液由血浆和悬浮于其中的血细胞组成。血浆包括水、溶于其中的多种电解质、小分子化合物、气体和多种蛋白质组成。其中最主要的电解质是 Na^+ 和 Cl^-，最主要的蛋白质是白蛋白。在血液中，血细胞的体积约占45%，血浆约占55%。血细胞所占的容积百分比称为血细胞比容（hematocrit，HCT），男性 HCT 约48%（0.48），女性 HCT 约42%（0.42）。

当两种不同浓度的溶液被半透膜分隔，膜两侧的溶质不能自由交换时，低浓度侧溶液中的水分子会进入高浓度一侧，这种现象称为渗透。溶液渗透压的高低取决于溶质分子的摩尔浓度。正常血浆渗透压接近 300 mOsm/（kg·H_2O），相当于 5790 mmHg。由晶体溶质（电解质）分子形成的渗透压称为晶体渗透压，血浆中的晶体渗透压主要来自 Na^+ 和 Cl^-；由胶体溶质（蛋白质）分子形成的渗透压称为胶体渗透压，血浆中的胶体渗透压主要来自白蛋白分子。血浆渗透压约99%为晶体渗透压，胶体渗透压约占1%。

正常情况下细胞外液和细胞内液总渗透压相等。由于大部分晶体物质不易通过细胞膜，因此，细胞外液晶体渗透压或总渗透压的变化可影响细胞内外的水平衡。在细胞外液中，水和晶体可以自由透过毛细血管，因此组织液和血浆晶体渗透压相等，但血浆蛋白不易透过毛细血管，当血浆蛋白浓度变化时，血浆胶体渗透压变化可引起毛细血管两侧的水平衡。

正常血钠浓度为135~145 mmol/L，高于或低于此范围时，血浆渗透压分别处于高渗或低渗状态。由于水分总是从低渗溶液进入高渗溶液，当血浆渗透压升高时，组织液渗透压也升高，细胞内水分进入组织液，引起细胞皱缩改变；反之，血浆渗透压降低时，细胞内水分增多，细胞肿胀甚至破裂。

等渗溶液是指渗透压等于血浆渗透压的溶液。0.9%的NaCl，5%的葡萄糖，1.9%的尿素溶液都是等渗溶液。红细胞在0.9%的NaCl和5%的葡萄糖溶液中可维持正常形态，因此也称为等张溶液，等张溶液可维持红细胞的正常形态。红细胞被置于1.9%的尿素溶液时，由于尿素可以自由通过红细胞，尿素扩散进入细胞，水分也因渗透压的改变而进入红细胞，导致红细胞破裂。因此，1.9%的尿素溶液虽是等渗溶液，却不是等张溶液。

[选择题参考答案及解析]

1. B，渗透压由溶质分子的摩尔浓度决定，与溶质的数量有关，与分子大小、质量、体积无关。

2. C，血浆渗透压约为 300 mOsm/（kg·H_2O），其中约 99% 由晶体形成，约 1% 由胶体形成。

3. B，形成血浆晶体渗透压的物质中，80% 来自 Na^+ 和 Cl^-。

4. B，血浆蛋白不易透过毛细血管，血浆蛋白浓度发生变化，胶体渗透压变化将改变毛细血管两侧的水平衡。

5. D，生理盐水为等渗溶液，进入血浆后，血浆 NaCl 浓度不变，故晶体渗透压不会发生改变。但血浆体积增大，血浆蛋白总量不变，因此血浆蛋白浓度降低，血浆胶体渗透压下降。

6. A，细胞内液约占体重的 40%，70kg 体重成年男性细胞内液约 28L，是体液量最大的组成部分。

7. E，组织液和血浆共约占体重的 20%（14L），其中约 3/4 是组织液，约 1/4 是血浆。

8. C，选项中五种溶液均为等渗溶液，尿素可自由跨过细胞膜，不能维持红细胞正常形态，因此 1.9% 尿素不是等张溶液。

9. C，高渗性失水时，血浆体积和钠离子量均减小，但丢失的水分大于丢失的溶质（丢失低渗溶液）。血钠浓度升高，血浆晶体渗透压升高。水分丢失使血浆蛋白浓度升高，血浆胶体渗透压升高。晶体和水分可自由透过毛细血管，故血浆高渗可致组织液高渗，此时细胞内水分进入组织液，细胞内液量减少。

10. D，各种原因导致的血浆丢失均可引起血细胞比容 HCT 升高，而红细胞数量或体积减小时 HCT 降低。

第二节　血细胞生理/缺铁性贫血

[案例1]　100 名年龄在 18~22 岁的男性新兵进入西藏林芝（海拔 3000m）工作，入藏前体检测得血红蛋白平均水平为 143±4.3 g/L，入藏 1 个月后血红蛋白平均水平为 158±1.4 g/L，12 个月后血红蛋白平均水平为 188±2.4 g/L。

[单项选择题]

1. 下列对人体正常成熟红细胞的描述中正确的是（　　）
   A. 成熟的红细胞呈双凸圆盘形
   B. 成熟红细胞通过葡萄糖有氧氧化供能
   C. 成熟的红细胞含大量线粒体，代谢旺盛
   D. 成熟红细胞内含大量血红蛋白，使血液呈红色
   E. 红细胞数量不因年龄、环境而改变

2. 成年人红细胞产生的部位是（　　）
   A. 肝　　　　　　　　　　　　B. 脾

    C. 淋巴结   D. 红骨髓

    E. 肾

3. 促红细胞生成素（EPO）的作用是促进(   )

    A. 小肠铁的吸收   B. 小肠叶酸的吸收

    C. 小肠维生素 B_{12} 的吸收   D. 骨髓造血和红细胞成熟

    E. 雄激素的释放

4. 成人 EPO 产生的主要部位是(   )

    A. 肝   B. 脾

    C. 淋巴结   D. 红骨髓

    E. 肾

5. 红细胞沉降速率（血沉）加快表示(   )

    A. 细胞膜通透性增大   B. 红细胞脆性增大

    C. 红细胞脆性减小   D. 红细胞悬浮稳定性差

    E. 红细胞可塑性差

[案例 2] 某患者，女，51 岁，3 年来间断黑便，因突发一过性晕厥入院，伴乏力。红细胞 $3.46 \times 10^{12}/L$，血红蛋白 54g/L，血细胞比容 20.40%，叶酸、维生素 B_{12} 含量正常。血细胞涂片显示小细胞低色素性贫血。

[单项选择题]

6. 血红蛋白的主要生理功能是(   )

    A. 运输 O_2 和 CO_2 B. 运输营养物质

    C. 维持正常血压   D. 调节酸碱平衡

    E. 参与免疫防御

7. 合成血红蛋白的主要原料是(   )

    A. 蛋白质和铁   B. 叶酸和维生素 B_{12}

    C. 雄激素和 EPO   D. 内因子和铁

    E. 叶酸和 EPO

8. 当人体内缺乏时会导致维生素 B_{12} 的吸收障碍的因素有(   )

    A. 铁   B. 叶酸

    C. EPO   D. 内因子

    E. HCl

9. 人体内缺乏叶酸和维生素 B_{12} 时会导致的疾病是(   )

    A. 缺铁性贫血   B. 巨幼红细胞性贫血

    C. 镰形红细胞性贫血   D. 再生障碍性贫血

    E. 白血病

[案例 3] 某患者，女，70 岁，因咳嗽咳痰静脉输液后拔针难以止血，全身皮肤散在瘀斑

（最大为5cm×6cm），以下肢为主。血常规检查发现血小板$15×10^9$/L。

[单项选择题]

10. 血小板的生理功能是(　　)

  A. 运输O_2和CO_2　　　　　　B. 运输营养物质

  C. 调节酸碱平衡　　　　　　D. 维持血管壁的完整性

  E. 参与免疫防御

11. 血小板异常活化可导致(　　)

  A. 出血不止　　　　　　　　B. 血栓形成

  C. 毛细血管破裂　　　　　　D. 酸碱平衡紊乱

  E. 贫血

12. 已知阿司匹林可抑制血小板的聚集，过量应用阿司匹林可能会导致(　　)

  A. 血小板减少　　　　　　　B. 血栓形成

  C. 出血倾向　　　　　　　　D. 酸碱平衡紊乱

  E. 高血压

[生理学知识点]

  血细胞包括红细胞、白细胞和血小板三类。各类血细胞均来源于骨髓造血干细胞。人在幼年期的骨髓均为红骨髓，含有造血干细胞，可参与造血。成年后长骨的骨髓被脂肪填充，形成黄骨髓，失去造血能力，仅长骨骨骺处及扁骨骨髓仍为红骨髓，具有造血能力。促红细胞生成素（EPO）可在多处促进骨髓红细胞的生成、成熟和释放，是机体红细胞生成的主要调节物。成人EPO主要来自肾，贫血时，肾缺氧引起EPO生成增多，促进红细胞的生成和释放，使红细胞数量增多，满足机体运输O_2和CO_2的需求。成年男性红细胞数量为（4.0~5.5）$×10^{12}$/L，血红蛋白为120~160g/L；女性红细胞数量为（3.5~5.0）$×10^{12}$/L，血红蛋白为110~150g/L。红细胞和血红蛋白的数量可受到环境因素的影响。红细胞或血红蛋白的数量减少称为贫血。骨髓向血液释放的红细胞为无细胞核的网织红细胞，网织红细胞进入血液后细胞内线粒体等细胞器被清除，发育为成熟红细胞。成熟红细胞呈双凹圆碟形，无线粒体，糖酵解是其获取能量的唯一方式。由于红细胞的特殊的双凹圆碟形，细胞表面积较大，因此具有变形能力（可塑变形性）、悬浮能力（悬浮稳定性）和耐受低渗环境的能力（渗透脆性）。

  红细胞能相对稳定地悬浮于血浆中，下沉速度较慢。通常以红细胞在第一小时下沉的速度称为红细胞沉降率（血沉）。若红细胞以凹面相贴，称为红细胞叠连，红细胞的表面积迅速下降，此时红细胞的沉降率增大。血浆的成分可影响红细胞叠连，当血浆纤维蛋白原、球蛋白和胆固醇增多时，可加速红细胞叠连和沉降。

  红细胞的生成需要有足够的蛋白质、铁、叶酸和维生素B_{12}。蛋白质和铁是血红蛋白的主要原料，而叶酸和维生素B_{12}是红细胞成熟必需的物质。血红蛋白有四个亚基，每个亚基均由一个珠蛋白和与之结合的亚铁血红素组成，亚铁血红素中间有亚铁离子，可以结合氧或二氧化碳。亚铁血红素与氧结合形成氧合血红蛋白，呈鲜红色。亚铁血红素未结合氧形成去氧血红蛋白，呈淡蓝色。在血红蛋白的合成过程中，所需的铁95%来源于衰老红细胞的释放，人体仅从食物中吸收少量铁补充排泄的部分铁。若发生铁摄入不足或吸收障碍，或者长期慢性失血，可使血红蛋白量减少，引起缺铁性贫血。红细胞体积小，颜色淡，称为小细胞低色素性贫血。叶酸和维生素 B_{12} 是合成 DNA 的重要辅酶。叶酸需在维生素 B_{12} 的帮助下转化为四氢叶酸，才能参与 DNA 合成。缺乏叶酸或维生素 B_{12} 引起细胞核发育异常，分裂减慢，红细胞体积增大，导致巨幼红细胞性贫血。维生素 B_{12} 的吸收需要胃壁细胞分泌的内因子参与。胃大部切除时，可能因内因子缺乏，维生素 B_{12} 的吸收障碍导致巨幼红细胞性贫血。

血小板来由骨髓成熟的巨核细胞脱落产生，体积小，无细胞核，呈双面凸圆盘状。成人血小板数量为（100～300）$\times 10^9$/L。血小板可帮助维持血管壁的完整性。当血管破裂时，血浆 vWF 因子结合内皮下暴露的胶原纤维后变构，使血小板黏附于胶原纤维上，然后血小板变形释放招募因子（ADP，TXA_2 等致聚剂）招募更多的血小板，这种正反馈帮助形成血小板血栓，从而阻止出血。此外，血小板释放的 TXA_2 等有强烈的缩血管作用，帮助减少出血。此外，血小板表面可吸附多种凝血因子，有利于血液凝固和生理止血。血小板通过黏附、释放、聚集、收缩和吸附作用发挥生理性止血作用。血小板的异常活化也参与动脉硬化和血栓形成。生理情况下，血管内皮释放 PGI_2 有抑制血小板聚集和舒张血管作用，与血小板释放的 TXA_2 保持动态平衡，使血小板不发生聚集。

白细胞呈球形，主要参与免疫防御功能。正常成人白细胞数量为（3.5～5.0）$\times 10^9$/L，其中中性粒细胞占 50%～70%，嗜酸性粒细胞占 0.5%～5%，嗜碱性粒细胞占 0%～1%，单核细胞占 3%～8%，淋巴细胞占 20%～40%。

[选择题参考答案及解析]

1. D，成熟红细胞无核，无线粒体，通过糖酵解获能。血红蛋白中的亚铁血红素结合氧时呈红色，是红细胞及血液表现出红色的原因。

2. D，仅红骨髓含有造血干细胞，具备造血能力。

3. D，EPO 促进骨髓造血和红细胞成熟。

4. E，成人产生 EPO 的主要部位是肾。胎儿肝也能产生 EPO。

5. D，红细胞叠连时表面积下降，沉降速率加快，悬浮稳定性降低。

6. A，血红蛋白中的亚铁血红素可以结合氧或二氧化碳，分别形成氧合血红蛋白和氨基甲酰血红蛋白，参与这两种气体的运输。

7. A，铁和蛋白质是生成血红蛋白的主要原料。

8. D，内因子结合维生素 B_{12}，防止胃酸对维生素 B_{12} 的破坏，并帮助它在回肠吸收。

9. B，缺乏叶酸或维生素 B_{12} 时，DNA 合成障碍，细胞核发育异常，分裂减慢，体积增大，形成巨幼红细胞性贫血。

10. D，血小板在血管受损时迅速覆盖受损表面，避免出血，维持血管壁的完整性。

11. B，血小板有促凝和收缩血管的作用，过多或异常活化可促进血管硬化和血栓形成。

12. C，阿司匹林抑制 TXA_2 生成，抑制血小板聚集，阻碍凝血的发生，在血管破裂时会延长出血时间。

第三节　生理性止血/血友病

[案例 1]　某患者，女，32 岁，切水果时手指不慎碰到刀刃引起出血，在用干净纱布按压几分钟后手指出血停止。

[单项选择题]

1. 用针刺耳垂的方法测定出血时间时，从血管破裂到出血停止，血管内发生的生理事件不包括(　　)
    A. 血管收缩　　　　　　　　　　B. 内皮下胶原纤维暴露
    C. 血小板黏附　　　　　　　　　D. 血小板聚集
    E. 纤维蛋白原活化

2. 血液凝固本质上是(　　)
    A. 血小板的聚集和活化　　　　　B. 纤维蛋白原变为纤维蛋白
    C. 血管从舒张变为收缩　　　　　D. 血细胞从液态变为固态
    E. 血浆从液态变为固态

3. 下列各项中能使血液凝固时间延长的是(　　)
    A. 在出血部位覆盖纱布　　　　　B. 将血液置于 37℃ 环境中
    C. 向血液中加入钙离子　　　　　D. 向血液中加入维生素 K
    E. 向血液中加入肝素

[案例 2]　某患者，男，38 岁，因左髋部、左膝关节肿痛 3 个月入院。查体左髋关节、膝关节活动受限。出血时间（BT）正常，部分活化凝血酶时间（APTT）107.6s（升高）。血浆凝血因子Ⅶ活性测定 148.4%（升高），血浆凝血因子Ⅷ活性测定 1.1%（显著降低）。诊断为 A 型血友病。

[单项选择题]

4. 外源性凝血途径和内源性凝血途径不同之处是(　　)
    A. 内源性凝血途径从因子Ⅲ活化开始　　B. 外源性凝血途径从因子Ⅻ活化开始
    C. 内源性凝血途径从因子Ⅹ活化开始　　D. 外源性凝血途径从因子Ⅲ活化开始
    E. 内源性凝血途径从因子Ⅱ活化开始

5. 血清与血浆的最主要的区别在于血清缺乏(　　)
    A. 纤维蛋白　　　　　　　　　　B. 纤维蛋白原
    C. 血小板　　　　　　　　　　　D. 钙离子
    E. 凝血因子Ⅱ

6. 外源性和内源性凝血途径的共同通路从(　　)凝血因子的活化开始。
    A. 因子Ⅰ　　　　　　　　　　　B. 因子Ⅲ

   C. 因子ⅩⅡ   D. 因子Ⅹ

   E. 因子Ⅱ

7. 凝血因子Ⅷ缺乏可能会导致的改变有(　　　)

   A. 出血时间延长   B. 外源性凝血途径时间延长

   C. 内源性凝血途径时间延长   D. 凝血途径的共同通路时间延长

   E. 凝血酶时间延长

8. 过量使用华法林可导致维生素 K 缺乏引起的出血倾向，下列各项中属于维生素 K
依赖型凝血因子的是(　　　)

   A. 因子Ⅰ、Ⅱ、Ⅺ、Ⅹ   B. 因子Ⅲ、Ⅷ、Ⅺ、Ⅹ

   C. 因子Ⅱ、Ⅶ、Ⅸ、Ⅹ   D. 因子Ⅷ、Ⅸ、Ⅹ、Ⅻ

   E. 因子Ⅱ、Ⅶ、Ⅹ、Ⅺ

9. 52 岁男性心梗患者拟采用溶栓治疗，可作为溶栓药物的有(　　　)

   A. 肝素   B. 激肽原

   C. 尿激酶   D. 凝血酶原

   E. 凝血酶

[生理学知识点]

　　生理性止血包括血管收缩、血小板止血栓的形成和血液凝固三个基本过程。血液凝固是指血液由流动的液体状态变为不能流动的凝胶状态的过程。其本质是血浆中可溶性纤维蛋白原（因子Ⅰ）转变为不可溶性纤维蛋白的过程。纤维蛋白交织成网，网罗血细胞形成血凝块。血液凝固是一系列凝血因子参与的酶促反应过程。

　　血液凝固也可以分为三步：凝血酶原复合物的形成、凝血酶原的激活和纤维蛋白的形成。凝血酶原复合物可通过内源性凝血途径和外源性凝血途径生成。内源性凝血途径的凝血因子全部来自血液，当血液与带负电荷的异物接触时，激活因子Ⅻ，此后依次激活因子Ⅺ、Ⅸ、Ⅷ、Ⅶ、Ⅹ。而外源性凝血途径中，血液接触组织液中的因子Ⅲ（组织因子）与活化的因子Ⅶ及钙离子形成复合物，激活因子Ⅹ。因子Ⅹ活化后与钙离子，辅因子（活化的因子Ⅴ）形成凝血酶原复合物。凝血酶原复合物可激活因子Ⅱ（凝血酶原），活化的因子Ⅱ激活因子Ⅰ（纤维蛋白原），活化的因子Ⅰ在因子ⅩⅢ的促进下形成不可溶性多聚体，交联成网，网络红细胞，形成血凝块。

　　血管受损后，血小板血栓可维护血管壁的完整性，但血小板血栓不稳定，而血液凝固为不可逆反应，比血小板血栓更坚实，最后，局部组织纤维增生，长入血凝块，达到永久止血。血小板减少时，出血时间延长；而凝血因子缺乏时，凝血时间延长。多种因素可影响血液凝固的时间，如温度，钙离子水平，血液与异物的接触面积等。此外，体内还存在生理性抗凝物质，如抗凝血酶（抑制Ⅸa、Ⅹa、Ⅺa、Ⅻa 的活性）、蛋白质 C（抑制Ⅷa、Ⅴa 的活性，抑制Ⅹ、Ⅱ的激活）、组织因子途径抑制物（抑制Ⅹa、Ⅶa-Ⅲa 复合物的活性）、肝素（增强抗凝血酶的活性）等。

　　止血栓完成止血使命后将逐渐溶解，使血管恢复畅通。其溶解主要依赖于纤维蛋白溶解系统（纤溶系统）。纤溶蛋白激活物（如尿激酶、链激酶）使纤溶酶原活化为纤溶酶，后者降解纤维蛋白，溶解血凝块。纤溶酶是血浆中活性最强的蛋白酶，特异性较低，除降解纤维蛋白和纤维蛋白原外，对多种凝血因子也有一定的降解作用。当纤溶亢进时，可因凝血因子的大量降解而存在出血倾向。

[选择题参考答案及解析]

1. E，出血停止是由于血小板血栓形成（一期止血），此时血液凝固（二期止血）尚未发生。

2. B，血液凝固是血浆中可溶性纤维蛋白原（因子I）变为不可溶性纤维蛋白的过程。

3. E，血液凝固为凝血因子的酶促反应，37℃为凝血酶最适温度，反应最快。血液与粗糙异物（纱布等）接触面大，更易激活因子Ⅻ。钙离子为凝血因子，可促进血液凝固。维生素 K 本身不参与凝血。肝素可增强抗凝血酶Ⅲ的活性，从而起抗凝作用。

4. D，外源性凝血途径由于血液接触组织液，因此凝血从组织因子（因子Ⅲ）活化开始；内源性凝血途径从高分子激肽原和前激肽释放酶激活因子Ⅻ开始。

5. B，血清是血液凝固后血浆的剩余部分液态。血液凝固后纤维蛋白原（因子Ⅰ）变为不可溶性纤维蛋白，从血浆中析出。

6. D，凝血共同途径从因子Ⅹ活化开始，形成凝血酶原复合物，激活凝血酶原（因子Ⅱ），后者活化后激活纤维蛋白原（因子Ⅰ）。

7. C，凝血过程中，外源性凝血途径参与的因子是Ⅲ、Ⅳ、Ⅶ、Ⅹ、Ⅴ、Ⅱ、ⅩⅢ、Ⅰ；内源性凝血途径参与的凝血因子是Ⅻ、Ⅺ、Ⅸ、Ⅷ、Ⅳ、Ⅶ、Ⅹ、Ⅴ、Ⅱ、ⅩⅢ、Ⅰ。其中共同通路参与的凝血因子是Ⅹ、Ⅴ、Ⅱ、ⅩⅢ、Ⅰ。因子Ⅷ参与内源性凝血部分，缺乏会导致内源性凝血时间（部分活化凝血酶原时间 APTT）延长，出血时间、外源性凝血途径时间、因子Ⅹ活化后的共同通路本身时间（凝血酶时间）不变。

8. C，肝脏合成因子Ⅱ、Ⅶ、Ⅸ、Ⅹ需维生素 K 的参与，华法林抑制维生素 K 导致这些凝血因子减少而起到抗凝作用。

9. C，尿激酶和链激酶均为纤溶酶原的激活物，纤溶酶原变为纤溶酶后可溶解纤维蛋白原，使血栓降解。

第四节　血型和输血原则/自体输血

[案例1] 某 20 岁女性体检时测得血型为 Rh 阳性 B 型血。

[单项选择题]

1. 通常所说的血型是指(　　)
   A. 红细胞上受体的类型　　　　　　B. 红细胞膜上特异凝集原的类型
   C. 红细胞膜上特异凝集素的类型　　D. 血浆中特异凝集原的类型
   E. 红细胞的特异形态

2. 若某人的红细胞与抗 A 血清发生凝集，与抗 B 血清不凝集，则其血型为(　　)

A. A 型   B. B 型

C. AB 型   D. O 型

E. Rh 型

3. 某人血清中含有抗 A 和抗 B 两种凝集素，其血型为(   )

A. A 型   B. B 型

C. AB 型   D. O 型

E. Rh 型

4. 已知受血者血型为 A 型，在交叉配血试验中主侧不凝集，次侧凝集，献血者血型可能是(   )

A. A 型或 O 型   B. AB 型

C. A 型或 B 型   D. B 型

E. Rh 型

5. O 型血的红细胞膜上可能含有(   )

A. A 抗原   B. B 抗原

C. O 抗原   D. A 和 B 抗原

E. H 抗原

[案例 2]《中华人民共和国献血法》规定：国家实行无偿献血制度。因为健康成年人一次献血 200~400mL，不会影响身体健康。

[单项选择题]

6. 正常成人血量占体重的百分比是(   )

A. 4%~5%   B. 5%~6%

C. 7%~8%   D. 8%~9%

E. 9%~10%

7. 体重 70kg 的成人，血液应为(   )

A. 4.2~4.8 L   B. 4.9~5.6 L

C. 5.7~8.2 L   D. 8.0~9.0 L

E. 7.9~10 L

8. 对失血量达到 30% 以上的病人的抢救措施，最好是输入(   )

A. 生理盐水   B. 等渗葡萄糖溶液

C. 血浆   D. 全血

E. 血浆蛋白

9. 大面积烧伤和严重贫血的病人采用治疗方式较好的是(   )

A. 分别输入生理盐水和全血   B. 都需要输入血浆

C. 分别输入生理盐水和红细胞   D. 分别输入全血和红细胞

E. 分别输入血浆和红细胞

[**案例 3**]　某患者，男，42 岁，因外科手术需要输血。病人血型为 Rh 阴性 O 型血，由于此血型较少见，预备采用自体输血。手术前已收集 1500mL 血液。采血时用柠檬酸钠抗凝。

[**单项选择题**]

10. 柠檬酸抗凝的作用机制是（　　）

    A. 激活纤溶酶原　　　　　　　B. 结合维生素 K

    C. 阻断凝血酶的激活　　　　　D. 结合因子Ⅻ

    E. 螯合钙离子

11. 下列有关 Rh 血型的叙述中正确的是（　　）

    A. 凡红细胞膜上含 Rh 抗原者为 Rh 阳性

    B. 汉族人群中 Rh 阴性率占 99%

    C. 抗体主要是 IgG 型

    D. 血浆中含天然抗 Rh 抗体

    E. Rh 阴性者可再次接受 Rh 阳性血液

[**生理学知识点**]

　　血型是指红细胞膜上特异性抗原的类型。红细胞膜上抗原的特异性取决于抗原决定簇，这些抗原在凝集反应中被称为凝集原。红细胞血型抗原决定簇可分为糖类和多肽类。ABO 血型为糖类抗原，红细胞膜上只含 A 抗原者为 A 型，只含 B 抗原者为 B 型，A、B 两者均有为 AB 型，A、B 两者均无为 O 型。不同血型的血清中含有不同的抗体，但不会有与自身抗原相对应的抗体，这些抗体在凝集反应中也称为凝集素。A 型血血清中含抗 B 抗体，B 型血血清中含有抗 A 抗体，AB 型血血清中没有抗 A 和抗 B 抗体，而 O 型血血清中含有抗 A 和抗 B 抗体。A 型抗原还可以分为 A_1 和 A_2 等亚型。A_2 型抗原较弱，在用抗 A 抗体做血型鉴定时，容易将 A_2 型和 A_2B 型误定为 O 型和 B 型。A、B 抗原都是在 H 抗原的基础上形成的，H 抗原上连接一个 N-乙酰半乳糖胺基形成 A 抗原，H 抗原上连接一个半乳糖基形成 B 抗原，O 型红细胞虽不含 A、B 抗原，但含有 H 抗原。若 H 基因缺损，则不能形成 H 及 A、B 抗原，仅含前体物质，其血型为孟买血型。

　　ABO 血型系统存在天然抗体，属于 IgM 型，分子量大，不易透过胎盘。成人体内也存在少量免疫型 ABO 的抗体，属 IgG 型，分子量小，能透过胎盘。与孕妇 ABO 血型不合的胎儿，可因母体内 IgG 型血型抗体进入胎儿体内而引起胎儿溶血。血型是由遗传决定的，正常人 ABO 血型终身不变。

　　ABO 血型鉴定包括正向定型和反向定型（表 3-1）。正向定型是用抗 A、抗 B 抗体检测红细胞上是否有相应抗原。反向定型是用已知血型的红细胞检测血清中有无 A 或 B 抗体。新生儿体液免疫尚未发育成熟，新生儿 ABO 血型鉴定只进行正向定型。

　　Rh 血型红细胞上的抗原为多肽类抗原，其抗原特异性取决于蛋白质的氨基酸序列。Rh 阳性者有 RhD 和 RhCE 基因，Rh 阴性者只有 RhCE 基因。医学上将含有 D 抗原者称为 Rh 阳性，无 D 抗原者称为 Rh 阴性。人血清中不存在 Rh 的天然抗体，只有 Rh 阴性者接受 Rh 阳性血后，才会通过体液免疫产生抗 RhD 的 IgG 抗体。Rh 阴性受血者在第一次接受 Rh 阳性血液时不产生明显的输血反应，但第二次输 Rh 阳性血时，可因抗体的大量产生而引起溶血。另外，即使是 Rh 阴性者，也可能因为其他 Rh 抗原的存在而出现输血反应。Rh 阴性母亲第一次怀 Rh 阳性胎儿时，很少出现新生儿溶血，但第二次怀 Rh 阳性胎儿时，可因母亲体内 IgG 抗体透过胎盘引起胎儿溶血。

表 3-1   ABO 血型的鉴定

正向定型			反向定型			血型
B 型血清（抗 A）	A 型血清（抗 B）	O 型血清（抗 A，抗 B）	A 型红细胞	B 型红细胞	O 型红细胞	
−	−	−	+	+	−	O
+	−	+	−	+	−	A
−	+	+	+	−	−	B
+	+	+	−	−	−	AB

　　血量指全身血液的总量。正常成人血量相当于体重的 7%～8%，即每公斤体重有 70～80mL 血液，70kg 体重血量为 4.9～5.6L。全身大部分血液在心血管系统中快速循环流动，称为循环血量，小部分滞留在肝、肺、腹腔静脉和皮下静脉丛内，流动很慢，称为储存血量。人体循环血量约 5L。正常情况下，由于神经、体液的调节，体内血量维持相对恒定。大出血时，若失血量小于 10%（500 mL），神经体液可调节，无明显改变；失血量大于 20%（1000mL），出现失代偿，需补液（生理盐水等）；失血量大于 30%（1500mL），体液和红细胞大量丢失，可能危及生命，需要输血。

　　输血最好坚持同型输血。即使是同型输血，也必须进行交叉配血试验。将供血者红细胞与受血者血清进行配合试验，称为交叉配血主侧，检验受血者体内是否存在针对供血者的抗体；再将受血者的红细胞与供血者血清做配合试验，称为交叉配血次侧，检测供血者是否存在针对受血者红细胞的抗体。交叉配血试验，双侧不凝，可以输血；仅主侧不凝，可在紧急情况下少量输血。主侧凝集，不能输血。在疾病治疗中，根据需要，除输全血外，还有成分输血和自体输血等方案。

[选择题参考答案及解析]

　　1. B，血型是红细胞膜上特异性抗原的类型，这些抗原在凝集反应中称为凝集原。

　　2. A，与抗 A 血清凝集说明红细胞有 A 抗原，与抗 B 血清不凝集说明无 B 抗原，血型为 A 型。

　　3. D，不同人的血清中有不同抗体，但不会含有与自身红细胞抗原相对应的抗体。有 A、B 凝集素说明红细胞无 A、B 抗原，血型为 O 型。

　　4. A，交叉配血实验的主侧是将供血者的红细胞与受血者血清进行配合。受血者为 A 型（可能为 A_1 型，也可能为 A_2 型），则其血清有抗 B 凝集素，供血者红细胞不与抗 B 凝集素发生凝集，说明供血者红细胞无 B 抗原。交叉配血次侧是将供血者的血清与受血者红细胞进行配合，次侧凝集有两种可能，当受血者血型为 A_1 型时，红细胞上有 A 抗原和 A_1 抗原：①若供血者血清与 A 抗原发生凝集，说明供血者血清有 A 抗体，红细胞无 A 抗原，结合主侧反应，则供血者血型可能为 O 型；②若供血者血清与 A_1 抗原发生凝集，说明供血者血清有 A_1 抗体，红细胞无 A_1 抗原，结合主侧反应，则供血者血清可能为 A_2 型。综上，其血型可能为 A 型或 O 型。

5. E，ABO 血型中，A、B 抗原都是在 H 抗原的基础上形成的，H 抗原上连接一个 N-乙酰半乳糖胺基形成 A 抗原，H 抗原上连接一个半乳糖基形成 B 抗原，O 型红细胞虽不含 A、B 抗原，但含有 H 抗原。若 H 基因缺损，则不能形成 H 及 A、B 抗原，仅含前体物质，其血型为孟买血型。

6. C，正常成人血量相当于体重的 7%~8%。

7. B，每公斤体重有 70~80mL 血液，70kg 体重血量为 4.9~5.6L。

8. D，失血量小于 10%（500mL），神经体液可调节，无明显改变；失血量大于 20%（1000mL），出现失代偿，需补液（生理盐水等）；失血量大于 30%（1500mL），体液和红细胞大量丢失，可能危及生命，需补充全血。

9. E，大面积烧伤时病人血管通透性增加，组织液经体表迅速丢失，血容量下降，需要大量补液，在输入晶体的同时，也需补充胶体保持一定的血浆胶体渗透压，以减少组织液生成。因此应输血浆或输血浆替代品。严重贫血的病人红细胞数量和功能不足，应补充红细胞。

10. E，柠檬酸可络合 Ca^{2+}、Mg^{2+}、Fe^{2+} 等金属离子，血液中钙离子浓度下降可阻碍血液凝固的发生。

11. C，Rh 血型的抗原特异性由蛋白质的氨基酸序列决定，Rh 抗原只存在于红细胞上，医学上将红细胞含有 D 抗原者称为 Rh 阳性，缺乏 D 抗原者称为 Rh 阴性。血清中不存在 Rh 的天然抗体，只有 Rh 阴性者接受 Rh 阳性血后通过体液免疫产生 Rh 的免疫性 IgG 抗体。第一次输血时不产生明显的输血反应，但体内产生针对 RhD 抗原的抗体，第二次输血时即可发生抗原抗体反应而溶血。这种现象也见于 Rh 阴性母亲第二次妊娠 Rh 阳性胎儿，可引起新生儿溶血。

（王　媛）

第四章　血　液　循　环

▅◆ 学习目标 ◆◐▅

[基础知识]

（1）重点掌握心脏的泵血过程与机制，心输出量与心泵功能储备，心肌细胞的电活动及其形成机制，心肌的生理特性，动脉血压的形成、正常值及其影响因素，心血管活动的神经调节与体液调节，冠脉循环的特点与冠脉血流量的调节。

（2）熟悉静脉回心血量与其影响因素，微循环的血流通路与功能，组织液的生成与影响因素。

[临床能力]

熟悉心功能评价指标的运用，正常心音的成因与心音听诊的方法和顺序，心电图的识读，动脉血压的测量；学习用生理学知识解释心脏疾病产生的机制、临床表现及药物治疗的机制。

▅◆ 本章概要 ◆◐▅

心脏的主要功能是泵血。心室肌收缩与舒张引起的室内压变化，导致心房与心室之间以及心室和主动脉或肺动脉之间形成的压力梯度是推动血液在心房、心室以及动脉间流动的主要动力。心脏瓣膜的结构特点与开闭活动确保血液只能沿单一方向流动。心泵功能可用每搏输出量、射血分数、每分输出量、心指数、心室压力或容积变化等进行评价。正常心脏泵功能具有相当大的储备量，包括搏出量储备与心率储备。搏出量的多少取决于心室肌的前、后负荷与心肌收缩能力。心脏泵血功能的实现有赖于心脏节律性的交替舒缩活动，后者受心肌细胞电学特性影响。心肌细胞电学特性包括兴奋性、传导性与自律性。执行收缩功能的工作细胞（心房肌、心室肌细胞）静息电位稳定；组成心内特殊传导系统的自律细胞（窦房结细胞、浦肯野细胞等）静息电位不稳定。不同心肌细胞的动作电位及其离子流差异较大。心肌细胞每产生一次动作电位，其兴奋性随膜电位变化与膜上电压门控钠通道功能状态发生周期性变化。正常情况下，心肌细胞特别长的有效不应期可使整个心脏按照窦房结的节律进行活动，从而保证心脏泵血活动的正常进行。血压是指血管内流动的血液对血管壁产生的侧压强。动脉血压形成必须满足一定的条件，且受多种因素的影响。动脉血压既是人体的基本生命体征之一，也是评估患者病情轻重与危急程度的主要指标之一。静脉是血液回流入心脏的通道，其收缩和舒张可有效调节回心血量和心输出量。微循环是机体与外界环境进行物质交换的场所。由血浆经毛细血管壁滤过到组织间隙的液体（组织液）是组织细胞赖以生存的内环境。内外环境发生变化时，机体通过神经调节、体液调节和自身调节等方式调节心血管活动，可保持动脉血压的相对稳定，保证心输出量满足器官组织代谢的需要。心脏自身的血液供应来自冠脉循环，其血流量主要受心肌代谢水平的影响。

第一节　心泵功能/心功能评价

[案例1]　某大一新生，男，18岁，入校体检心率为75次/分。

[单项选择题]

1. 该新生的心动周期是( )

　　A. 0. 6s　　　　　　　　　　　　　　B. 0. 7s

　　C. 0. 8s　　　　　　　　　　　　　　D. 0. 9s

　　E. 1. 0s

2. 下列关于心动周期的叙述中**错误**的是( )

　　A. 是心脏的一个机械活动周期　　　　B. 可分为收缩期与舒张期

　　C. 存在全心收缩期　　　　　　　　　D. 存在全心舒张期

　　E. 无论心房或心室，舒张期均大于收缩期

3. 心动周期中的心室舒张期是指( )

　　A. 等容舒张期

　　B. 等容舒张期+快速充盈期

　　C. 快速充盈期+减慢充盈期

　　D. 等容舒张期+快速充盈期+减慢充盈期

　　E. 等容舒张期+快速充盈期+减慢充盈期+心房收缩期

4. 心动周期中左心室内压上升速度最快的时期是( )

　　A. 等容收缩期　　　　　　　　　　　B. 快速射血期

　　C. 减慢射血期　　　　　　　　　　　D. 快速充盈期

　　E. 减慢充盈期

5. 下列心动周期中关于快速射血期压力变化的叙述中**错误**的是( )

　　A. 左室内压高于左房内压　　　　　　B. 末期左心室内压升至峰值

　　C. 主动脉压迅速升高　　　　　　　　D. 末期主动脉压升至峰值

　　E. 左心室内压一直高于主动脉压

6. 心动周期中主动脉压力最低值见于( )

　　A. 等容收缩期末　　　　　　　　　　B. 快速射血期末

　　C. 减慢射血期末　　　　　　　　　　D. 快速充盈期末

　　E. 减慢充盈期末

7. 心动周期中引起心室充盈的主要原因是( )

    A. 心房肌收缩的挤压作用   B. 心室肌舒张的抽吸作用

    C. 骨骼肌的挤压对静脉回流的促进作用 D. 胸膜腔负压对静脉回流的促进作用

    E. 心房内血液的重力作用

8. 心动周期中房室瓣关闭始于(　　　)

    A. 心房收缩期末   B. 等容收缩期末

    C. 减慢射血期末   D. 快速充盈期末

    E. 减慢充盈期末

9. 心动周期中半月瓣关闭始于(　　　)

    A. 快速射血期初   B. 减慢射血期初

    C. 等容舒张期初   D. 快速充盈期初

    E. 减慢充盈期初

10. 心房收缩期挤入心室的血量约占心室总充盈量的(　　　)

    A. 1/12   B. 1/5

    C. 1/4   D. 1/3

    E. 2/3

11. 心动周期中历时最长的是(　　　)

    A. 心房收缩期   B. 等容收缩期

    C. 心室射血期   D. 心室充盈期

    E. 心室收缩期

12. 心脏处于全心舒张期时，下列叙述中**错误**的是(　　　)

    A. 期末心室达到最大充盈   B. 心室内压低于主动脉压

    C. 房室瓣于等容舒张期末开放   D. 动脉瓣处于关闭状态

    E. 心室的容积逐步增大

[**案例2**] 李先生，47岁，体检：身高172cm，体重65kg，体表面积1.73m²，心率70次/分，超声心动图部分结果：左心室舒张末期容积125mL，左心室收缩末期容积50mL。

[**单项选择题**]

13. 李先生的每搏输出量是(　　　)

    A. 50mL   B. 75mL

    C. 100mL   D. 125mL

    E. 150mL

14. 李先生的心输出量为(　　　)

    A. 4.00 L/min   B. 4.40 L/min

    C. 5.25 L/min   D. 7.00 L/min

    E. 10.00 L/min

15. 健康成年男性安静状态下的心输出量为(　　　)

    A. 2.0~3.0 L/min   B. 4.5~6.0 L/min

C. 10.0~15.0 L/min
D. 20.0~25.0 L/min

E. 30.0~35.0 L/min

16. 李先生的左室射血分数为(　　)

A. 45%
B. 50%

C. 55%
D. 60%

E. 65%

17. 适用于评价不同身材个体心泵功能的指标是(　　)

A. 搏出量
B. 心输出量

C. 射血分数
D. 每搏功

E. 心指数

18. 李先生的心指数约为(　　)

A. 2.5 L/(min·m²)
B. 2.7 L/(min·m²)

C. 3.0 L/(min·m²)
D. 3.2 L/(min·m²)

E. 3.5 L/(min·m²)

[案例 3] 某患者，男，17 岁，运动时突然晕倒。急诊入院后体检心率 80 次/分，血压 95/65mmHg，听诊第一心音正常，但第二心音减弱，胸骨右、左缘及心尖区均可闻及射流样收缩期杂音。X 线检查显示仅左心房轻度增大；超声心动图提示主动脉瓣中度狭窄（中度狭窄程度评估指标：主动脉瓣口射流速度为 3~4m/s，平均跨瓣压力阶差为 25~40mmHg，瓣口面积为 1~1.5cm²）。

[单项选择题]

19. 下列关于第一心音的叙述中**错误**的是(　　)

A. 由房室瓣突然关闭引起
B. 标志心室开始收缩

C. 胸骨左沿第二肋间听诊最为清楚
D. 音调较低

E. 持续时间较长

20. 第二心音产生的主要原因是(　　)

A. 房室瓣突然关闭
B. 房室瓣突然开启

C. 心室射血引起的大血管壁振动
D. 半月瓣突然关闭

E. 半月瓣突然开启

21. 患者心动周期中最突出的变化是(　　)

A. 收缩期主动脉压升高
B. 收缩期左室内压升高

C. 快速射血期延长
D. 搏出量增多

E. 左室收缩末期容积增大

22. 可用于表示心室肌前负荷的是(　　)

A. 心室收缩末期容积或压力
B. 心室舒张末期容积或压力

C. 心室等容收缩末期容积或压力
D. 心室等容舒张末期容积或压力

E. 舒张末期动脉压

23. 心肌的异长自身调节是指心脏的搏出量取决于(　　)
    A. 心室收缩末期容积　　　　　B. 心室舒张末期容积
    C. 平均动脉压　　　　　　　　D. 心力储备
    E. 心率储备

24. 心室肌的后负荷指的是(　　)
    A. 心房内压力　　　　　　　　B. 心房内的血液
    C. 心室内的压力　　　　　　　D. 心室内的血液
    E. 大动脉血压

25. 健康成人心率超过 180 次/分时心输出量减少的主要原因是(　　)
    A. 快速充盈期缩短　　　　　　B. 减慢充盈期缩短
    C. 心房收缩期缩短　　　　　　D. 快速射血期缩短
    E. 减慢射血期缩短

[案例 4] 某患者,男,44 岁,活动后心悸、气短 1 年,2 天前急性上呼吸道感染后出现夜间阵发性呼吸困难。急诊入院后体检:叩诊提示心界扩大,听诊心音减弱,可闻及第三心音,双肺可闻及湿啰音伴哮鸣音,心率 100 次/分,血压 100 / 70mmHg。X 线检查显示心影明显增大,心胸比超过 50%。超声心动图显示心腔均扩大,但左室扩大最显著,左室射血分数为 28%。初步诊断为扩张型心肌病。

[单项选择题]

26. 整体情况下健康成人心输出量**不**受其影响的因素是(　　)
    A. 心率　　　　　　　　　　　B. 心室充盈时间
    C. 静脉回流速度　　　　　　　D. 心肌收缩能力
    E. 大动脉血压

27. 该患者增加心输出量主要通过的方式是(　　)
    A. 加快心率　　　　　　　　　B. 增加前负荷
    C. 增加后负荷　　　　　　　　D. 增加心肌纤维的数目
    E. 增强心肌收缩能力

28. 可出现心输出量降低的身体状态是(　　)
    A. 焦虑　　　　　　　　　　　B. 运动
    C. 贫血　　　　　　　　　　　D. 妊娠
    E. 代谢性酸中毒

29. 心室功能曲线反映的是(　　)
    A. 心率与心输出量的关系　　　B. 心率与搏功的关系
    C. 心率与心室舒张末压的关系　D. 搏功与心室舒张末压的关系
    E. 搏功与心输出量的关系

30. 下列关于正常人心室功能曲线的描述中**错误**的是(　　)
    A. 在一定范围内增加心室舒张末期容积可增强心肌收缩力

B. 舒张末期压力可反映心室开始收缩时的容积

C. 心功能曲线的上升支说明心室有较大的初长度储备

D. 交感神经兴奋可使心功能曲线移向左上方

E. 人体从卧位变到立位时，每搏功增加

31. 正常心室功能曲线**不会**出现明显下降支的原因是（　　　）

A. 心肌的可伸展性小 　　　　　　B. 心肌主动张力大

C. 心肌被动张力小 　　　　　　　D. 心脏为近球形中空脏器

E. 心腔内始终有血液充盈

32. 下列物质中可使心室功能曲线右下移的是（　　　）

A. 甲状腺激素 　　　　　　　　　B. 乙酰胆碱

C. 肾上腺素 　　　　　　　　　　D. 去甲肾上腺素

E. 茶碱

33. 该患者的心功能曲线与正常时相比会（　　　）

A. 移向左上方 　　　　　　　　　B. 移向左下方

C. 不变 　　　　　　　　　　　　D. 移向右上方

E. 移向右下方

34. 评价心脏病患者左心室收缩功能的首选指标是（　　　）

A. 左室搏出量 　　　　　　　　　B. 左室心输出量

C. 左室射血分数 　　　　　　　　D. 左室每搏功

E. 左室心指数

35. 该患者左室射血分数降低的主要原因是（　　　）

A. 心室舒张末期容积增大 　　　　B. 后负荷增大

C. 心率快导致静脉回心血量不足 　D. 心率快导致射血时间缩短

E. 左心室肌收缩能力减弱

[生理学知识点]

心动周期是指心脏一次收缩和舒张构成的机械活动周期，其时程与心率（心脏每分钟跳动的次数）成反比。在一个心动周期中，左右心房活动同步，左右心室活动也同步，心房与心室的活动有序进行，心房与心室的舒张可同步（全心舒张期），而收缩绝对不会同步。心房与心室的收缩期均较各自的舒张期短。心率加快时，收缩期和舒张期均缩短，但舒张期缩短程度更大。在心动周期中，心室肌收缩与舒张引起的室内压变化，形成心房与心室、心室与动脉间的压力梯度，启闭房室瓣与半月瓣，推动血液在心房、心室以及动脉间流动，引起心室容积的变化，实现心脏的泵血（表4-1）。心房的收缩起初级泵作用，进一步增加心室舒张末期容积，增加心肌的初长度，有利于心室射血与静脉回流。

在心动周期中，心肌收缩致瓣膜启闭、湍流的血液撞击心室壁和大动脉壁引起的振动均可传递到胸壁，用听诊器可在胸壁某些部位听到相应的声音，此即为心音。第一心音是由于房室瓣突然关闭引起心室内血液和室壁的振动，以及心室射血引起的大血管壁和血液湍流所发生的振动而产生的，是心室收缩开始的标志，在心尖搏动处（左第五肋间锁骨中线）听诊最为清楚，其特点是音调较低，持续时间较长。第二心音是因半月瓣关闭，血液冲击大动脉根部引起血液、管壁及心室壁的振动而产生的，是心室舒张期开始的标志，在胸骨右、左两旁第二肋间（主动脉瓣和肺动脉瓣听诊区）听诊最为清楚，其特点是频率较高、持续时间较短。

表 4-1　　　　心动周期中房（a）/室（v）/动脉（A）压力变化、
瓣膜开闭、心室容积及血流方向变化

	分期	压力变化	房室瓣	半月瓣	心室容积	血流方向
心室收缩期	等容收缩期	$P_a<P_v<P_A$ P_v上升速率最快；末期 P_A 达最低值	关	关	不变	滞留心室
	快速射血期	$P_a<P_v>P_A$ 末期 P_v、P_A 均达峰值且 P_v 略小于 P_A	关	开	迅速减小，占 2/3 总射血量	室→动脉
	减慢射血期	$P_a<P_v<P_A$ P_v 略低于 P_A	关	开	继续减至最小，占 1/3 总射血量	室→动脉
心室舒张期	等容舒张期	$P_a<P_v<P_A$ P_v 下降速率最快	关	关	不变	滞留心房
	快速充盈期	$P_a>P_v<P_A$	开	关	迅速增大，占 2/3 总充盈量	房→室
	减慢充盈期	$P_a>P_v<P_A$	开	关	继续增大，占 1/12 总充盈量	房→室
	心房收缩期	$P_a>P_v<P_A$	开	关	继续增大，占 1/4 总充盈量	房→室

　　每搏输出量（搏出量）指单侧心室一次心脏搏动射出的血液量。正常成人安静状态下搏出量为 70mL（60~80mL）。射血分数指搏出量与心室舒张末期容积的百分比，健康成人其值为 55%~65%。评价心脏泵血功能时射血分数较搏出量更准确。每分输出量（心输出量或心排出量）指单侧心室每分钟射出的血液量，为心率与搏出量的乘积。健康成年男性安静状态下的心输出量为 4.5~6.0L/min。女性心输出量较同体重男性低。以单位体表面积（m^2）计算的心输出量称为心指数。安静和空腹情况下测定的心指数为静息心指数，用于评价不同身材个体的心功能。每搏功（搏功）指心室一次收缩射血所做的机械外功，其能量主要转化为血液的势能和血流动能，用于射出具有一定压力增量的一定容积的血液。每分功指心室每分钟内收缩射血所做的功，为每搏功与心率的乘积。评价心泵功能时每分功较心输出量更全面更优越。正常情况下，左右心室心输出量基本相等，但因肺动脉平均压仅约为主动脉压的 1/6，故右心室的做功量仅约为左心室的 1/6。

心泵功能储备（心力储备）指心输出量随机体代谢需要而增加的能力。心输出量等于搏出量乘以心率，故心力储备包括搏出量储备与心率储备。搏出量储备包含收缩期储备和舒张期储备。前者通过增强心肌收缩力和提高射血分数来实现，后者通过增加舒张末期容积来获得。心率储备指心率在一定范围内加快（达 160~180 次/分）时，搏出量基本不变的情况下，心输出量可增加至静息时的 2~2.5 倍。心率过快（超过 180 次/分），心室因舒张期过短而充盈不足可导致搏出量和心输出量减少。

凡能影响搏出量和心率的因素均可影响心输出量。搏出量的多少则取决于心室肌的前、后负荷与心肌收缩能力。心率则受神经、体液因素的调节以及体温的影响。

心室肌的前负荷（初长度）取决于心室舒张末期血液充盈量（心室舒张末期容积），常用心室舒张末期压力来表示。心室功能曲线指以心室舒张末期压力值及其所对应的搏出量或每搏功绘制的曲线：通常状态下左心室舒张末期压仅为 5~6mmHg，与心室最适前负荷（左心室舒张末期压为 12~15mmHg/心肌肌节初长度为 2~2.2μm）有一定差距，说明心室有较大的初长度储备；左心室舒张末期压在 15~20mmHg 范围时，前负荷变动对每搏功和心泵功能影响不大；左心室舒张末期压超过 20mmHg，因心肌的抗过度延伸特性每搏功仍不变或仅轻度减少。因此，在一定范围内增加前负荷（初长度），心肌收缩力增强，搏出量增多，每搏功增大。心室舒张末期容积在一定范围内增大可增强心室收缩力的现象，称为心定律或 Frank-Starling 定律。通过改变心肌初长度而引起心肌收缩力改变的调节，称为异长自身调节，其生理意义在于对搏出量的微小变化进行精细调节，保持心脏射血量与静脉回心血量的平衡，从而使心室舒张末期容积和压力保持在正常范围内。心室的前负荷主要取决于心室舒张末期充盈的血液量，凡能影响心室舒张期充盈量的因素均可通过异长自身调节改变搏出量。心室舒张期充盈量为静脉回心血量与射血后心室余血量之和。多数情况下决定心室前负荷的主要因素是静脉回心血量，后者受心室充盈时间（过短致回心血量不足，过长达限度后不能继续增加）、静脉回流速度（有效充盈时间不变情况下，速度越快回心血量越多；全心舒张期，速度取决于外周静脉与心房、心室内压力差）、心室舒张功能（舒张期心肌细胞内 Ca^{2+} 浓度下降越快，舒张速率越快，心室抽吸作用越强，回心血量越多）、心室顺应性（心室顺应性高，能接纳更多的血量）以及心包腔内压力（心包积液时心室充盈受限）等的影响。

心室肌的后负荷指大动脉血压。在心肌初长度、收缩能力和心率均不变时，如果大动脉血压增高，心室等容收缩期须延长以增高等容收缩期室内压的峰值而克服阻力，结果会缩短射血期，降低射血期心室肌缩短的程度和速度，减慢射血速度，减小搏出量；反之，如果大动脉压降低，则有利于心室射血。当大动脉压突然升高而使搏出量减少时，射血后心室余血量增加心室收缩末期容积，在舒张期回心血量无明显变化时，心室舒张末期容积增大可通过异长自身调节加强心肌收缩，使搏出量回升。但当大动脉血压长期持续升高时，心室肌因长期加强收缩活动发生肥厚，将导致泵血功能减退。

心肌收缩能力（心肌的变力状态）指心肌不依赖于前、后负荷而能改变其力学活动（收缩的强度与速度）的内在特性。通过改变心肌收缩能力的心脏泵血功能调节称为等长调节。在同一初长度下，主要通过增加活化的横桥数目和肌球蛋白头部 ATP 酶的活性来增强心肌收缩力。活化横桥在全部横桥中所占比例取决于兴奋时胞质内 Ca^{2+} 浓度和/或肌

钙蛋白对 Ca^{2+} 的亲和力。儿茶酚胺（去甲肾上腺素与肾上腺素）-受体-cAMP 信号通路可激活心肌细胞膜上 L 型钙通道，引起胞外 Ca^{2+} 内流，继而通过 Ca^{2+} 触发 Ca^{2+} 释放机制升高胞内 Ca^{2+} 浓度，增强心肌收缩能力。钙增敏剂如茶碱可增加肌钙蛋白对 Ca^{2+} 的亲和力，提高肌钙蛋白对胞质中 Ca^{2+} 的利用率，使活化横桥数目增多因而增强心肌收缩能力。

心功能评价包括射血功能评价与舒张功能评价，可通过心室压力、容积变化或心室压力-容积环等加以评价。心导管检查是通过心室压力变化评价心室功能的金标准。获得的数据可计算搏出量、射血分数、每搏功、心输出量与心指数，用于心脏射血功能的评价。心室收缩压变化速率曲线可用于心脏收缩能力的评价，心室舒张压变化速率曲线则用于心室舒张功能的评价。超声心动图可获得心室容积变化的数据，可计算左室收缩末期容积、舒张末期容积、左室射血分数（LVEF）等。其中 LVEF 是临床上评价绝大多数患者左心室收缩功能的首选指标。

[选择题参考答案及解析]

1. C，心脏的一次收缩和舒张构成的一个机械活动周期称为心动周期，周期长度与心率呈反变关系：60 / 75＝0.8（s）。

2. C，在一个心动周期中，总是心房先收缩，心室后收缩，二者绝不同时收缩。

3. E，心室舒张期包括 4 个时期：等容舒张期、快速充盈期、减慢充盈期与心房收缩期。

4. A，心动周期中，等容收缩期左心室内压急剧上升，上升速率最快。

5. E，快速射血期血液快速进入主动脉，使主动脉压迅速上升并于末期达峰值，由于心室肌强烈收缩，室内压仍继续上升并达峰值。但在快速射血后期及整个减慢射血期，左室内压均略低于主动脉压，心室内的血液借助于较高的动能逆压力梯度继续流入主动脉。

6. A，心室舒张期后，等容收缩期心室不射血，而主动脉中的血液继续流向小动脉，主动脉压力继续下降，等容收缩期末降至最低，快速射血期初又开始上升。

7. B，房室瓣开启初期，心室肌很快舒张，室内压明显下降，甚至成为负压，心房与心室间形成很大的压力梯度，因此心室对心房和大静脉内的血液可产生"抽吸"作用，血液快速进入心室。

8. A，心房收缩期末，等容收缩期初，室内压略高于房内压，即推动房室瓣关闭。

9. C，射血后，心室开始舒张，室内压下降，主动脉的血液向心室方向反流，推动半月瓣使之关闭，此时室内压仍高于房内压，房室瓣仍处于关闭状态，心室舒张而容积不变，是为等容舒张期。

10. C，心动周期中，快速充盈期、减慢充盈期与心房收缩期充盈的血量分别占心室总充盈量的 2/3、1/12、1/4。

11. D，心室充盈期包括快速充盈期、减慢充盈期与心房收缩期三个时间，历时较长。

12. A，全心舒张期后进入心房收缩期，心室进一步充盈。

13. B，每搏输出量指单侧心室一次心脏搏动射出的血液量，为左室舒张末期容积与左室收缩末期容积之差：125−50＝75（mL）。

14. C，心输出量指单侧心室每分钟射出的血量，等于心率与搏出量的乘积：70×75 /

1000＝5.25（L/min）。

15. B，一般健康成年男性安静状态下的心输出量为4.5~6.0（L/min）。

16. D，射血分数＝搏出量／左室舒张末期容积：75／125＝60%。

17. E，不同身材个体具有不同的耗氧量和能量代谢水平，心输出量也不同。心输出量和能量代谢率均与体表面积成正比。心指数是以单位体表面积（m²）计算的心输出量，更适合评价不同身材个体的心泵功能。

18. C，心指数是以单位体表面积（m²）计算的心输出量：75×70／（1.73×1000）≈3.03（L／（min·m²））。

19. C，第一心音在心尖搏动处（左第五肋间锁骨中线）听诊最为清楚。

20. D，第二心音是因半月瓣关闭，血液冲击大动脉根部引起血液、管壁及心室壁的振动而产生。

21. B，收缩期因主动脉瓣狭窄导致射血受阻，左室内压显著升高，搏出量不足，主动脉压较低，收缩期左心室-主动脉峰压差加大，这是主动瓣狭窄最突出的表现。

22. B，前负荷可使肌肉收缩前处于一定的初长度，对中空球形的心脏而言，心室肌的初长度取决于心室舒张末期的血液充盈量，即心室舒张末期容积，因压力与容积有良好相关性，故也可用心室舒张末期压力表示前负荷。

23. B，心肌的异长自身调节是指通过改变心肌初长度而改变心肌收缩力的调节，而心肌初长度取决于心室舒张末期容积。

24. E，心室肌的后负荷指心室收缩时遇到的阻力，即大动脉血压。

25. A，心输出量等于搏出量与心率的乘积，心率一定程度加快时，心输出量可增加，但过快时因舒张期特别是快速充盈期缩短（快速充盈期心室血液的充盈量占总充盈量的2/3）导致搏出量急骤降低而减少心输出量。

26. E，心输出量为搏出量与心率的乘积，搏出量取决于心肌的收缩力，而心肌收缩力受前、后负荷以及心肌收缩能力的影响。前负荷取决于静脉回心血量与心室射血后的余血量，静脉回心血量受心室充盈时间、静脉回流速度、心室舒张功能、心室顺应性以及心包内压等因素的影响。后负荷指的是大动脉血压。大动脉血压升高时会使搏出量降低，但搏出量降低又会导致心室射血后余血量增多，通过异长自身调节与等长调节使搏出量回升，故整体情况，大动脉血压在80~170mmHg范围内变动时心输出量无明显改变。

27. A，扩张型心肌病患者出现心力衰竭表现时，心室舒张末期容积已超出最适前负荷范围，且心肌收缩能力下降，主要依靠增快心率增加心输出量。

28. E，焦虑、运动、贫血与妊娠均使心输出量增加。代谢性酸中毒时，心肌收缩能力下降，搏出量减少，心输出量减少。

29. D，心室功能曲线反映的是每搏功或每搏输出量与心室舒张末期容积或压力的关系。

30. E，人体从卧位变到立位时，静脉回心血量减少，心室舒张末期容积与压力减小，每搏功或每搏输出量降低。

31. A，正常心室具有抗过度延伸的特性，肌节一般不会超过2.25~2.30μm，故心室功能曲线不会出现明显下降支。

32. B，甲状腺激素、肾上腺素、去甲肾上腺素与茶碱均能增强心肌收缩能力，使心室功能曲线左上移；乙酰胆碱降低心肌收缩能力，使心室功能曲线右下移。

33. E，扩张型心肌病患者晚期心肌收缩能力下降，心室功能曲线右下移。

34. C，临床上左室射血分数是评价多数患者左心室收缩功能的首选指标。

35. E，扩张型心肌病晚期患者心室肌收缩能力显著降低，搏出量减少，左室射血分数降低。

第二节　心电生理/心律失常

[**案例 1**] 某患者，女，69 岁，疲乏无力 2 周，心悸 1 周就诊。糖尿病肾病史 12 年。查体：面色苍白，四肢肌肉无力，听诊心音低钝。血清钾 7.2 mmol/L（正常参考值：3.5～5.5 mmol/L）。心电图报告室性早搏。

[**单项选择题**]

1. 心肌细胞分为工作细胞与自律细胞的依据是（　　）
   - A. 静息电位水平
   - B. 动作电位 0 期去极化速率
   - C. 动作电位有无平台期
   - D. 动作电位 4 期有无自动去极化
   - E. 动作电位时程

2. 心肌细胞分为快反应细胞与慢反应细胞的依据是（　　）
   - A. 静息电位水平
   - B. 动作电位 0 期去极化速率
   - C. 动作电位有无平台期
   - D. 动作电位时程
   - E. 动作电位 4 期有无自动去极化

3. 心室肌细胞与骨骼肌细胞电活动的最主要区别是（　　）
   - A. 静息电位水平不同
   - B. 阈电位水平不同
   - C. 介导动作电位去极化的离子流不同
   - D. 动作电位的超射值不同
   - E. 动作电位复极化过程平台期的存在与否

4. 心室肌细胞**不**具备的生理特性是（　　）
   - A. 兴奋性
   - B. 自律性
   - C. 传导性
   - D. 收缩性
   - E. 有效不应期长

5. 形成心室肌细胞静息电位的主要离子流是（　　）
   - A. Na^+ 内流
   - B. K^+ 内流
   - C. Na^+ 外流
   - D. Ca^{2+} 内流
   - E. K^+ 外流

6. 形成心室肌细胞动作电位升支的主要离子流是（　　）
   - A. Na^+ 内流
   - B. K^+ 内流
   - C. Na^+ 外流
   - D. Ca^{2+} 内流
   - E. K^+ 外流

7. 形成心室肌细胞动作电位平台期的离子流成分是(　　)

    A. Na^+内流，K^+内流　　　　　　　　B. Na^+内流，Ca^{2+}外流

    C. Na^+内流，K^+外流　　　　　　　　D. Ca^{2+}外流，K^+内流

    E. Ca^{2+}内流，K^+外流

8. 心室肌细胞动作电位持续时间长的主要原因是(　　)

    A. 0 期时程长　　　　　　　　　　　B. 1 期时程长

    C. 2 期时程长　　　　　　　　　　　D. 3 期时程长

    E. 4 期时程长

9. 心室肌细胞绝对不应期的产生是由于(　　)

    A. 钠通道处于激活状态　　　　　　　B. 钠通道处于备用状态

    C. 钙通道处于激活状态　　　　　　　D. 钙通道处于失活状态

    E. 钠通道处于失活状态

10. 兴奋刺激可引起心室肌期前收缩的时期是(　　)

    A. 心肌收缩早期　　　　　　　　　　B. 心肌收缩中期

    C. 心肌收缩晚期　　　　　　　　　　D. 心肌舒张早期

    E. 心肌舒张中晚期

11. 心肌**不会产生**强直收缩的原因是(　　)

    A. 心脏是功能上的合胞体　　　　　　B. 心肌肌浆网不发达，Ca^{2+}储存少

    C. 心肌有自律性　　　　　　　　　　D. 心肌收缩呈"全或无"的特性

    E. 心肌的有效不应期长

12. 下列关于心肌细胞超常期的说法正确的是(　　)

    A. 动作电位时程长于正常　　　　　　B. 动作电位 0 期去极化速度高于正常

    C. 动作电位 0 期去极化幅度高于正常　D. 兴奋传导速度快于正常

    E. 刺激阈值低于正常

13. 下列因素中与心肌细胞兴奋性**无关**的是(　　)

    A. 缝隙连接的数目　　　　　　　　　B. 静息电位或最大复极电位

    C. 阈电位水平　　　　　　　　　　　D. 引起 0 期去极化的离子通道性状

    E. 细胞外 Ca^{2+} 浓度

14. 血钾升高过程中对心肌细胞兴奋性的变化是(　　)

    A. 降低　　　　　　　　　　　　　　B. 先降低后升高

    C. 升高　　　　　　　　　　　　　　D. 先升高后降低

    E. 无变化

15. 心肌细胞具有兴奋性的前提是 Na^+ 通道处于(　　)

    A. 启动状态　　　　　　　　　　　　B. 备用状态

    C. 激活状态　　　　　　　　　　　　D. 失活状态

    E. 开放状态

[案例 2] 某患者，女，37 岁，阵发性心悸 1 周，饮茶或咖啡后易发。听诊心音基本正常，未闻及杂音，心率 110 次/分钟。心电图报告为窦性心动过速，律齐。刺激迷走神经可使其心率减缓，但停止刺激后恢复至原先速率。

[单项选择题]

16. 窦房结细胞动作电位 0 期去极化的主要离子流是(　　)

    A. Na^+内流　　　　　　　　　　B. K^+内流

    C. Na^+外流　　　　　　　　　　D. Ca^{2+}内流

    E. K^+外流

17. 参与窦房结细胞动作电位 4 期自动去极化的离子流包括(　　)

    A. 内向 I_f 和内向 I_{Ca-T}　　　　　　B. 内向 I_f 和外向 I_K

    C. 外向 I_K、内向 I_f 和内向 I_{Ca-T}　　D. 外向 I_K 和内向 I_f

    E. 内向 I_K、内向 I_f 和内向 I_{Ca-T}

18. 心脏正常的起搏点位于(　　)

    A. 窦房结　　　　　　　　　　　B. 心房肌

    C. 房室交界　　　　　　　　　　D. 心室内浦肯野纤维网

    E. 心室肌

19. 窦房结控制潜在起搏点而成为人体心脏正常起搏点的原因是(　　)

    A. 静息电位仅为-70mV　　　　　B. 0 期去极化速度快

    C. 动作电位时程短　　　　　　　D. 3 期复极速度快

    E. 4 期自动去极化速度快

20. 影响心肌细胞自律性的最重要因素是(　　)

    A. 4 期自动去极化速率　　　　　B. 最大复极电位水平

    C. 电压门控离子通道功能状态　　D. 细胞外 Ca^{2+} 浓度

    E. 阈电位水平

21. 正常窦性心律（约 75 次/分）较窦房结 P 细胞自律性（约 100 次/分）低的原因是(　　)

    A. 受房室结自律性的影响　　　　B. 受房室束自律性的影响

    C. 受浦肯野细胞自律性的影响　　D. 受心交感神经的影响

    E. 受心迷走神经的影响

22. 下列哪项不是心迷走神经减慢心率的机制(　　)

    A. 激活窦房结 P 细胞膜上 M 受体

    B. 激活窦房结 P 细胞膜上 ACh 敏感 K^+通道

    C. 降低窦房结 P 细胞膜 L 型 Ca^{2+}通道开放概率

    D. 降低窦房结 P 细胞膜 T 型 Ca^{2+}通道开放概率

    E. 降低窦房结 P 细胞膜 I_f通道开放概率

[案例 3] 某患者，女，17 岁，身体无不适，心电图检查显示 P、QRS、T 波形态均无异

常，PR间期为0.16s，PP间期＝RR间期，均为1.3s，报告为窦性心动过缓，律齐。

[单项选择题]

23. 下列关于心电图各波生理意义的叙述中**错误**的是( )
    A. P波反映的左、右两心房的去极化过程
    B. QRS波反映左、右两心室的去极化过程
    C. T波反映心室复极化过程
    D. PR间期反映兴奋通过心房后在向心室传导过程中的电位变化
    E. PP间期反映窦性兴奋经心房至心室整个过程中的电位变化

24. 该患者心动过缓最可能的原因是( )
    A. 窦房结P细胞4期自动去极速率减慢
    B. 窦房结P细胞4期内向离子流明显增强
    C. 房室延搁时间延长
    D. 窦房结P细胞最大复极电位减小
    E. 窦房结P细胞外向钾离子流衰减明显加快

[**案例4**] 某患者，50岁，自诉阵发性黑蒙（视物不清）伴胸闷、乏力2年，常感心脏漏跳。心电图显示在较正常PP间期显著长的间期内无P、QRS波出现，报告为窦性停搏。

[单项选择题]

25. 正常情况下，兴奋在心脏中传导的顺序是( )
    A. 窦房结→心房肌→房室结→左右束支→心室肌
    B. 窦房结→心房肌→房室束→左右束支→心室肌
    C. 窦房结→心房肌→左右束支→房室结→浦肯野纤维→心室肌
    D. 窦房结→心房肌→房室结→浦肯野纤维→左右束支→心室肌
    E. 窦房结→心房肌→房室结→房室束→左右束支→浦肯野纤维→心室肌

26. 该患者心电图显示在较正常PP间期显著长的间期内无P、QRS波出现最可能的原因是( )
    A. 房室传导阻滞   B. 左、右束支传导阻滞
    C. 浦肯野纤维传导阻滞   D. 心室肌传导阻滞
    E. 窦房结兴奋产生障碍

[**案例5**] 某患者，男，69岁，因胸痛、心悸、乏力3天就诊。就诊期间突然倒地，脉搏消失。紧急心肺复苏后脉搏恢复。急诊心电图显示心室颤动，随即电除颤复律。心电监护显示P波与QRS波群互不相关，平均心房率70次/分，心室率40次/分，QRS波群宽大畸形，历时0.15s。诊断为阿-斯综合征；三度房室阻滞。

[单项选择题]

27. 下列关于心肌兴奋传导的叙述中**错误**的是( )

    A. 细胞直径越大，兴奋传导越快

    B. 细胞间缝隙连接数量越多，兴奋传导性越好

    C. 细胞 0 期去极速度与幅度增加，兴奋传导速度加快

    D. 细胞膜电位与阈电位差距越小，兴奋传导速度越快

    E. 邻近未兴奋部位膜处于非不应期内，兴奋方可传导

28. 兴奋在心脏内传导速度最快的部位是( )

    A. 心房肌纤维   B. 优势传导通路

    C. 房室结   D. 浦肯野纤维

    E. 心室肌纤维

29. 兴奋在心脏内传导速度最慢的部位是( )

    A. 心房肌纤维   B. 优势传导通路

    C. 房室结   D. 浦肯野纤维

    E. 心室肌纤维

30. 房室延搁的生理意义是( )

    A. 增强心肌收缩能力   B. 避免心肌出现强直收缩

    C. 有效防止期前收缩   D. 促进心肌同步收缩

    E. 保证心房与心室不会同时收缩

31. 兴奋在心脏内传导时最易发生阻滞的部位是( )

    A. 心房肌纤维   B. 优势传导通路

    C. 房室结   D. 浦肯野纤维

    E. 心室肌纤维

32. 该患者心电图 QRS 波群宽大畸形的原因是( )

    A. 窦房结自律性降低   B. 心房肌去极化速度减慢

    C. 心房肌复极化速度减慢   D. 心室肌去极化不同步

    E. 心室肌复极化不同步

33. 保证左、右心室同步收缩的最主要机制是( )

    A. 心室肌细胞直径大，兴奋传导速度快

    B. 浦肯野纤维网传导兴奋速度快

    C. 心室肌细胞间缝隙连接多

    D. 心室肌细胞 0 期去极化速度快

    E. 心室肌细胞内肌质网发达

[生理学知识点]

    根据组织学和电生理学特点，可将心肌分为工作细胞（心房肌和心室肌细胞）和自律细胞（窦房结、房室结、房室束、左右束支和浦肯野细胞等）。工作细胞有稳定的静息电位，主要执行收缩功能，自律细胞组成心内特殊传导系统，大多没有稳定的静息电位，

并可自动产生节律性兴奋。其中窦房结 P 细胞外向 I_K 电流的进行性衰减，超极化激活的内向 I_f 电流和瞬时内向钙电流（I_{Ca-T}）共同引起 4 期自动去极化，形成窦房结自律性的重要离子基础。

心内特殊传导系统中各部分自律细胞都有 4 期自动去极化的特点，但正常情况下并非每种自律细胞都能产生主动的兴奋。窦房结细胞由于 4 期自动去极速度快（主要原因），且最大复极电位低（-70mV，次要原因），表现出较高的自律性，每分钟约 100 次，但受心迷走神经影响，仅表现为每分钟 70 次左右；房室结和房室束每分钟约 50 次和 40 次，末梢浦肯野纤维自律性最低，每分钟约 25 次。窦房结通过抢先占领和超速驱动压抑优先兴奋并抑制其他潜在起搏点的自律性，控制整个心脏活动的节律，成为心脏活动的正常起搏点。由窦房结起搏而形成的心脏节律称为窦性兴奋。其他自律组织不表现出自身的节律性，称为潜在起搏点。当正常起搏功能障碍或发生传导阻滞时，潜在起搏点作用才显示出来；或当潜在起搏点的自律性异常增高，超过窦房结时，可代替窦房结控制心脏的活动，此部位则称为异位起搏点。

窦房结兴奋后，兴奋依次在特殊传导系统内有序发生。窦房结的兴奋传递给心房肌，心房肌中的优势传导通路将兴奋传递给房室结，在此延搁 0.1s 后，再经房室束、左右束支、浦肯野纤维传递至整个心室肌，引起心房肌和心室肌的依次收缩。

心室肌细胞的动作电位由去极化和复极化两个过程的 5 个时期组成：0 期快速复极（内向钠电流 I_{Na}）、1 期快速复极初期（瞬时外向钾电流 I_{to}）、2 期平台期（延迟整流钾电流 I_K 和钙内流 I_{Ca-L}）、3 期快速复极末期（I_k 与 I_{K1}）以及 4 期静息期（Na^+-Ca^{2+} 交换和 Na^+-K^+ 泵）。其中 2 期复极，由于 K^+ 外流和 Ca^{2+} 内流形成平衡，动作电位表现为复极平台期，用时约 100~150ms，使心室肌动作电位时程显著长于神经、骨骼肌细胞，是心肌细胞特有的电位改变。2 期 Ca^{2+} 进入细胞，触发心肌肌质网 Ca^{2+} 释放，为心肌细胞的收缩提供了条件。心肌细胞内储存的 Ca^{2+} 较骨骼肌少，因此更依赖于细胞外的 Ca^{2+} 内流。

心室肌细胞的兴奋性在其动作电位过程中出现周期性变化：从去极到复极至-60mV，心肌细胞不能产生新的动作电位，称为有效不应期；复极-60~-80mV 为相对不应期；复极-80~-90mV 为超常期。在这一过程中，心肌细胞的兴奋性主要受钠通道的状态影响。一次动作电位发生时，0 期去极中钠通道大量开放，之后处于失活状态，直至复极达-60mV 后，失活的钠通道才开始恢复到备用状态，为下一次动作电位做准备。因此，只有在有效不应期后，心肌细胞才可能产生新的动作电位。对应的心室肌细胞的收缩舒张时相中，有效不应期占据了心室肌的整个收缩期和舒张早期，只有在舒张中晚期接受异位兴奋，才可能引起期前收缩（早搏）。若异位兴奋的自律细胞来自心室，引起的早搏称为室性早搏。

心电图由 P 波，PR 段，QRS 波群，ST 段和 T 波组成。其中 P 波代表左右心房的去极化，QRS 波群代表左右心室的去极化，T 波相当于心室肌细胞的 3 期复极。发生室性早搏时心电图中 QRS 波前无 P 波。PR 段（从 P 波终点到 QRS 波起点间的时段）反映兴奋通过心房后向心室传导过程中的电位变化；PR 间期（从 P 波起点到 QRS 波起点间的时程），即房室传导时间，指窦房结的兴奋由心房、房室结、房室束传导抵达心室并引起心室肌开始兴奋所需要的时间；PP 间期指相邻两 P 波起点间的时程，RR 间期指相邻两

QRS 波群起点间的时程，分别用于计算心房率与心室率；ST 段相当于心室肌动作电位的平台期。

[选择题参考答案及解析]

1. D，心肌细胞依据组织学和电生理学特点分为工作细胞与自律细胞，工作细胞静息电位稳定，动作电位 4 期无自动去极化；自律细胞静息电位不稳定，动作电位 4 期可自动产生去极化。

2. B，心肌细胞依据其动作电位 0 期去极化快慢分为快反应细胞与慢反应细胞。

3. E，心室肌细胞动作电位复极化过程包含 3 个时期，其中 2 期 Ca^{2+} 内流与 K^+ 外流相互抗衡使膜电位稳定在 0mV 左右，形成平台期，这是心室肌细胞与骨骼肌细胞电活动的最主要区别。

4. B，心室肌细胞动作电位 4 期稳定在静息电位水平，不产生自动去极化，故无自律性。

5. E，心室肌细胞膜上表达有内向整流 K^+ 通道，静息状态下允许 K^+ 顺浓度差外流，由 K^+ 外流引起的 K^+ 平衡电位是构成工作细胞静息电位的主要成分。

6. A，心室肌细胞膜上电压门控快 Na^+ 通道开放引起的 Na^+ 内流形成动作电位升支。

7. E，心室肌细胞动作电位平台期（2 期）的离子流成分包括延迟整流 K^+ 通道介导的钾外流 I_K 和慢 Ca^{2+} 通道介导的钙内流 I_{Ca-L}。

8. C，心室肌细胞动作电位 2 期 Ca^{2+} 内流与 K^+ 外流相互抗衡使膜电位稳定在 0mV 左右，形成平台期，此期持续时间长达 100~150ms，故心室肌细胞动作电位持续时间长。

9. E，在心室肌细胞的动作电位中，心室肌细胞的兴奋性出现周期性变化，从膜电位 0 期去极到复极至 −55mV 期间，因电压门控 Na^+ 通道激活后很快失活，任何刺激均不能使心室肌细胞再次产生新的动作电位，是为绝对不应期。

10. E，心肌细胞有效不应期特别长，相当于心肌收缩的整个收缩期与舒张早期，任何刺激均不能使心室肌细胞期前兴奋与期前收缩；有效不应期后即心肌舒张中、晚期，窦性兴奋抵达前足够强的刺激可使心肌细胞产生期前兴奋与期前收缩。

11. E，心肌的有效不应期长，相当于心肌收缩的整个收缩期与舒张早期，这使得心肌每次收缩之后总会发生一定程度的舒张，因此心肌不会产生强直收缩。

12. E，心肌细胞处于超常期时，膜电位虽低于静息电位，但 Na^+ 通道已基本恢复到备用状态，且膜电位水平较接近于阈电位，较低强度的刺激即可引起一次新的动作电位。

13. A，心肌细胞间缝隙连接的数目与兴奋的传导有关，与心肌细胞兴奋性高低无关。

14. D，心肌兴奋性取决于 Na^+ 通道的功能状态和静息电位与阈电位的差值。血钾轻度升高，心肌细胞膜内外 K^+ 浓度差减小，静息膜电位绝对值缩小，与阈电位的差值缩小，细胞兴奋性升高；血钾重度升高，心肌细胞膜电位值超过阈电位，电压门控 Na^+ 通道激活后很快失活并一直处于失活状态，心肌细胞兴奋性降低。

15. B，心肌细胞具有兴奋性的前提是 Na^+ 通道处于静息态，即备用状态。

16. D，窦房结细胞动作电位 0 期去极化由电压门控 Ca^{2+} 通道（L 型 Ca^{2+} 通道）开放，Ca^{2+} 内流引起。

17. C，窦房结细胞外向 I_K 进行性衰减、I_f 通道介导的 Na^+ 内流与 T 型 Ca^{2+} 通道介导的 Ca^{2+} 内流是 4 期自动去极化的主要离子成分。

18. A，心内特殊传导系统中窦房结自律性最高，是心脏正常活动的起搏点。

19. E，窦房结 P 细胞 4 期自动去极化速度较心内特殊传导系统中其他部位自律细胞快，以抢先占领和超速驱动压抑方式控制心脏的节律性活动。

20. A，影响心肌细胞自律性的因素包括动作电位 4 期自动去极化速率，最大复极电位水平与阈电位水平。心肌细胞阈电位水平与细胞膜上电压门控离子通道数目与功能状态有关，细胞外 Ca^{2+} 浓度可影响阈电位水平。因此上述因素均可影响心肌细胞自律性，但以 4 期自动去极化速率最为重要。

21. E，窦房结受迷走神经的支配。迷走神经末梢释放的 ACh 激活窦房结 P 细胞膜上 M 受体，减慢其 4 期自动去极化速率；激活窦房结 P 细胞膜上 ACh 敏感 K^+ 通道，加大其最大复极化电位，使其自律性降低。

22. C，与 4 期自动去极化有关的离子流为进行性衰减的外向 I_K，进行性增强的内向 I_f 与内向 I_{Ca-T}。迷走神经减慢心率的机制是：末梢释放的 ACh 激活窦房结 P 细胞膜上 M 受体，通过 G 蛋白–AC–cAMP–PKA 通路降低胞内 cAMP 水平，降低 I_f 通道与 T 型 Ca^{2+} 通道开放概率，减慢其 4 期自动去极化速率；激活窦房结 P 细胞膜上 ACh 敏感 K^+ 通道，加大其最大复极化电位。L 型 Ca^{2+} 通道开放概率降低则与兴奋传导速度减慢有关。

23. D，PR 间期为自心房肌兴奋的起点至心室肌兴奋的起点之间的时程，反映房室传导时间；反映兴奋通过心房后在向心室传导过程中的电位变化的是 PR 段。

24. A，该患者为窦性心律，律齐。心率取决于窦房结的自律性，而影响自律性最重要的因素是 4 期自动去极速率。

25. E，正常情况下，兴奋自窦房结始，依次经心房肌、房室结、房室束、左右束支、浦肯野纤维传至心室。

26. E，患者心电图显示，在较正常 PP 间期显著长的间期内无 P、QRS 波出现，说明无兴奋下传。

27. D，钠通道性状决定快反应细胞膜去极化达阈电位水平后通道开放的效率，后者依赖于受刺激前的静息电位水平。在正常静息水平下，膜受刺激达阈电位水平后钠通道开放的效率高，膜电位水平降低时，虽与阈电位差距缩小，但钠通道开放效率低，最大去极化速度与幅度降低，传导速度减慢。

28. D，浦肯野纤维直径大，细胞间缝隙连接数目多，动作电位 0 期去极速度快、幅度大，传导速度快。

29. C，房室结结区的细胞直径最小，细胞间闰盘上的缝隙连接数量少，传导速度慢。

30. E，房室延搁使心房肌与心室肌两个功能合胞体先后收缩，增加心室的血液充盈，保证心脏正常的射血与血液充盈。

31. C，房室结结区兴奋传导速度最慢，最容易发生兴奋传导阻滞。

32. D，心电图 QRS 波代表左右心室去极化程度，QRS 波群宽大畸形是由心室异位起搏点的兴奋不能通过浦肯野纤维网进行传导，心室肌兴奋不同步引起。

33. B，浦肯野纤维网状分布于左、右心室，其兴奋传导速度快是保证左、右心室同步收缩的最主要机制。

第三节　血管生理/动脉狭窄

[**案例 1**] 某患者，男，76 岁，高血压病史 20 年，晨起出现肢体麻木、无力等症，午餐期间突发右侧肢体瘫痪，嘴角歪向右侧，不能言语。急诊入院血管影像学检查大脑中动脉狭窄程度达 75%。初步诊断为脑梗死。

[单项选择题]

1. 下列属于分配血管的是(　　　)
   A. 大动脉 　　　　　　　　　　 B. 中动脉
   C. 小动脉 　　　　　　　　　　 D. 微动脉
   E. 后微动脉

2. 根据血流动力学原理，同一血管床内影响血流阻力的最主要因素是(　　　)
   A. 血管半径 　　　　　　　　　 B. 血管长度
   C. 血流形式 　　　　　　　　　 D. 血液黏滞度
   E. 血细胞比容

3. 该患者左侧大脑中动脉血流量约为正常的(　　　)
   A. 1/4 　　　　　　　　　　　　 B. 3/4
   C. 1/16 　　　　　　　　　　　　D. 1/256
   E. 81/256

[**案例 2**] 某同学，男，20 岁，平时健康状况良好，安静状态下血压测量值为 110/78mmHg，运动试验（骑自行车 10min）后血压测量值为 150/95mmHg。

[单项选择题]

4. 下列关于血压的叙述正确的是(　　　)
   A. 血压指血液对血管侧壁的压力
   B. 平均动脉压是收缩压和舒张压的平均值
   C. 主动脉血压和左心室内压的变动幅度是相同的
   D. 血液经各段血管流向外周时，血压逐渐降低
   E. 各段血管中主动脉血压波动最大

5. 血流阻力主要来自(　　　)
   A. 主动脉 　　　　　　　　　　 B. 大动脉
   C. 小、微动脉 　　　　　　　　 D. 毛细血管
   E. 微静脉

6. 体循环中血压降幅最显著的部位是(　　　)
   A. 大动脉 　　　　　　　　　　 B. 小动脉

49

C. 微动脉　　　　　　　　　　　D. 毛细血管

E. 静脉

7. 安静状态下，我国健康青年人的收缩压为（　　　）

A. 80～120 mmHg　　　　　　　　B. 90～120 mmHg

C. 100～120 mmHg　　　　　　　　D. 80～140 mmHg

E. 90～140 mmHg

8. 安静状态下，我国健康青年人的舒张压为（　　　）

A. 60～80 mmHg　　　　　　　　　B. 60～90 mmHg

C. 60～100 mmHg　　　　　　　　D. 60～120 mmHg

E. 70～120 mmHg

9. 一般情况下，收缩压的主要影响因素是（　　　）

A. 每搏输出量　　　　　　　　　　B. 心率

C. 外周阻力　　　　　　　　　　　D. 大动脉的弹性

E. 循环血量

10. 一般情况下，舒张压的主要影响因素是（　　　）

A. 每搏输出量　　　　　　　　　　B. 血管的顺应性

C. 外周阻力　　　　　　　　　　　D. 大动脉的弹性

E. 循环血量

11. 主动脉与大动脉的弹性贮器作用减弱引起的血压变化（　　　）

A. 收缩压升高，舒张压降低，脉压增大

B. 收缩压升高，舒张压不变，脉压增大

C. 收缩压比舒张压升高更显著，脉压增大

D. 舒张压比收缩压升高更显著，脉压减小

E. 收缩压下降，舒张压不变，脉压减小

12. 外周阻力不变情况下搏出量增大引起的血压变化是（　　　）

A. 收缩压升高，舒张压降低，脉压增大

B. 收缩压升高，舒张压不变，脉压增大

C. 收缩压比舒张压升高更显著，脉压增大

D. 舒张压比收缩压升高更显著，脉压减小

E. 收缩压下降，舒张压不变，脉压减小

13. 下列关于正常人动脉血压特点的说法中**错误**的是（　　　）

A. 存在个体差异

B. 女性血压始终低于同龄男性

C. 同一个体双侧上臂动脉血压左高右低

D. 存在日节律

E. 运动可使血压升高

[**案例3**] 某患者，男，65岁，高血压病史20年，一直口服降压药控制血压，近1年服用

降压药后血压仍为 170～190/120～130mmHg。近 1 周出现头痛，视物模糊，眼底检查发现视乳头水肿，初步诊断为恶性高血压。

[单项选择题]

14. 我国高血压的诊断标准是(　　)

  A. 收缩压≥130 mmHg 和舒张压≥80 mmHg

  B. 收缩压≥130 mmHg 或舒张压≥80 mmHg

  C. 收缩压≥140 mmHg 和（或）舒张压≥90 mmHg

  D. 收缩压≥140 mmHg 和舒张压≥80 mmHg

  E. 收缩压≥130 mmHg 和舒张压≥90 mmHg

15. 下列关于弹性贮器血管的描述中**错误**的是(　　)

  A. 管壁富含弹性纤维

  B. 有明显的弹性

  C. 具可扩张性

  D. 心室舒张期管壁的弹性回缩推动血液继续流向外周

  E. 管壁硬化时使血压波动幅度减小

16. 主动脉在维持舒张压中起重要作用的主要原因是(　　)

  A. 主动脉口径大   B. 主动脉管壁厚

  C. 主动脉有明显的弹性和可扩张性 D. 主动脉血流速度快

  E. 管壁对血流的摩擦阻力小

17. 老年人动脉血压波动幅度大的最可能原因是(　　)

  A. 心动过速   B. 房室瓣狭窄

  C. 主动脉狭窄   D. 大动脉硬化

  E. 小动脉硬化

[**案例 4**] 某患者，女，60 岁，高血压病史 10 年，口服降压药后血压基本控制在 150～160/90～105mmHg。昨日随女儿泡温泉浴，进入浴室后不久突然晕倒，当即被送往医院就诊。

[单项选择题]

18. 容量血管是指(　　)

  A. 大动脉   B. 中动脉

  C. 小、微动脉   D. 毛细血管

  E. 静脉

19. 静脉系统成为血液储存库的主要原因是(　　)

  A. 静脉管壁弹性弱   B. 静脉管壁平滑肌含量少

  C. 静脉系统容量大   D. 静脉血液氧饱和度低

  E. 静脉位于皮下组织

20. 循环系统中顺应性最大的血管是(　　)
　　　A. 弹性贮器血管　　　　　　　　B. 阻力血管
　　　C. 分配血管　　　　　　　　　　D. 交换血管
　　　E. 容量血管

21. 该患者出现晕厥最可能的原因是(　　)
　　　A. 全身血管收缩　　　　　　　　B. 血压过高
　　　C. 血管容量增加　　　　　　　　D. 血流速度加快
　　　E. 血量减少

[案例 5] 某患者,男,60 岁,急性上呼吸道感染行抗生素输液治疗,输液速度为 50 滴/分钟,因急于离开医院患者自行将输液速度调至 100 滴/分,约 15 分钟后出现胸闷、呼吸困难等不适。值班护士发现并立即减慢输液速度,嘱咐患者采取坐位、双腿下垂。随后患者不适感逐渐消失。

[单项选择题]

22. 可反映人体心脏功能状态和静脉回心血量的指标是(　　)
　　　A. 动脉收缩压　　　　　　　　　B. 动脉舒张压
　　　C. 平均动脉压　　　　　　　　　D. 中心静脉压
　　　E. 外周静脉压

23. 人体中心静脉压的正常波动范围是(　　)
　　　A. 0~4 cmH$_2$O　　　　　　　　B. 4~12 cmH$_2$O
　　　C. 0~20 cmH$_2$O　　　　　　　　D. 4~12 mmHg
　　　E. 0~20 mmHg

24. 患者出现胸闷、呼吸困难等不适最可能的原因是(　　)
　　　A. 上呼吸道感染加重
　　　B. 抗生素过敏
　　　C. 感染使右心室泵血功能减弱
　　　D. 右心室搏出量增加,肺毛细血管静水压增高
　　　E. 中心静脉压升高,静脉回心血量减少

[案例 6] 某患者,女,45 岁,中学教师,诉左侧肢体酸感、胀痛 1 年,近一月加重。查体:血压 110/70mmHg,心率 70 次/分,心音听诊无异常,左小腿浅静脉隆起、扩张、迂曲,站立时更明显,左小腿下部轻度水肿。初步诊断左小腿静脉曲张。

[单项选择题]

25. 下列关于静脉血压的叙述中**错误**的是(　　)
　　　A. 站立时颅内静脉窦的压力低于大气压
　　　B. 正常成人在立正状态下,足背静脉压和主动脉平均压几乎相等

  C. 深吸气时中心静脉压升高

  D. 中心静脉压的高低与心脏的射血能力有关

  E. 足背静脉压在行走时比立正时低

26. 下列各项中可使体循环静脉回心血量减少的是(　　)

  A. 容量血管收缩　　　　　　　B. 心肌收缩力增强

  C. 骨骼肌的节律性舒缩　　　　D. 体位由站立转为卧位

  E. 呼气运动

27. 下列各项中与下肢静脉曲张发生**无关**的是(　　)

  A. 站立位下肢静脉跨壁压大

  B. 骨骼肌内血管直接通路塌陷，静脉回流减少

  C. 下肢骨骼肌持续性收缩，静脉回流减少

  D. 下肢骨骼肌静脉瓣功能减弱

  E. 心肌收缩力增强

28. 患者出现下肢水肿的直接原因是(　　)

  A. 下肢静脉扩张　　　　　　　B. 下肢血流量增大

  C. 下肢淋巴回流受阻　　　　　D. 毛细血管血压升高

  E. 机体血容量增大

[**案例7**] 某患者，男，26岁，每逢春天易发生打喷嚏、流鼻涕，并出现颜面、肢体红肿。诊断为季节性过敏。

[**单项选择题**]

29. 下列器官组织不含平滑肌细胞的是(　　)

  A. 微动脉　　　　　　　　　　B. 后微动脉

  C. 毛细血管前括约肌　　　　　D. 真毛细血管

  E. 微静脉

30. 微循环中参与体温调节的是(　　)

  A. 毛细血管前括约肌　　　　　B. 真毛细血管

  C. 通血毛细血管　　　　　　　D. 动-静脉吻合支

  E. 后微动脉

31. 微循环直接通路多见于(　　)

  A. 胃肠平滑肌　　　　　　　　B. 心肌

  C. 骨骼肌　　　　　　　　　　D. 皮肤

  E. 肾脏

32. 血液和组织液之间进行物质交换最重要的方式是(　　)

  A. 滤过　　　　　　　　　　　B. 重吸收

  C. 扩散　　　　　　　　　　　D. 主动转运

  E. 吞饮

33. 与组织液生成的有效滤过压**无关**的是(　　)
   A. 毛细血管血压　　　　　　B. 毛细血管血浆晶体渗透压
   C. 毛细血管血浆胶体渗透压　D. 组织液静水压
   E. 组织液胶体渗透压

34. 下列各项可使组织液生成增多的是(　　)
   A. 毛细血管静水压降低　　　B. 肝脏功能发生严重障碍
   C. 组织液静水压升高　　　　D. 毛细血管通透性降低
   E. 毛细血管有效滤过面积减小

35. 季节性过敏患者局部出现水肿的主要原因是(　　)
   A. 毛细血管静水压升高　　　B. 组织液静水压降低
   C. 组织液胶体渗透压降低　　D. 毛细血管通透性增加
   E. 毛细血管有效滤过面积减小

[案例8] 某患者，女，71岁，腹胀、食欲减退1月，近1周夜间睡眠时常因呼吸困难而惊醒，坐起后呼吸困难有所改善。查体：颈静脉怒张，肝肋下3cm可触及，双下肢凹陷性水肿。

[单项选择题]

36. 导致患者出现颈静脉怒张，肝肋下3cm可触及，双下肢水肿等体征最可能的疾病是(　　)
   A. 左心衰　　　　　　　　　B. 右心衰
   C. 肝功能障碍　　　　　　　D. 炎症性疾病
   E. 高血压

37. 右心衰竭患者出现颈静脉怒张的直接原因是(　　)
   A. 循环血量增加　　　　　　B. 动脉血压升高
   C. 中心静脉压升高　　　　　D. 淋巴回流受阻
   E. 右心舒张功能受损

38. 右心衰竭患者出现组织水肿的原因是(　　)
   A. 毛细血管胶体渗透压降低　B. 毛细血管通透性增高
   C. 组织液静水压降低　　　　D. 淋巴回流受阻
   E. 毛细血管血压升高

39. 丝虫病患者下肢水肿的主要原因是(　　)
   A. 血管胶体渗透压降低　　　B. 组织液胶体渗透压增高
   C. 组织液静水压降低　　　　D. 淋巴回流受阻
   E. 毛细血管血压升高

[生理学知识点]
   除心脏外，循环系统依靠动脉、毛细血管和静脉依次串联而成。不同直径的动脉、静

脉与毛细血管有其各自的生理功能特点。主动脉、肺动脉主干及其最大分支为弹性贮器血管，管壁厚，富含弹性纤维，可扩张、弹性强，其作用是在心脏间断射血过程中维持血管中血液连续地流动并减小动脉血压的波动幅度。中动脉为分配血管，管壁含平滑肌较多，其作用是将心脏输出的血液输送至各个器官。小动脉与微动脉管径较细，为毛细血管前阻力血管，其功能是控制器官、组织的血流阻力和血流量。环绕于真毛细血管起始部位的括约肌的舒缩活动可控制毛细血管开放的数量。仅由单层内皮细胞组成的毛细血管通透性高，是血液和组织液之间进行物质交换的场所。微静脉的舒缩活动可影响毛细血管前、后阻力的比值，改变毛细血管的血压及血容量。静脉系统为容量血管，起血液储存库的作用。小动脉与小静脉间的短路血管（动-静脉短路）主要参与体温调节。

　　动脉中流动的血液对血管壁的压强即为动脉血压。动脉血压形成的前提是心血管系统有足够的血液充盈。循环系统平均充盈压的高低取决于血量和循环系统容积间的相对关系。心室收缩射血为动脉血压的形成提供能量，包括血液的动能和大动脉的压强能。小动脉与微动脉对血流的阻力是升高动脉血压的重要因素。主动脉与大动脉的弹性贮器作用可减小动脉血压的波动。动脉血压可用收缩压、舒张压、脉压与平均动脉压来表示。收缩压指心室收缩期中动脉血压达到的最高值，舒张压指心室舒张末期动脉血压的最低值。脉压为收缩压与舒张压的差值。平均动脉压约为舒张压加 1/3 脉压。我国健康青年人的收缩压为 100~120mmHg，舒张压为 60~80mmHg，脉压为 30~40mmHg。动脉血压受搏出量、心率、外周阻力、动脉弹性以及血量的影响。其中，每搏输出量主要影响收缩压，心率对舒张压的影响较收缩压更为显著，外周阻力主要影响舒张压，弹性贮器血管的弹性可影响脉压，血量与血管系统容量比例改变可升高或降低动脉血压。

　　静脉是血液回心的通道。静脉血压和右心房的压力差是血液回流的动力。中心静脉压（即右心房与胸腔大静脉血压）正常变动范围为 4~12cmH$_2$O，其数值高低取决于心脏射血能力和静脉回心血量之间的关系。重力对静脉压影响较大，各部分血管静水压与体位有关。一定的跨壁压是保持血管充盈的必要条件。静脉回心血量取决于外周静脉压和中心静脉压之差以及静脉对血液的阻力。微循环由微动脉、后微动脉、毛细血管前括约肌、真毛细血管和微静脉组成，其血流通路主要包括迂回通道、直接通路与动-静脉短路。微循环毛细血管物质交换最主要的方式是扩散。血浆蛋白以吞饮的方式通过毛细血管壁。组织液是细胞赖以生存的内环境，绝大部分呈胶冻状，不能自由流动。组织液的生成与重吸收取决于毛细血管的有效滤过压。有效滤过压等于滤过的动力（毛细血管血压+组织液胶体渗透压）与阻力（组织液静水压+血浆胶体渗透压）之差。单位时间内通过毛细血管壁滤过的液体量等于有效滤过压与滤过系数的乘积。流经毛细血管的血浆在动脉端进入组织间隙，绝大部分在静脉端被重吸收，其余进入毛细淋巴管形成淋巴液，通过淋巴回流最终回到血液中。

[选择题参考答案及解析]

　　1. B，中动脉是分配血管，主要功能是将血液运输到各器官组织。

　　2. A，血流阻力与血液黏滞度和血管长度成正比，在一定时间内同一血管床内血液黏滞度和血管长度变化不大；而血流阻力与血管半径的 4 次方成反比，血管半径减小，血流阻力将急剧增大。

3. D，器官组织血流量与供应该区域的血管半径的 4 次方成正比，患者大脑中动脉狭窄，内径仅为正常的 1/4，故其血流量急剧减少，仅约为正常时的 $(1/4)^4 = 1/256$。

4. D，血液经各段血管流向外周时因克服血管阻力而使血压逐渐降低。

5. C，小动脉、微动脉血管口径小，阻力大。

6. C，血压在各段血管中的降幅与该段血管对血流的阻力大小成正比。微动脉血管口径小，阻力大，血压降幅最显著。

7. C，安静状态下，我国健康青年人的收缩压为 100~120 mmHg，舒张压为 60~80 mmHg，脉压为 30~40 mmHg。

8. A，同上题。

9. A，收缩压的高低主要反映每搏输出量的多少。

10. C，一般情况下，舒张压的高低主要反映外周阻力的大小。

11. A，弹性贮器的作用主要是使心动周期中动脉血压的波动幅度减小。若弹性贮器作用减弱，则使收缩压升高，舒张压降低，脉压增大。

12. C，每搏输出量增大可增加收缩压和舒张压，但主要影响收缩压，故脉压增大。

13. B，女性更年期前血压低于同龄男性，更年期后血压差异消失，甚至略高于男性。

14. C，我国高血压的诊断标准是收缩压≥140 mmHg 和（或）舒张压≥90 mmHg。

15. E，弹性贮器血管的弹性贮器作用是减小动脉血压波动幅度，管壁硬化时该作用减弱，动脉血压波动幅度加大。

16. C，主动脉的可扩张性使收缩期动脉可接纳更多的血液，舒张期扩张的血管弹性回收有利于维持舒张压。

17. D，老年人大动脉硬化，弹性贮器作用减弱，血压波动幅度大。

18. E，静脉数量多、管壁薄、口径大、可扩张性大、容量大，故被称为容量血管。

19. C，静脉系统容量大，故为血液储存库。

20. E，容量血管可扩张性大，在循环系统同样压力变化中顺应性也最大。

21. C，容量血管舒张，血管容量增加，更多血液滞留于静脉引起低血压，脑供血不足。

22. D，中心静脉压的高低取决于心脏射血能力和静脉回心血量之间的关系。

23. B，中心静脉压较低，其正常波动范围是 4~12 cmH_2O。

24. D，输液过度过快，增加右心室前负荷，右室搏出量增加，升高肺毛细血管静水压，引起急性肺水肿，影响气体交换，导致胸闷、呼吸困难。

25. C，正常人站立时，由于重力作用，颅内静脉窦的压力可降至 -1.33kPa（-10mmHg），而足背静脉压约为 12.0 kPa（90mmHg），与主动脉平均压几乎相等。行走时，由于"肌肉泵"的作用，促进静脉回流，足背静脉压比直立时低。中心静脉压的高低取决于心脏射血能力和静脉回心血量之间的关系。深吸气时，胸内压下降，使胸腔内的大静脉和右心房进一步扩张，中心静脉压降低。

26. E，呼吸运动可影响静脉回心血量。吸气时胸膜腔负压增大，胸腔内大静脉与右心房更加扩张，回心血量增多；呼气时胸膜腔负压减小，回心血量减少。

27. E，心肌收缩力增强，心室余血量减少，可促进静脉回流。

28. D，下肢静脉血液淤积，毛细血管血压升高，组织液生成增多。

29. D，真毛细血管管壁薄、由单层内皮细胞组成，不含平滑肌。

30. D，动-静脉吻合支血流速度快，无物质交换功能，吻合支开放数量可影响皮肤血流量，调节皮肤散热量，故动-静脉吻合支主要是参与体温调节。

31. C，直接通路多见于骨骼肌，经常处于开放状态，有利于静脉回流。

32. C，扩散是血液和组织液之间进行物质交换最重要的方式。

33. B，组织液生成的有效滤过压=（毛细血管血压+组织液胶体渗透压）–（组织液静水压+血浆胶体渗透压）。

34. B，肝功能严重障碍时，蛋白质合成减少，血浆胶体渗透压下降，有效滤过压增大，组织液生成增多。

35. D，过敏物质使毛细血管通透性增加，血浆蛋白渗出毛细血管，使血浆胶体渗透压下降，组织胶体渗透压升高，组织液生成增多导致局部组织水肿。

36. B，右心衰竭患者静脉回流受阻，颈静脉怒张，肝脏淤血肿大，双下肢凹陷性水肿均为其重要体征。

37. C，右心衰竭患者中心静脉压升高，静脉回流受阻，颈静脉血液充盈度增加，称颈静脉怒张。

38. E，右心衰竭患者静脉回流受阻，全身毛细血管后阻力增大，毛细血管血压升高，组织液生成增多导致水肿。

39. D，丝虫病患者淋巴管被堵，淋巴回流受阻，含蛋白的淋巴液在患肢组织间隙聚积形成淋巴性水肿。

第四节　心血管活动调节/高血压

[**案例 1**] 某患者，女，18 岁，今晨久蹲后起立突感头晕、眼前发黑、腿脚发麻。数分钟后上述症状消失。查体及实验室检查均未发现明显异常。

[**单项选择题**]

1. 患者突然从蹲位转为站立位时引起头晕、眼前发黑等症状最可能的原因是(　　)

    A. 肾交感冲动减少，肾血管舒张

    B. 静脉回心血量减少，搏出量不足

    C. 贫血

    D. 左心房和大静脉容量感受器反射性引起交感神经活动增强

    E. 颈动脉窦压力感受器对血压变动的敏感性降低

2. 下列关于压力感受性反射的描述正确的是(　　)

    A. 感受器是颈动脉体和主动脉体

    B. 感受器可直接感受血压的变化

    C. 反射中枢在延髓

D. 当传入冲动增多时，支配心脏的传出神经冲动减少

E. 所有人的压力感受性反射均有同样的血压调定点

3. 正常人压力感受性反射最敏感的动脉血压波动范围是(　　)

　　A. <50 mmHg 　　　　　　　　　　B. 50~100 mmHg

　　C. 100 mmHg 左右 　　　　　　　　D. 100~150 mmHg

　　E. >150 mmHg

4. 压力感受性反射的生理意义是(　　)

　　A. 减慢心率 　　　　　　　　　　　B. 降低心输出量

　　C. 降低平均动脉压 　　　　　　　　D. 稳定快速波动的动脉血压

　　E. 增加冠脉流量

5. 患者头晕、眼前发黑等症状很快消失的主要机制是(　　)

　　A. 颈动脉窦和主动脉弓压力感受性反射活动使血压回升

　　B. 颈动脉窦和主动脉弓压力感受性反射活动使血压下降

　　C. 颈动脉窦和主动脉弓压力感受性反射活动的调定点上升

　　D. 左心房和大静脉容量感受器反射性引起交感神经活动增强

　　E. 颈动脉体和主动脉体化学感受性反射活动增强

6. 下列与血压下降时压力感受性活动**无关**的是(　　)

　　A. 压力感受性反射传入冲动减少 　　B. 交感舒血管神经紧张性活动减弱

　　C. 交感缩血管神经紧张性活动增强 　　D. 心交感神经紧张性活动增强

　　E. 心迷走神经紧张性活动减弱

7. 心交感神经节后纤维释放的神经递质是(　　)

　　A. 肾上腺素 　　　　　　　　　　　B. 去甲肾上腺素

　　C. 乙酰胆碱 　　　　　　　　　　　D. 血管升压素

　　E. 缓激肽

8. 心交感神经兴奋对心肌的影响是(　　)

　　A. 心率减慢，兴奋传导速度加快，心肌收缩力减弱

　　B. 心率加快，兴奋传导速度加快，心肌收缩力减弱

　　C. 心率加快，兴奋传导速度加快，心肌收缩力增强

　　D. 心率减慢，兴奋传导速度加快，心肌收缩力增强

　　E. 心率减慢，兴奋传导速度减慢，心肌收缩力增强

9. 下列关于心交感神经兴奋引起心肌正性变力作用机制的叙述中**错误**的是(　　)

　　A. 由心肌细胞膜上的 β_1 受体介导 　　B. 以 cAMP 为第二信使

　　C. 膜上 L 型钙通道磷酸化而被激活 　　D. 胞质内升高的 Ca^{2+} 主要来自胞外

　　E. 活化的横桥数目增多

10. 心迷走神经节后纤维起始于(　　)

　　A. 迷走神经背核 　　　　　　　　　B. 迷走神经疑核

　　C. 孤束核 　　　　　　　　　　　　D. 星状神经节

　　E. 心内神经节

11. 心脏中受迷走神经节后纤维支配最少的部位是(　　)
    A. 窦房结　　　　　　　　　B. 心房肌
    C. 房室交界　　　　　　　　D. 房室束
    E. 心室肌

12. 心迷走神经节后纤维释放的神经递质是(　　)
    A. 肾上腺素　　　　　　　　B. 去甲肾上腺素
    C. 乙酰胆碱　　　　　　　　D. 血管升压素
    E. γ-氨基丁酸

13. 心迷走神经兴奋对心肌的影响是(　　)
    A. 心率减慢，兴奋传导速度减慢，心肌收缩力减弱
    B. 心率加快，兴奋传导速度加快，心肌收缩力减弱
    C. 心率加快，兴奋传导速度减慢，心肌收缩力增强
    D. 心率减慢，兴奋传导速度加快，心肌收缩力减弱
    E. 心率减慢，兴奋传导速度减慢，心肌收缩力增强

14. 心迷走神经兴奋可引起(　　)
    A. 心房肌收缩能力增强　　　　B. 心肌细胞内 cAMP 增加
    C. 心肌细胞 L 型钙通道磷酸化　　D. 窦房结细胞 I_{K-ACh} 通道激活
    E. 窦房结细胞 I_f 通道激活

15 下列物质中对心肌有正性变力作用的是(　　)
    A. cGMP　　　　　　　　　　B. cAMP
    C. Mg^{2+}　　　　　　　　　　D. 血管活性肠肽
    E. 腺苷

16. 交感缩血管纤维分布密度最高的血管是(　　)
    A. 主动脉　　　　　　　　　　B. 微动脉
    C. 毛细血管　　　　　　　　　D. 微静脉
    E. 大静脉

17. 下列情况中可使交感神经活动减弱的是(　　)
    A. 动脉血压降低　　　　　　　B. 运动
    C. 情绪激动　　　　　　　　　D. 失血
    E. 从直立位变为平卧位

18. 副交感神经对体循环的影响主要是通过改变(　　)
    A. 心肌收缩力　　　　　　　　B. 心率
    C. 外周血管阻力　　　　　　　D. 血容量
    E. 血管顺应性

[案例2] 某患者，女，67 岁，15 年前因头痛头晕就诊，血压波动范围为 160~180mmHg / 90~110mmHg。遵医嘱长期服用普萘洛尔，血压控制在 120~130mmHg / 80~90mmHg，1 月前因感头晕、乏力就诊，血压为 90/60 mmHg，ECG 显示窦性心律，心率为 48 次/分，

律齐。医生嘱其逐渐减量并停服普萘洛尔，改服二氢吡啶类药物。随后患者血压控制在120~130mmHg／80~90mmHg，心率为80次/分，头晕、乏力感消失。

[单项选择题]

19. 患者心率减慢的最直接原因是( )
    A. 存在颅内疾病
    B. 心迷走神经紧张性活动过高
    C. 心交感神经紧张性活动过低
    D. 心肌细胞 β 受体正性变时作用被阻滞
    E. 心肌细胞 β 受体正性变传导作用被阻滞

20. 患者血压偏低最可能的原因是( )
    A. 搏出量降低
    B. 心肌收缩能力减弱
    C. 左心室舒张功能受损
    D. 心包内压力增加
    E. 心率减慢

21. 下列各项中**不是**普萘洛尔降低血压的机制的是( )
    A. 使窦房结的自律性降低
    B. 使房室传导减慢
    C. 使心室肌收缩力减弱
    D. 使心室的前负荷降低
    E. 使外周血管阻力降低

22. 二氢吡啶类药物降低血压的主要机制是( )
    A. 阻断心室肌细胞动作电位 0 期 Na^+ 内流
    B. 阻断心室肌细胞动作电位 0 期 T 型 Ca^{2+} 内流
    C. 阻断心室肌细胞动作电位 1 期 K^+ 外流
    D. 阻断心室肌细胞动作电位 2 期 L 型 Ca^{2+} 内流
    E. 阻断心室肌细胞动作电位复极期延迟整流 K^+ 外流

[案例3] 某患者，女，65 岁，因身体不适一周入院，血压 180/115mmHg，每日尿量 <400mL，实验室检查显示肾小球滤过率约 30mL/min（正常参考值约 125mL/min），肾动脉造影显示双侧肾动脉狭窄。诊断为肾性高血压，给予血管紧张素转化酶抑制剂治疗。

[单项选择题]

23. 可合成并分泌肾素的细胞是( )
    A. 系膜细胞
    B. 间质细胞
    C. 球旁细胞
    D. 感受器细胞
    E. 致密斑

24. 下列物质中不能直接引起血管平滑肌收缩的是( )
    A. 肾素
    B. 血管紧张素 Ⅱ
    C. 血管紧张素 Ⅲ
    D. 内皮素
    E. 血管升压素

25. 血管紧张素转化酶的作用底物主要是( )
    A. 肾素
    B. 血管紧张素原

C. 血管紧张素 Ⅰ
D. 血管紧张素 Ⅱ

E. 血管紧张素 Ⅲ

26. 下列物质中升压作用最强的是(　　　)

A. 肾素
B. 血管紧张素原

C. 血管紧张素 Ⅰ
D. 血管紧张素 Ⅱ

E. 血管紧张素 Ⅲ

27. 下列各项中**不属**血管紧张素 Ⅱ 效应的是(　　　)

A. 引起血管平滑肌收缩

B. 产生渴觉

C. 使交感神经末梢释放去甲肾上腺素增多

D. 刺激醛固酮分泌

E. 抑制血管升压素释放

28. 下列激素中主要由肾上腺皮质分泌的是(　　　)

A. 肾上腺素
B. 去甲肾上腺素

C. 多巴胺
D. 血管紧张素 Ⅱ

E. 醛固酮

29. 肾性高血压患者**不**会出现的检测结果是(　　　)

A. 肾素释放增多
B. 血管紧张素 Ⅱ 水平升高

C. 醛固酮分泌增加
D. 循环血量增多

E. 尿钾排出减少

30. 用血管紧张素转化酶抑制剂治疗肾性高血压可能会引起的效应是(　　　)

A. 体循环平均充盈压升高
B. 肾脏排钠减少

C. 循环血量增多
D. 外周阻力血管舒张

E. 血管平滑肌增殖

[案例 4] 某患者，男，44 岁，因心悸、头痛等不适入院，发作期间血压升高伴心动过速、出汗、面色苍白等临床表现，血中儿茶酚胺显著增高，CT 提示肾上腺占位性病变。初步诊断为嗜铬细胞瘤。

[单项选择题]

31. 下列细胞中可分泌儿茶酚胺类激素至循环血液中的是(　　　)

A. 肾上腺皮质球状带细胞
B. 肾上腺皮质束状带细胞

C. 肾上腺皮质网状带细胞
D. 肾上腺髓质嗜铬细胞

E. 肾脏球旁细胞

32. 下列血管中 β 受体分布占优势的是(　　　)

A. 皮肤血管
B. 肠道血管

C. 骨骼肌血管
D. 肾血管

E. 脑血管

33. 小剂量静脉注射肾上腺素引起的效应主要是( )
    A. 血压降低　　　　　　　B. 皮肤、肠道血管舒张
    C. 骨骼肌、肝脏血管收缩　　D. 心率加快
    E. 心肌收缩力减弱

34. 大剂量静脉注射肾上腺素与去甲肾上腺素出现的不同效应主要是( )
    A. 心肌收缩力改变不同　　　B. 心率变化不同
    C. 血压变化不同　　　　　　D. 心输出量变化不同
    E. 作用持续时间不同

[案例5] 某患者，男，30岁，因车祸导致急性大失血急诊入院。患者面色苍白、手足湿冷、神清、精神紧张。心率：120次/分，呼吸：30次/分，血压：80/60mmHg。立即输液处理并准备输血治疗。

[单项选择题]

35. 大量失血时，机体首先出现的反应是( )
    A. 心、脑血管收缩　　　　　B. 肾素-血管紧张素释放增多
    C. 循环血液中儿茶酚胺增多　D. 尿钠排出减少
    E. 外周阻力增加

36. 急性失血时，机体血浆中最先升高的物质是( )
    A. 血管升压素　　　　　　　B. 血管紧张素Ⅱ
    C. 肾上腺素　　　　　　　　D. 乙酰胆碱
    E. 醛固酮

37. 患者急性大失血时血液发生重新分配，重新分配的血液主要来源于( )
    A. 心脏　　　　　　　　　　B. 主动脉
    C. 中、小动脉　　　　　　　D. 毛细血管
    E. 静脉

38. 下列物质中由神经内分泌细胞合成释放的是( )
    A. 血管升压素　　　　　　　B. 血管紧张素Ⅱ
    C. 心房钠尿肽　　　　　　　D. 内皮素
    E. 醛固酮

39. 兴奋下丘脑内渗透压感受器可引起( )
    A. 血管升压素释放增加　　　B. 血管紧张素Ⅱ合成增加
    C. 心房钠尿肽释放增加　　　D. 肾素释放增加
    E. 心肺感受器兴奋

40. 大失血引起血管升压素释放增加的主要机制是( )
    A. 渗透压感受器兴奋
    B. 肾素-血管紧张素系统活动增强
    C. 心肺容量感受器对血管升压素释放的抑制作用减弱或消失

    D. 交感神经活动增强

    E. 颈动脉体化学感受性反射活动增强

41. 血管升压素在肾脏主要作用于(　　)

    A. 球旁细胞　　　　　　　　　B. 系膜细胞

    C. 肾小球血管内皮细胞　　　　D. 致密斑

    E. 远端小管和集合管上皮细胞

42. 下列情况中**不**会增加血管升压素释放的是(　　)

    A. 大量饮清水　　　　　　　　B. 大量出汗

    C. 严重腹泻　　　　　　　　　D. 呕吐

    E. 高热

[生理学知识点]

    内外环境发生变化时机体通过调节心血管活动改变心输出量和器官血流量，以满足机体和各器官组织在不同情况下对血流量的需要。心血管活动调节包括神经调节、体液调节和自身调节。

    心脏受心交感与心迷走神经双重支配。心交感神经节后纤维支配心脏的各个部分，其末梢释放的去甲肾上腺素作用于心肌细胞膜 β_1 受体，通过 G 蛋白-腺苷酸环化酶-cAMP 途径，升高胞质 cAMP 水平，激活蛋白激酶 A，使心肌细胞 L 型钙通道磷酸化而激活，增加工作肌细胞平台期 Ca^{2+} 内流，再通过 Ca^{2+} 触发的肌质网 Ca^{2+} 释放，进一步升高胞质 Ca^{2+} 浓度，增强心肌收缩力（正性变力），也可使心肌细胞受磷蛋白磷酸化而与肌质网膜钙泵解离，加强钙泵活动，加快舒张期肌质网 Ca^{2+} 回收与心肌舒张速度；使窦房结 P 细胞 T 型钙通道磷酸化而增强 4 期 Ca^{2+} 内流，加快 4 期自动去极化速度和自律性，加快心率（正性变时）；使心肌慢反应细胞膜中 L 型钙通道磷酸化，Ca^{2+} 内流增加使 0 期去极化速度和幅度增大，房室传导速度加快（正性变传导）。β_1 受体拮抗剂因消除心交感的正性变力变时变传导作用，可减少心输出量，降低动脉血压。心迷走神经节后纤维主要支配窦房结、心房肌、房室交界、房室束等。两侧迷走神经对心脏支配有差异，右侧迷走神经主要支配窦房结，兴奋时减慢心率；左侧迷走神经主要支配房室交界，兴奋时主要减慢传导速度。心迷走节后纤维释放的乙酰胆碱激活心肌细胞膜 M 受体，通过 G 蛋白-腺苷酸环化酶-cAMP 途径，降低胞内 cAMP 水平引起负性变力、变时、变传导效应；心肌 L 型钙通道被抑制，Ca^{2+} 内流减少，同时 I_{K-ACh} 通道被激活，加速 K^+ 外流，缩短平台期，减少 Ca^{2+} 内流，收缩力减弱；窦房结 4 期 Ca^{2+} 内流与 Na^+ 内流减少，去极化速度减慢，自律性降低；慢反应细胞 0 期 Ca^{2+} 内流减少，0 期去极化速度与幅度降低。心交感神经与心迷走神经平时均具有紧张性活动，安静时以心迷走神经紧张活动占优势。

    支配血管的神经包括交感缩血管神经、交感舒血管神经、副交感舒血管神经等。大多数血管仅受交感缩血管神经纤维支配。交感缩血管神经末梢释放的去甲肾上腺素作用于血管平滑肌细胞膜上与之高亲和力的 α_1 受体，引起血管收缩效应，尽管血管平滑肌细胞膜上也表达有 β_2 受体，但与去甲肾上腺素亲和力低。交感缩血管神经安静状态下具有紧张性活动，可调节器官的血流阻力和血流量。交感舒血管神经纤维与副交感舒血管神经纤维末梢均释放乙酰胆碱，平时没有紧张性活动，前者主要支配骨骼肌血管，运动时可引起骨骼肌血管舒张，增加其血流量，后者亦仅支配少数器官，故只调节器官组织局部血流。

心血管中枢是控制心血管活动的神经元集中的部位，在中枢神经系统分布广泛，最基本中枢位于延髓，包括心交感与交感缩血管紧张活动中枢（延髓头端腹外侧区）、心迷走紧张活动中枢（孤束核），二者作用相互拮抗。

神经系统通过多种反射调节心血管活动。其中，压力感受性反射（降压反射）在动脉血压突然变化时通过改变心率、心输出量与外周阻力负反馈调节血压。压力感受器主要位于颈动脉窦和主动脉弓，传入神经为窦神经与主动脉神经，反射中枢位于延髓。平均动脉压高于调定点（平均动脉压与窦内压的交点）时，压力感受性反射增强心迷走神经活动，抑制心交感神经与交感缩血管神经活动，降低血压；反之，血压回升，其生理意义主要在于在短时间内快速调节血压，维持动脉血压相对稳定。颈动脉体与主动脉体化学感受性反射只有在缺氧、窒息、失血、血压过低和酸中毒时调控心血管活动。心肺感受器反射中的容量感受性反射以负反馈方式调节循环血量和细胞外液量，而心交感传入反射则以正反馈的方式在心肌缺血或慢性心力衰竭等病症中调节心血管活动。

心血管活动的体液调节主要包括肾素-血管紧张素系统、肾上腺素与去甲肾上腺素、血管升压素等。其中，肾素-血管紧张素广泛存在于机体多种器官组织中，是人体重要的体液调节系统。肾素（肾脏球旁细胞分泌）可将血管紧张素原（由肝脏合成释放）水解成为血管紧张素Ⅰ（Ang Ⅰ），Ang Ⅰ在血管紧张素转化酶（ACE）作用下转化为血管紧张素Ⅱ（Ang Ⅱ），Ang Ⅱ可进一步酶解为血管紧张素Ⅲ（Ang Ⅲ）。血管紧张素受体有4种亚型（AT_{1-4}）。Ang Ⅱ主要通过AT_1发挥生理作用：收缩血管，促进交感神经末梢释放去甲肾上腺素，降低中枢对压力感受性反射的敏感性，促进神经垂体释放血管升压素和缩宫素，产生或增强渴觉，促进醛固酮合成与释放。血管紧张素家族中，Ang Ⅰ无生理活性，Ang Ⅱ最重要，Ang Ⅲ与Ang Ⅱ生理作用相似，但其缩血管作用较弱。临床上常将ACE抑制剂与AT_1受体拮抗剂用于高血压的治疗。血液中的肾上腺素与去甲肾上腺素主要来自肾上腺髓质。肾上腺髓质分泌的激素中，肾上腺素约占80%，去甲肾上腺素约占20%。表达于心血管的肾上腺素能受体亚型有α_1、β_1、β_2。心肌细胞主要表达β_1受体，皮肤、肾和胃肠血管平滑肌细胞α_1受体占优势，而骨骼肌与肝血管平滑肌β_2受体占优势。肾上腺素与α、β受体亲和力均较强，可激活心脏β_1受体产生正性变时变力变传导作用，小剂量肾上腺素激活β_2受体引起血管舒张，大剂量肾上腺素可激活α_1受体而收缩血管。去甲肾上腺素对α受体亲和力更强，主要作用是升高血压。血管升压素（VP），又称抗利尿激素（ADH），由下丘脑视上核与室旁核合成。VP受体有两种亚型：V_1受体（位于血管平滑肌）与V_2受体（位于集合管上皮）。生理情况下VP与V_2受体结合促进水的重吸收，病理情况致VP浓度明显升高时V_1受体被激活使血管收缩升高血压。

[选择题参考答案及解析]

1. B，患者突然从蹲位转为站立位，过多血液滞留于下肢静脉系统，静脉回心血量减少，搏出量不足，血压降低，脑供血不足导致头晕、眼前发黑。

2. C，压力感受性反射的感受器是位于颈动脉与主动脉弓的牵张感受器，感受的是动脉壁的牵拉刺激，反射中枢在延髓，当传入冲动增多时，心迷走神经传出冲动增加，心交感神经传出冲动减少，高血压患者的血压调定点较正常高。

3. C，正常人压力感受性反射的调定点是 100 mmHg，反射调节具有双向性，其最敏感的动脉血压波动范围是 100 mmHg 左右。

4. D，压力感受性反射在短时间内快速调节动脉血压，维持动脉血压的相对稳定。

5. A，压力感受性反射对血压的调节具有双向性，当血压降低时，通过该反射活动可使血压快速回升，恢复脑部供血。

6. B，血压下降时，压力感受器感受的牵张刺激减少，传入冲动减少，心迷走中枢活动减弱，心交感中枢与交感缩血管中枢活动增强，因此，心交感神经与交感缩血管神经紧张性活动增强，心迷走神经紧张性激动减弱。交感舒血管神经平时无紧张性活动，不参与压力感受性反射对血压的调节。

7. B，心交感神经节后纤维释放的神经递质是去甲肾上腺素。

8. C，心交感神经兴奋引起心肌的正性变时变传导变力效应。

9. D，活化的横桥数目和肌球蛋白头部 ATP 酶活性是影响心肌收缩能力的主要环节。其中，活化的横桥在全部横桥中所占的比例取决于兴奋时胞质内 Ca^{2+} 的浓度和/或肌钙蛋白对 Ca^{2+} 的亲和力。儿茶酚胺与心肌细胞膜上的 β_1 受体结合，升高胞内 cAMP，使膜上 L 型钙通道磷酸化而被激活，胞外 Ca^{2+} 内流（20%），内流的 Ca^{2+} 触发肌质网释放 Ca^{2+}（80%），进一步升高胞质内 Ca^{2+} 浓度，增加心肌的收缩力。

10. E，心迷走神经节后纤维短，节后神经元胞体位于心内神经节。

11. E，心迷走神经对心室肌支配很少。

12. C，心迷走神经节后纤维释放的神经递质是乙酰胆碱。

13. A，心迷走神经兴奋引起心肌的负性变时变传导变力效应。

14. D，窦房结细胞有 I_{K-ACh} 通道，可被心迷走神经释放的 ACh 激活。

15. B，cAMP 通过增强 PKA 活性，激活心肌细胞膜 L 型钙通道，引发 Ca^{2+} 触发的 Ca^{2+} 释放，增强胞质内 Ca^{2+} 浓度，引起正性变力作用。

16. B，微动脉为阻力血管，交感缩血管纤维分布密度高，可调节血管外周阻力。

17. E，当体位从直立位变为平卧位时，交感神经活动减弱。

18. B，副交感神经对窦房结的支配多，主要通过减慢心率降低心输出量。

19. D，普萘洛尔为 β 受体阻滞剂，可使其正性变时作用被阻滞，导致心率减慢。

20. E，使用普萘洛尔时心率减慢，改用二氢吡啶类药物（仅减弱心肌收缩力）后心率恢复，提示患者心输出量减少，血压偏低的最可能原因是心率减慢。

21. E，普萘洛尔为 β 受体阻滞剂，可使外周血管阻力降低的是 α 受体阻滞剂。

22. D，心室肌细胞动作电位 2 期 L 型 Ca^{2+} 内流可引起 Ca^{2+} 触发的 Ca^{2+} 释放，增加心室肌细胞质 Ca^{2+} 浓度，增强心肌收缩力，二氢吡啶类药物是 L 型钙通道的阻滞剂。

23. C，肾素是由肾脏球旁细胞合成并分泌的。

24. A，肾素通过水解血管紧张素原，使之转变为血管紧张素Ⅰ，后者进一步转化为血管紧张素Ⅱ、Ⅲ后收缩血管平滑肌。

25. C，血管紧张素转化酶可将血管紧张素Ⅰ转化为血管紧张素Ⅱ；血管紧张素Ⅱ在氨基肽酶作用下转化为血管紧张素Ⅲ。

26．D，血管紧张素Ⅱ升压作用强，血管紧张素Ⅲ促醛固酮分泌作用强。

27．E，血管紧张素Ⅱ可刺激 ADH 释放。

28．E，醛固酮是由肾上腺皮质球状带分泌的盐皮质激素。

29．E，肾血管病变引起的肾性高血压与机体肾素-血管肾张素-醛固酮系统过度激活有关，循环血液中肾素、血管肾张素Ⅱ与醛固酮水平升高，醛固酮保钠保水、排钾，水钠潴留，循环血量增多，尿钾增多。

30．D，血管紧张素转化酶抑制剂降低机体内血管紧张素Ⅱ水平，使血管舒张，减少醛固酮分泌，增加肾脏排钠排水，减少循环血量，降低体循环平均充盈压；血管紧张素Ⅱ为血管平滑肌增殖因子，其浓度降低可使血管平滑肌增殖减缓。

31．D，儿茶酚胺类激素主要是肾上腺素与去甲肾上腺素，主要由肾上腺髓质嗜铬细胞分泌。

32．C，血管平滑肌表达 α_1 与 β_2 两种受体，但大多数组织如皮肤、肾、胃肠道与脑血管等主要表达 α_1 受体，骨骼肌与肝脏血管主要表达 β_2 受体。

33．D，肾上腺素与 α、β 受体结合能力都很强。在心脏，与 β_1 受体结合产生正性变时变力变传导效应；在血管，小剂量肾上腺素以兴奋血管平滑肌 β_2 受体为主；骨骼肌、肝脏血管主要表达 β_2 受体，激活后引起血管舒张。皮肤、肠道血管主要表达 α_1 受体，激活后引起血管收缩。

34．B，去甲肾上腺素与 α 受力的亲和力较 β 受体强，大剂量去甲肾上腺素可使全身血管广泛收缩，动脉血压升高，压力感受性反射活动增强，且压力感受性反射对心脏的效应超过去甲肾上腺素对心脏的直接效应，结果导致心率减慢。

35．E，大量失血时，机体首先的反应是交感神经兴奋，外周阻力血管收缩，升高血压以保证重要脏器供血。

36．C，肾上腺髓质嗜铬细胞直接受交感节前神经支配，急性失血时，交感神经兴奋，肾上腺髓质释放肾上腺素增多。

37．E，静脉为容量血管，是血液的储存库，急性大失血时重新分配的血液主要来源于静脉。

38．A，血管升压素由下丘脑视上核和室旁核的神经内分泌细胞合成并释放。

39．A，下丘脑内渗透压感受器兴奋，促使视上核和室旁核释放血管升压素。

40．C，大失血导致循环血量减少，静脉回心血量减少，对心肺感受器的刺激减弱，经迷走神经传入至下丘脑的冲动减少，对血管升压素释放的抑制作用减弱或消失，故血管升压素释放增加。

41．E，远端小管和集合管上皮细胞表达有血压升压素 V_2 受体。

42．A，大量饮清水降低血浆晶体渗透压，抑制血压升压素释放。

第五节　器官循环/心肌梗死

[案例1] 某患者，男，49 岁，和家人争吵后出现剧烈胸痛，2 小时后就诊。心电图检查

提示急性前间壁心肌梗死。

[单项选择题]

1. 影响毛细血管前括约肌舒缩活动的主要因素是(　　)
   A. 交感神经末梢释放的去甲肾上腺素　　B. 肾上腺髓质释放的肾上腺素
   C. 交感舒血管纤维释放的乙酰胆碱　　D. 肾脏球旁细胞释放的肾素
   E. 组织的局部代谢产物

2. 冠脉循环的特点**不**包括(　　)
   A. 心肌收缩时冠脉易受压迫　　B. 冠脉侧支丰富，易于建立侧支循环
   C. 冠脉直接开口于升主动脉，灌注压高　　D. 冠脉循环中动、静脉血氧差值大
   E. 心舒期冠脉循环血量较心缩期大

3. 下列物质中可舒张冠脉血管的是(　　)
   A. 腺苷　　　　　　　　B. 肾上腺素
   C. 去甲肾上腺素　　　　D. 血管升压素
   E. 血管紧张素Ⅱ

4. 交感神经兴奋时冠脉循环血量增加的主要原因是(　　)
   A. 心脏活动增强，心输出量增加
   B. 激活冠状血管平滑肌α受体，血管舒张
   C. 激活冠状血管平滑肌β受体，血管舒张
   D. 心肌代谢增强，腺苷等代谢产物增多
   E. 肾上腺髓质激素分泌增多

5. 下列物质中可收缩冠脉血管的是(　　)
   A. 腺苷　　　　　　　　B. H^+
   C. CO_2　　　　　　　D. 乳酸
   E. 肾上腺素

6. 下列各项中可减少冠脉血液量的是(　　)
   A. 大剂量血管升压素　　B. 低氧
   C. 肾上腺素　　　　　　D. 腺苷
   E. H^+

7. 冠脉循环血流量的主要影响因素是(　　)
   A. 每搏输出量　　　　　B. 平均动脉压
   C. 收缩压与心室收缩期时程　　D. 舒张压与心室舒张期时程
   E. 脉压

8. 肺循环血流量的主要影响因素是(　　)
   A. 肺泡气O_2分压　　　B. 肺泡气CO_2分压
   C. 肺组织间液pH值　　　D. 交感神经
   E. 血管活性物质

9. 下列物质中**不**易通过血-脑屏障的是(　　)

A. 葡萄糖　　　　　　　　　　B. 氨基酸

C. 乙醇　　　　　　　　　　　D. O_2和CO_2

E. H^+

[生理学知识点]

心脏自身的血液供应主要来自冠脉循环。冠状动脉分支垂直于心脏表面穿入心肌成网，心肌收缩时易受压迫；毛细血管与心肌纤维数量比为 1∶1，正常情况下二者可迅速进行物质交换。但当心肌肥厚时毛细血管数不增加，肥厚心肌易发生血供不足；且冠脉侧支细、血流量少，冠脉突然阻塞时不易快速建立侧支循环而致心肌梗死。冠脉血流量（CBF）大，安静时占心输出量的 4%～5%，心肌活动增强时，CBF 增加可达安静时的 5 倍。心肌摄氧率高、耗氧量大，动、静脉血氧差大。CBF 的多少主要取决于动脉舒张压的高低和心舒期的长短。CBF 主要受心肌代谢产物的调节，舒张冠脉作用最强的是腺苷。

肺循环是个血流阻力小、血压低的系统，左心衰竭时易发生肺淤血、肺水肿。肺循环血流量随呼吸周期发生变化并可影响左、右心室搏出量和动脉血压。毛细血管对蛋白通透性较高，有效滤过压低，肺组织液生成少。肺泡低氧易引起局部血管收缩，使更多血液流向氧分压高的肺泡，有益于肺泡气体交换，但肺泡长期低氧可致肺动脉高压。

脑循环的特点是血流量大、耗氧量大、血流量变化小。脑组织对缺氧的耐受性差，血液供应的增加有赖于脑循环血流速度的提高。脑血流量主要依靠自身调节。因存在血-脑脊液屏障和血-脑屏障，血液中有害物质不易进入脑组织，可保持脑组织内环境的相对稳定。

[选择题参考答案及解析]

1. E，毛细血管前括约肌受交感缩血管纤维支配极少，其舒缩活动主要受局部代谢产物浓度的调节。

2. B，冠脉侧支细小，突然阻塞时不易于很快建立侧支循环。

3. A，腺苷有强烈的舒张小动脉作用。

4. D，交感神经兴奋激活心肌 β_1 受体，增强心脏活动与耗氧量，代谢加强使代谢产物增多，继发性引起冠脉舒张。

5. E，肾上腺素与冠脉平滑肌 α 受体结合使之收缩。

6. A，大剂量血管升压素可使冠状动脉收缩，冠脉血液量减少；肾上腺素的直接作用是收缩冠状动脉，但通过增强心脏活动使局部代谢产物增多，舒张冠状动脉。

7. D，冠脉循环血流量主要取决于动脉舒张压的高低和心舒期的长短。

8. A，肺泡气 O_2 分压对局部肺循环血管的舒缩活动影响较大。

9. E，血液中的带电离子需要毛细血管内皮细胞上的特殊转运体介导才能进入脑脊液，而毛细血管内皮缺乏 H^+ 转运的载体。

（陈桃香）

第五章 呼　　吸

[基础知识]

（1）重点掌握肺通气的动力和阻力、基本肺容积和肺容量、肺通气量和肺泡通气量、肺换气的过程及其影响因素、血红蛋白与氧的运输、血氧指标、氧解离曲线及其影响因素、二氧化碳在血液中的运输及其影响因素、化学感受性呼吸反射。

（2）熟悉呼吸中枢及呼吸节律的形成、肺牵张反射。

[临床能力]

熟悉肺通气功能评价指标及血氧指标的运用。

·····◆◆ 本章概要 ◆◆·····

呼吸是机体与外界环境之间的气体交换过程，包括外呼吸（肺通气和肺换气）、气体在血液中的运输、内呼吸（组织换气及组织细胞内的氧化代谢）三个相互衔接且同时进行的环节。肺通气是气体在外界大气和肺泡之间的交换过程。呼吸过程中肺内压的周期性变化造成肺内压和大气压之间的压力差，这是推动气体进出肺的直接动力，而呼吸肌的收缩和舒张所引起的节律性呼吸运动是实现肺通气的原动力。肺通气阻力可分为弹性阻力和非弹性阻力，前者包括肺弹性阻力和胸廓弹性阻力；后者包括气道阻力、惯性阻力和组织的黏滞阻力。胸膜腔负压有助于维持肺的扩张状态。肺换气是肺泡与肺毛细血管之间的气体交换过程，受气体分压差、温度、扩散面积、扩散距离、通气/血流比值等因素的影响。通气/血流比值增大或减小，气体交换的效率均降低。组织换气机制和影响因素与肺换气相似，但扩散膜两侧的 O_2 和 CO_2 分压差随细胞内氧化代谢的强度和组织血流量的变化而变化。O_2 和 CO_2 在血液中主要以化学结合形式运输，物理溶解形式所占比例极小。HbO_2 是血液中 O_2 运输的主要形式。氧解离曲线是表示血液 P_{O_2} 与 Hb 氧饱和度关系的曲线，呈 S 形，受 P_{CO_2}，pH，红细胞内 2，3-二磷酸甘油酸（2，3-DPG）浓度、温度、CO 等因素的影响。CO 与 Hb 的亲和力是 O_2 的 250 倍，既阻碍 Hb 与 O_2 的结合，也阻碍 Hb 与 O_2 的解离。CO_2 在血液中主要以碳酸氢盐和氨基甲酰血红蛋白的形式运输。CO_2 解离曲线接近线性，无饱和现象。O_2 与 CO_2 运输之间相互影响：CO_2 通过波尔效应影响 O_2 的运输；O_2 通过何尔登效应影响 CO_2 的运输。O_2、CO_2 和 H^+ 等化学因素的变化可通过化学感受性呼吸反射对呼吸运动进行调节。外周化学感受器感受动脉血 P_{O_2} 降低、P_{CO_2} 或 H^+ 浓度升高。中枢化学感受器的生理性刺激是脑脊液和局部细胞外液中的 H^+，不感受低 O_2 刺激；血液中的 CO_2 能迅速通过血-脑屏障，在脑脊液中碳酸酐酶的作用下使 H^+ 浓度升高，从而刺激中枢化学感受器。长时间 CO_2 潴留能使中枢化学感受器对 CO_2 的刺激作用发生适应。血液中的 H^+ 不易透过血-脑屏障，对中枢化学感受器的刺激作用较弱。肺牵张反射包括肺扩张反射和肺萎陷反射。肺扩张时，通过肺扩张反射加速吸气向呼气转换；肺容积缩小时，可通过肺萎陷反射促进呼气转换为吸气，但均不参与人类平静呼吸的调节。呼吸肌本体感受性反射参与人类正常呼吸运动的调节，在人体呼吸肌负荷增加时作用明显。

第一节 肺通气/气胸

[**案例1**] 某 16 岁高中生，打篮球时突觉左侧胸闷、胸痛，到医院就诊，经 X 线检查诊断为自发性气胸。

[**单项选择题**]

1. 肺通气的原动力是(   )
   A. 大气和肺泡气之间的压力差   B. 肺内压的周期性变化
   C. 胸膜腔内压的周期性变化   D. 呼吸肌的收缩和舒张
   E. 肺的扩张和缩小

2. 下列关于胸膜腔内压的叙述中**错误**的是(   )
   A. 等于肺内压与肺回缩压的代数和   B. 始终为负压
   C. 用力呼吸时，波动幅度增大   D. 有利于维持肺的扩张状态
   E. 气胸时胸膜腔负压减小或消失

3. 平静呼吸时，胸膜腔保持负压的必要条件是(   )
   A. 胸膜腔的密闭性   B. 胸膜腔内浆液分子的内聚力
   C. 肺内压的周期性变化   D. 呼吸肌的收缩和舒张
   E. 肺内压低于大气压

4. 平静呼吸时，肺内压低于大气压的时相是(   )
   A. 呼气初   B. 呼气末
   C. 吸气初   D. 吸气末
   E. 停止呼吸时

[**案例2**] 某胎龄 34 周的早产儿，出生后 6h 出现进行性呼吸困难伴全身发绀，经检查诊断为新生儿呼吸窘迫综合征。

[**单项选择题**]

5. 新生儿呼吸窘迫综合征患儿发生呼吸困难的最主要原因是(   )
   A. 气道阻塞   B. 吸入大量羊水
   C. 肺表面活性物质缺乏   D. 呼吸中枢发育不完善

E. 肺部严重感染

6. 下列关于肺表面活性物质的描述中**错误**的是(　　)

    A. 由肺泡Ⅱ型上皮细胞合成和分泌　　　B. 主要成分为二棕榈酰卵磷脂

    C. 垂直排列于肺泡内液-气界面　　　　　D. 在不同大小肺泡中的分布密度相同

    E. 胎儿六七个月后才开始合成和分泌

7. 以下各项中不是肺表面活性物质的生理功能的是(　　)

    A. 降低肺泡表面张力　　　　　　　　　B. 增加肺的弹性阻力

    C. 增加肺的顺应性　　　　　　　　　　D. 维持不同大小肺泡的容积稳定

    E. 防止毛细血管内液滤入肺泡

8. 新生儿呼吸窘迫综合征患儿吸气过程中，参与收缩的吸气肌是(　　)

    A. 膈肌、肋间外肌

    B. 膈肌、肋间外肌、腹肌

    C. 膈肌、肋间外肌、斜角肌、胸锁乳突肌

    D. 膈肌、肋间外肌、斜角肌、腹肌

    E. 膈肌、肋间外肌、胸锁乳突肌

9. 当肺表面活性物质缺乏或肺纤维化时，患者均出现呼吸困难。以下各项中出现于肺表面活性物质缺乏患者，而不出现于肺纤维化患者的是(　　)

    A. 小肺泡塌陷，大肺泡扩张　　　　　　B. 肺顺应性下降

    C. 肺总量下降　　　　　　　　　　　　D. 呼吸功增加

    E. 胸膜腔负压更低

10. 下列各种情况下，肺顺应性增大的是(　　)

    A. 肺充血　　　　　　　　　　　　　　B. 肺纤维化

    C. 肺表面活性物质缺乏　　　　　　　　D. 肺气肿

    E. 肺水肿

11. 平静呼吸时，肺弹性阻力的主要来源是(　　)

    A. 肺自身的弹性回缩力　　　　　　　　B. 肺泡表面张力

    C. 气道阻力　　　　　　　　　　　　　D. 惯性阻力

    E. 黏滞阻力

12. 当肺容量大于肺总量的 67% 时，下列各项中正确的是(　　)

    A. 胸廓弹性阻力向内，是吸气的阻力，呼气的动力

    B. 胸廓弹性阻力向内，是吸气的动力，呼气的阻力

    C. 胸廓弹性阻力向外，是吸气的阻力，呼气的动力

    D. 胸廓弹性阻力向外，是吸气的动力，呼气的阻力

    E. 胸廓不表现出弹性阻力

[**案例 3**] 一对年轻夫妇带着 7 岁的儿子外出游玩观花，回家途中男孩出现胸闷、气急、喘息，送医院就诊，诊断为过敏性哮喘，给予支气管舒张药等治疗后症状缓解。

[单项选择题]

13. 平静呼吸时，非弹性阻力的主要成分是(　　)
    A. 肺自身的弹性回缩力　　　　　B. 肺泡表面张力
    C. 气道阻力　　　　　　　　　　D. 惯性阻力
    E. 黏滞阻力

14. 下列物质中可减小气道阻力的是(　　)
    A. 组胺　　　　　　　　　　　　B. 白三烯
    C. 乙酰胆碱　　　　　　　　　　D. 儿茶酚胺
    E. 内皮素

[案例 4] 某患者，男，56 岁，有慢性支气管炎病史十余年，近五年出现气促，近三日气促加重。胸部 X 线检查呈肺气肿改变；肺功能检查显示肺总量、功能余气量、余气量增高，肺活量降低，第 1 秒末用力呼气量（FEV_1）/用力肺活量（FVC）<70%，诊断为慢性阻塞性肺病。

[单项选择题]

15. 对肺泡内 P_{O_2}、P_{CO_2} 变化起缓冲作用的肺容量是(　　)
    A. 潮气量　　　　　　　　　　　B. 余气量
    C. 补呼气量　　　　　　　　　　D. 补吸气量
    E. 功能余气量

16. 正常人 FEV_1/FVC 约为(　　)
    A. 60%　　　　　　　　　　　　B. 70%
    C. 83%　　　　　　　　　　　　D. 96%
    E. 99%

17. 能较好地评价肺通气功能的指标是(　　)
    A. 潮气量　　　　　　　　　　　B. 补吸气量
    C. 余气量　　　　　　　　　　　D. 肺总量
    E. 用力肺活量

18. 下列各项指标中可以较好地评价该患者肺功能损害严重程度的是(　　)
    A. 肺活量　　　　　　　　　　　B. 肺总量
    C. FEV_1/FVC　　　　　　　　　D. 功能余气量
    E. 余气量

19. 某成年人，潮气量 500mL，呼吸频率 12 次/分，则肺泡通气量约为(　　)
    A. 4.2L　　　　　　　　　　　　B. 4.5L
    C. 5L　　　　　　　　　　　　　D. 5.5L
    E. 6L

20. 肺功能检查时，肺纤维化等限制性肺疾病患者常表现为(　　)
    A. FEV_1、FVC 下降，FEV_1/FVC 变小，余气量变小

B. FEV_1、FVC 下降，FEV_1/FVC 变小，余气量变大

C. FEV_1、FVC 下降，FEV_1/FVC 基本正常，余气量变小

D. FEV_1、FVC 下降，FEV_1/FVC 基本正常，余气量变大

E. FEV_1、FVC 不变，FEV_1/FVC 正常，余气量不变

[生理学知识]

　　呼吸过程中肺内压发生周期性变化，造成肺内压与大气压之间的压力差，这是实现肺通气的直接动力。肺内压在呼吸过程中的变化取决于肺的扩张和缩小，但肺自身并不具有主动张缩能力，其张缩依赖于胸廓的节律性扩张和缩小；而胸廓的张缩则由呼吸肌的收缩和舒张所引起。因此呼吸肌的收缩和舒张所引起的胸廓节律性扩张和缩小，即呼吸运动是实现肺通气的原动力。根据参与的呼吸肌以及用力程度的不同，呼吸运动可呈现为不同的形式。腹式呼吸以膈肌舒缩活动为主，胸式呼吸以肋间外肌舒缩活动为主。平静呼吸是指安静状态下的呼吸运动，即吸气主动而呼气被动的平稳呼吸过程；用力呼吸时更多的吸气肌参与，呼气肌也主动参与收缩。

　　肺通气的阻力分为弹性阻力和非弹性阻力，平静呼吸时，分别占总阻力的 70% 和 30%。弹性阻力包括肺弹性阻力和胸廓弹性阻力，非弹性阻力包括气道阻力、惯性阻力和组织的黏滞阻力。弹性阻力的大小可以用顺应性来度量。肺弹性阻力来自肺的弹性成分（占 1/3）和肺泡表面张力（占 2/3）。肺扩张时，弹性纤维被牵拉，肺的弹性回缩力增大，弹性阻力增大；反之则变小。肺泡表面张力是存在于肺泡内表面液-气界面的能使液体表面积缩小的力；肺表面活性物质可降低肺泡表面张力，防止肺泡塌陷，维持不同大小肺泡的稳定性，防止肺水肿。肺弹性阻力始终是吸气的阻力，而胸廓弹性阻力的作用则视胸廓的位置而定。胸廓处于自然位置时，不表现出弹性阻力；当肺容量小于肺总量的 67% 时，胸廓被牵引向内而缩小，弹性阻力向外，是吸气的动力，呼气的阻力；当肺容量大于肺总量的 67% 时，弹性阻力向内，是吸气的阻力，呼气的动力。非弹性阻力仅在气体流动时才产生，其中气道阻力占 80%~90%。气流速度快、气流呈湍流、气道口径减小等都能使气道阻力增大。

　　肺容积和肺容量是评价肺通气功能的基础。肺容积指在不同状态下肺所容纳的气体量，包括潮气量、补吸气量、补呼气量和余气量，它们互不重叠，全部相加等于肺总量。肺容量是肺容积中两项或两项以上的组合气体量，包括深吸气量、功能余气量、肺活量和肺总量。深吸气量=潮气量+补吸气量，功能余气量=余气量+补呼气量，肺活量=潮气量+补吸气量+补呼气量。肺活量是肺功能测定常用的指标，但由于肺活量测定时不限制呼气时间，不能充分反映肺组织的弹性状态和气道通畅情况。用力肺活量和用力呼气量能更好地反映肺通气功能。为排除肺容量的影响，通常以 1s 用力呼气量占用力肺活量（FEV1/FVC）的百分数表示，这也是临床上鉴别阻塞性肺疾病和限制性肺疾病最常用的指标。由于无效腔的存在，吸入的气体不能全部到达肺泡与血液之间进行气体交换，每分钟吸入肺泡的新鲜空气量称为肺泡通气量。

[选择题参考答案及解析]

　　1. D，肺通气的直接动力是肺内压和大气压之间的压力差，而肺内压在呼吸过程中的

变化取决于肺的扩张和缩小，但肺自身并不具有主动张缩能力，其张缩依赖于胸廓的节律性扩张和缩小；胸廓的张缩则由呼吸肌的收缩和舒张所引起。因此呼吸肌的收缩和舒张所引起的胸廓节律性扩张和缩小，即呼吸运动是实现肺通气的原动力。

2. B，胸膜腔内压的形成与作用于胸膜腔的肺内压和肺回缩压两种压力有关，等于二者的代数和。胸膜腔内压在平静呼吸时始终低于大气压，在用力呼吸时，其波动幅度增加。在某些情况下，如关闭声门用力呼气时，胸膜腔内压可为正压。当胸膜腔与大气相通，空气进入胸膜腔形成气胸时，胸膜腔负压减小或消失。胸膜腔负压有助于维持肺的扩张状态，并作用于胸腔大静脉和胸导管，有利于静脉和淋巴液回流。

3. A，胸膜腔的密闭性破坏，气体进入胸膜腔，胸膜腔负压减小或消失。

4. C，气体进出肺的直接动力是肺内压与大气压之间的压力差。在吸气初，肺容积增大，肺内压下降，低于大气压，空气进入肺内，随着肺内气体增加，肺内压升高，至吸气末，肺内压与大气压相等，气流暂停；在呼气初，肺容积减小，肺内压升高并超过大气压，肺内气体流出肺，随着肺内气体减少，肺内压降低，至呼气末，肺内压降至与大气压相等，气流再次暂停。

5. C，胎儿在六七个月后，肺泡Ⅱ型上皮细胞才开始合成和分泌肺表面活性物质。早产儿因肺泡Ⅱ型细胞尚未成熟，缺乏肺表面活性物质，引起肺泡极度缩小，发生肺不张，同时由于肺泡表面张力过高，吸引肺毛细血管血浆和肺组织间液进入肺泡，在肺泡内壁形成一层"透明膜"，降低肺换气时气体交换效率，出现新生儿呼吸窘迫综合征。

6. D，肺表面活性物质的密度可随肺泡的张缩而发生改变。肺泡缩小时，肺泡内表面的表面活性物质密度增大，降低表面张力的作用增强，肺泡表面张力降低，防止肺泡萎陷；肺泡扩大时，肺泡内表面的表面活性物质密度减小，降低表面张力的作用减弱，肺泡表面张力增加，防止肺泡过度膨胀。

7. B，肺泡表面活性物质的主要作用是降低肺泡表面张力，具有重要的生理意义：减小肺的弹性阻力，使肺顺应性增大，从而减小吸气的阻力，减少吸气做功；在不同大小肺泡内的分布密度不同，维持不同大小肺泡的容积稳定性；减弱表面张力对肺毛细血管血浆和肺组织间液的"抽吸"作用，阻止液体进入肺泡，防止肺水肿。

8. C，患儿肺弹性阻力加大，吸气阻力增加，出现用力呼吸，吸气和呼气都是主动过程。吸气时，除膈肌和肋间外肌收缩外，辅助吸气肌（斜角肌、胸锁乳突肌）也收缩；用力呼气时，除吸气肌舒张外，呼气肌也参与收缩。

9. A，肺纤维化、肺表面活性物质缺乏时，均引起肺顺应性下降，弹性阻力增加。肺弹性阻力是吸气的阻力，呼气的动力。当弹性阻力增加时，患者出现吸气困难，通气功能下降，肺总量降低；同时呼吸功增加，胸膜腔内压负值增大。肺表面活性物质缺乏，不能维持不同大小肺泡容积稳定，小肺泡萎陷，大肺泡过度膨胀扩张，肺纤维化不出现此变化。

10. D，肺充血、肺纤维化、肺水肿及肺表面活性物质缺乏时，肺弹性阻力增大，顺应性降低；而肺气肿时，肺弹性成分大量破坏，肺回缩力减小，顺应性增大。

11. B，肺弹性阻力来自肺的弹性成分（1/3）和肺泡表面张力（2/3）。气道阻力、惯性阻力和黏滞阻力属于肺通气的非弹性阻力。

12. A，肺弹性阻力始终是吸气的阻力，而胸廓弹性阻力的作用则视胸廓的位置而定。胸廓处于自然位置时，不表现出弹性阻力；当肺容量小于肺总量的 67% 时，胸廓被牵引向内而缩小，弹性阻力向外，是吸气的动力，呼气的阻力；当肺容量大于肺总量的 67% 时，弹性阻力向内，是吸气的阻力，呼气的动力。

13. C，非弹性阻力包括气道阻力、惯性阻力和黏滞阻力。平静呼吸时，惯性阻力和黏滞阻力都很小，气道阻力占非弹性阻力的 80%~90%。

14. D，副交感神经使气道平滑肌收缩，交感神经则使之舒张。过敏反应时，肥大细胞释放的组胺和白三烯等使支气管收缩。内皮素也使支气管平滑肌收缩。

15. E，功能余气量是平静呼气末存留于肺内的气体量，由于功能余气量的稀释作用，使得吸气时肺内 P_{O_2} 不致升得太高，P_{CO_2} 不致降得太低；呼气时肺内 P_{O_2} 不致降得太低，P_{CO_2} 不致升得太高。

16. C，正常人的 FEV_1/FVC、FEV_2/FVC、FEV_3/FVC 分别约为 83%、96%、99%。

17. E，肺活量反映了一次通气的最大能力，但不限制呼气的时间。某些肺组织弹性降低或呼吸道狭窄的患者通过延长呼气时间，可使肺活量正常。用力肺活量是一次最大吸气后，尽力尽快呼气所能呼出的最大气体量，既反映了每次肺通气的最大能力，也反映了通气的速度。

18. C，阻塞性肺疾病患者气道口径变小或阻塞，气道阻力增大，气流受限。FEV_1/FVC 是评价呼吸道阻力、气流受限的一项敏感指标，也是临床上鉴别阻塞性肺疾病和限制性肺疾病最常用的指标。

19. A，正常成人无效腔约为 150mL，肺泡通气量 =（500-150）×12=4200（mL）。

20. C，限制性肺疾病患者肺的扩张受限，肺顺应性下降，肺弹性阻力增加。肺弹性阻力是吸气的阻力，呼气的动力，因此吸气受限，但呼出气流不受限制，故 FEV_1、FVC 均下降，但 FEV_1/FVC 可基本正常，余气量减少。

第二节　肺换气和组织换气/低氧

[案例 1] 某患者，男，20 岁，平时喜爱运动，身体健康。患者假期去西藏旅游，到达西藏后出现头痛、胸闷、呼吸困难、心慌等高原反应症状。

[单项选择题]

1. 健康者到西藏后出现高原反应的原因是(　　)
   A. 吸入气氧分压下降　　　　　　　B. 肺血流量减少
   C. 肺换气功能下降　　　　　　　　D. 组织细胞需氧量增加
   E. 组织血流量减少
2. 决定肺部气体扩散方向的关键因素是(　　)
   A. 气体分压差　　　　　　　　　　B. 气体的扩散系数
   C. 扩散面积　　　　　　　　　　　D. 气体的分子量
   E. 气体的溶解度

3. 体内 P_{CO_2} 最高的是( )

    A. 动脉血   B. 静脉血

    C. 毛细血管血液   D. 组织液

    E. 细胞内液

4. CO_2 在血浆中的扩散系数是 O_2 的 20 倍,主要原因是( )

    A. 肺泡气与大气之间的 P_{CO_2} 差值更大   B. CO_2 的溶解度大

    C. CO_2 的溶解度小   D. CO_2 的分子量大

    E. CO_2 的分子量小

[案例 2] 某患者,女性,16 岁,受凉后发热、咳嗽、咳痰一周,近 2 天活动后出现气促。胸部 X 片检查显示右下肺实变阴影,诊断为右下肺炎,经抗感染治疗后症状缓解。

[单项选择题]

5. 肺实变时肺换气效率降低,主要原因是( )

    A. 肺泡与大气之间的气体分压差下降   B. 呼吸膜扩散面积减小

    C. 呼吸膜增厚,扩散距离增加   D. 肺循环血流加快,气体扩散时间缩短

    E. 肺血流量减少

6. 下列关于通气/血流比值的描述中错误的是( )

    A. 从肺尖部到肺底部比值逐渐增大   B. 肺动脉栓塞时,比值增大

    C. 细支气管阻塞时,比值减小   D. 比值减小,功能性动静脉短路增加

    E. 可作为衡量肺换气功能的指标

7. 通气/血流比值异常时( )

    A. 动脉血 P_{O_2} 下降、P_{CO_2} 升高   B. 动脉血 P_{O_2} 下降,P_{CO_2} 变化不明显

    C. 动脉血 P_{O_2} 变化不明显、P_{CO_2} 升高   D. 动脉血 P_{O_2}、P_{CO_2} 变化均不明显

    E. 视比值增大还是减小而不同

[生理学知识]

    肺换气是指肺泡与肺毛细血管之间的气体交换。混合静脉血流经肺毛细血管时,血液中 P_{O_2}(40mmHg)比肺泡气 P_{O_2}(102mmHg)低,血液 P_{CO_2}(46mmHg)比肺泡气 P_{CO_2}(40mmHg)高,因此肺泡气 O_2 向血液扩散,血液中 CO_2 向肺泡扩散。O_2 和 CO_2 的扩散都极为迅速,当血液流经肺毛细血管全长的 1/3 时,已基本达到交换平衡。

    肺换气受多种因素的影响:气体分压差、扩散面积、扩散距离、温度等。气体扩散速率与呼吸膜的厚度(扩散距离)成反比,当呼吸膜增厚或扩散距离增加时(如肺纤维化、肺水肿),气体扩散速率降低。气体扩散速率与扩散面积成正比,当呼吸膜扩散面积减小时(如肺不张、肺实变、肺气肿等),气体扩散速率降低。通气/血流比值 V_A/Q 是指每分肺泡通气量和每分肺血流量的比值,是衡量肺换气功能的指标。正常成人安静时 V_A/Q 约为 0.84,如果比值增大,意味着通气过度或血流相对不足,部分肺泡气体未能与血液气体充分交换,相当于肺泡无效腔增大;如果比值减小,意味着通气不足或血流相对过多,

部分血液流经通气不足的肺泡，混合静脉血中的气体不能得到充分更新，相当于发生了功能性动-静脉短路。因此，V_A/Q 增大或减小，都表明二者匹配不佳，气体交换效率下降，导致机体缺 O_2 或 CO_2 潴留，尤其是缺 O_2。由于重力等因素的作用，肺泡通气量和肺毛细血管血流在肺内的分布不均匀，肺尖部 V_A/Q 较大（可达 3.3），肺底部较小（可低至 0.63）。但从总体上来说，由于呼吸膜面积远超肺换气的实际需要量，所以并不明显影响 O_2 的摄取和 CO_2 的排出。

组织换气的机制和影响因素与肺换气相似，不同的是气体交换发生于液相介质（血液、组织液、细胞内液）之间，且扩散量随细胞内氧化代谢强度和组织血流量的多少而改变。

[选择题参考答案及解析]

1. A，产生高原反应的主要原因是吸入气 P_{O_2} 下降。

2. A，气体分压差是气体扩散的动力和决定气体扩散方向的决定性因素。

3. E，组织细胞在代谢过程中不断消耗 O_2，产生 CO_2。

4. B，气体的扩散系数等于溶解度与分子量平方根之比，CO_2 虽然分子量略大于 O_2，但溶解度明显高于 O_2（24 倍）。

5. C，肺实变时，呼吸膜扩散面积减少，降低气体扩散速率。

6. A，通气/血流比值=每分肺泡通气量/每分肺血流量，由于肺泡通气量和肺毛细血管血流量在肺内分布是不均匀的，各个局部的通气/血流比值并不相同，肺尖部较大而肺底部较小，安静时全肺平均值约为 0.84。比值增大意味着部分肺泡气未能与血液气体充分交换，使肺泡无效腔增大；比值减小，部分血液流经通气不良的肺泡，犹如发生了功能性动-静脉短路。比值增大或减小，气体交换效率均降低。

7. B，通气/血流比值异常，主要引起机体缺 O_2，而 CO_2 潴留不明显。其原因是：（1）动、静脉血液之间 P_{O_2} 差远大于 P_{CO_2} 差，当动-静脉短路时，动脉血 P_{O_2} 下降程度远大于 P_{CO_2} 升高程度；（2）CO_2 扩散系数大，扩散快，不易潴留；（3）血液 P_{O_2} 下降，P_{CO_2} 升高均可刺激呼吸，使肺泡通气量增加，但由于氧解离曲线和 CO_2 解离曲线特点的差异，肺泡通气量增加有助于 CO_2 的排出，而摄 O_2 增加不明显。

第三节　气体在血液中的运输/CO 中毒

[案例 1] 某患者，男，65 岁，于就诊前半小时被发现意识模糊，室内生有炭火，诊断为急性 CO 中毒，经氧疗后症状缓解。

[单项选择题]

1. 下列有关 CO 中毒的描述中**错误**的是（　　　）

　　A. CO 与 Hb 的亲和力极高

　　B. 阻碍 Hb 与 O_2 的结合

　　C. 不影响 Hb 与 O_2 的解离

D. Hb 与 CO 结合后呈樱桃红色，故不出现发绀

E. 血液 P_{O_2} 可正常

2. 下列关于氧在血液中运输的描述中**错误**的是(　　)

A. 主要与 Hb 结合运输　　　　　　　B. Hb 与 O_2 的结合反应迅速且可逆

C. Hb 与 O_2 的结合反应需要酶的催化　　D. Hb 与 O_2 的结合与解离受 P_{O_2} 的影响

E. 1 分子 Hb 可结合 4 分子 O_2

3. Hb 氧饱和度是指(　　)

A. 100mL 血液中 Hb 所能结合的最大 O_2 量

B. 100mL 血液中 Hb 实际结合的 O_2 量

C. 100mL 血液中 Hb 实际结合 O_2 量与最大结合 O_2 量的百分比

D. 100mL 血液中 Hb 所能结合最大 O_2 量与实际结合 O_2 量的差值

E. 100mL 血液中物理溶解的 O_2 量与 Hb 结合 O_2 量的百分比

4. 下列情况中，机体可出现发绀但并不一定缺氧的是(　　)

A. 高原性红细胞增多症　　　　　　　B. 肺心病

C. 冠心病　　　　　　　　　　　　　D. 严重贫血

E. CO 中毒

5. 下列关于氧解离曲线上段的描述中**错误**的是(　　)

A. 相当于 P_{O_2} 在 60~100mmHg 时的 Hb 氧饱和度

B. P_{O_2} 在此范围内变化时，Hb 氧饱和度变化不大

C. 表明高空、高原环境下只要 P_{O_2} 不低于 60mmHg，不会引起明显低氧血症

D. 可以解释通气/血流比值不匹配时肺泡通气量的增加无助于 O_2 的摄取

E. 代表安静状态下血液对组织的供 O_2 情况

6. 氧解离曲线呈 S 形的原因是(　　)

A. Hb 与 O_2 的结合与解离受 P_{O_2} 的影响　　B. 物理溶解状态 O_2 的量受 P_{O_2} 影响

C. Hb 与 O_2 的亲和力受 P_{O_2} 的影响　　　D. Hb 与 O_2 的结合和解离引起变构效应

E. Hb 与 O_2 的结合与解离受 P_{CO_2} 的影响

7. Hb 由紧密型（T 型）变为疏松型（R 型）时(　　)

A. Hb 与 O_2 的亲和力降低　　　　　B. P_{50} 减小

C. 氧解离曲线右移　　　　　　　　　D. Hb 与 CO_2 亲和力增加

E. 促进 O_2 的释放

8. 氧解离曲线左移时(　　)

A. Hb 与 O_2 的亲和力降低　　　　　B. P_{50} 减小

C. 促进 O_2 的释放　　　　　　　　　D. Hb 与 CO_2 的亲和力增强

E. Hb 与 H^+ 的亲和力增强

9. 下列各项中能引起氧解离曲线右移的是(　　)

A. 血液 P_{CO_2} 降低　　　　　　　　　B. 血液 pH 升高

C. 红细胞内 2,3-DPG 降低　　　　　　D. 低温

E. 吸入气 P_{O_2} 下降

10. 下列各项因素中对氧解离曲线的影响属于波尔效应的是(　　)

    A. P_{CO_2} 和 pH　　　　　　　　　B. 2，3-DPG

    C. 温度　　　　　　　　　　　　D. CO

    E. Hb 含量

11. 下列关于 CO_2 在血液中运输的描述中**错误**的是(　　)

    A. CO_2 主要以碳酸氢盐的形式运输

    B. 碳酸氢盐主要在血浆中生成

    C. CO_2 与 Hb 结合生成氨基甲酰血红蛋白的过程不需酶的催化

    D. Hb 与 O_2 结合，促进氨基甲酰血红蛋白解离

    E. 碳酸酐酶抑制剂可影响 CO_2 的运输

12. 何尔登效应是指(　　)

    A. Hb 与 O_2 的结合促进 CO_2 的释放　　B. Hb 与 O_2 的结合促进 CO_2 的摄取及结合

    C. Hb 与 CO_2 的结合促进 O_2 的释放　　D. Hb 与 CO_2 的结合促进 O_2 的结合

    E. Hb 与 H^+ 的结合促进 O_2 的释放

[生理学知识]

O_2 和 CO_2 在血液中的运输形式包括物理溶解与化学结合，以化学结合为主。

O_2 与 Hb 结合形成 HbO_2，HbO_2 是血液中 O_2 运输的主要形式。评价 Hb 结合 O_2 的量包括 Hb 氧容量，Hb 氧含量和 Hb 氧饱和度。氧解离曲线是表示血液 P_{O_2} 与 Hb 氧饱和度关系的曲线，呈 S 形，上段（P_{O_2} 为 60~100mmHg）曲线较平坦，P_{O_2} 变化对 Hb 氧饱和度影响较小；中段（P_{O_2} 40~60mmHg）曲线较陡，P_{O_2} 变化对 Hb 氧饱和度影响较大，反映安静状态下血液对组织的供 O_2 情况；下段（P_{O_2} 为 15~40mmHg）曲线最陡，反映血液供 O_2 的贮备能力。当 P_{CO_2}↓，pH↑，2，3-二磷酸甘油酸（2，3-DPG）浓度↓或温度↓时，Hb 与 O_2 的亲和力增大，氧解离曲线左移；P_{CO_2}↑，pH↓，2，3-二磷酸甘油酸（2，3-DPG）浓度↑或温度↑时，氧解离曲线右移，有利于 HbO_2 释放较多的 O_2。CO 与 Hb 的亲和力是 O_2 的 250 倍，既阻碍 Hb 与 O_2 的结合，也阻碍 Hb 与 O_2 的解离。血液酸度和 P_{CO_2} 对 Hb 与 O_2 的亲和力的影响称为波尔效应。

CO_2 在血液中主要以碳酸氢盐和氨基甲酰血红蛋白的形式运输。CO_2 解离曲线接近线性，无饱和现象。Hb 与 O_2 结合可促进 CO_2 释放，去氧 Hb 则容易与 CO_2 结合，这一现象称为何尔登效应。

O_2 与 CO_2 运输之间相互影响：CO_2 通过波尔效应影响 O_2 的运输；O_2 通过何尔登效应影响 CO_2 的运输。

[选择题参考答案及解析]

1. C，CO 与 Hb 的亲和力极高，阻碍 Hb 与 O_2 的结合，同时当 CO 与 Hb 的一个血红素结合后，可增加其他 3 个血红素对 O_2 的亲和力，使氧解离曲线左移，阻碍 Hb 与 O_2 的

解离，因此血液流经组织时释放 O_2 减少，导致机体严重缺氧。由于 Hb 与 CO 结合后呈樱桃色，故机体虽有严重缺氧，但不出现发绀。血液 P_{O_2} 主要取决于肺换气效率，故 CO 中毒时，血氧含量下降，但血液 P_{O_2} 可能是正常的。

2. C，Hb 与 O_2 的结合与解离不需要酶的催化。

3. C，A 是 Hb 氧容量，B 是 Hb 氧含量，Hb 氧饱和度是 Hb 氧含量与 Hb 氧容量的百分比。

4. A，当血液中去氧 Hb 含量超过 5g/100mL 时，出现皮肤黏膜发绀。严重贫血时 Hb 含量显著降低，机体缺氧但并不出现发绀；CO 中毒时，机体出现缺氧，但 CO 与 Hb 的结合阻碍 Hb 与 O_2 的解离，且 Hb 与 CO 结合后呈樱桃红色。高原性红细胞增多症，Hb 含量增加，虽然去氧 Hb 含量可达 5g/100mL，但机体并不一定缺氧。

5. E，氧解离曲线中段反映安静状态下血液对组织的供氧情况。

6. D，Hb 有 2 种构象：Hb 为紧密型（T 型），HbO_2 为疏松型（R 型）。Hb 与 O_2 结合时，盐键逐步断裂，由 T 型转变为 R 型，对 O_2 的亲和力增加；当 HbO_2 释放 O_2 时，Hb 由 R 型变为 T 型，对 O_2 的亲和力降低。Hb 的 4 个亚单位之间有协同效应，1 个亚单位与 O_2 结合后，其他亚单位更易与 O_2 结合；当 1 个亚单位与 O_2 解离后，其他亚单位更易释放 O_2。因此，氧解离曲线呈 S 形。

7. B，R 型 Hb 对 O_2 的亲和力是 T 型的 500 倍。P_{50} 是 Hb 氧饱和度达到 50% 所需要的 P_{O_2}。Hb 与 O_2 亲和力增强，促进 Hb 与 O_2 的结合，P_{50} 降低，氧解离曲线左移。

8. B，氧解离曲线左移，Hb 与 O_2 亲和力增强，促进 Hb 与 O_2 的结合，Hb 氧饱和度达到 50% 所需要的 P_{O_2} 降低，即 P_{50} 减小。Hb 与 O_2 的结合促进 CO_2 释放（何尔登效应）。

9. E，血液 pH 降低或血液 P_{CO_2} 升高，温度升高，红细胞内 2，3-DPG 浓度升高，均使得氧解离曲线右移。吸入气 P_{O_2} 下降，肺换气后血液 P_{O_2} 下降，机体在低氧情况下糖酵解加强，2，3-DPG 增加，氧解离曲线右移。

10. A，波尔效应反映的是 pH 和 P_{CO_2} 对 Hb 与 O_2 亲和力的影响。

11. B，CO_2 主要以化学结合形式运输，包括碳酸氢盐和氨基甲酰血红蛋白。碳酸氢盐的形成需要碳酸酐酶，由于血浆中碳酸酐酶少，而红细胞内有较高浓度的碳酸酐酶，因此碳酸氢盐主要在红细胞内形成，经 HCO_3^--Cl^- 交换体转移至血浆中。氨基甲酰血红蛋白的形成不需要酶的催化，且反应可逆，调节这一反应的主要因素是氧合作用。HbO_2 与 CO_2 的结合能力比去氧 Hb 低，Hb 与 O_2 的结合促进 CO_2 的释放。

12. A，何尔登效应是 Hb 与 O_2 的结合状态对 CO_2 运输的影响。Hb 与 O_2 结合可促进 CO_2 释放，释放 O_2 之后的去氧 Hb 则容易与 CO_2 结合。

第四节　呼吸运动的调节/呼吸暂停

[案例 1] 某患者，男，70 岁，入院时呈深昏迷，无自主呼吸，CT 检查：脑干出血，给予气管插管、呼吸机辅助呼吸，并行侧脑室穿刺外引流术，术后自主呼吸逐渐恢复，继续对症治疗。

[单项选择题]

1. 产生呼吸节律的基本中枢位于(　　)
    A. 脊髓　　　　　　　　　　　B. 脑桥
    C. 延髓　　　　　　　　　　　D. 小脑
    E. 大脑皮层

2. 延髓背内侧的背侧呼吸组神经元的主要作用是(　　)
    A. 引起吸气　　　　　　　　　B. 促使呼气转变为吸气
    C. 促使吸气转变为呼气　　　　D. 加强吸气并引起主动呼气
    E. 延长吸气时程

3. 延髓腹外侧的腹侧呼吸组神经元的主要作用是(　　)
    A. 引起吸气　　　　　　　　　B. 促使呼气转变为吸气
    C. 促使吸气转变为呼气　　　　D. 加强吸气并引起主动呼气
    E. 延长吸气时程

4. 脑桥头端背侧的脑桥呼吸组神经元的主要作用是(　　)
    A. 引起吸气　　　　　　　　　B. 促使呼气转变为吸气
    C. 促使吸气转变为呼气　　　　D. 加强吸气并引起主动呼气
    E. 延长吸气时程

[案例2]　某患者，男性，60岁，间断咳嗽、咳痰十余年，近2年出现气促，近1周加重。查体：脉搏为100次/分，呼吸为26次/分，血压为120/70mmHg，口唇发绀。血气分析：pH为7.40，P_{O_2}为58mmHg，P_{CO_2}为50mmHg。诊断为慢性阻塞性肺病–急性加重期，给予低浓度吸氧等治疗，症状渐缓解。

[单项选择题]

5. 缺O_2使呼吸运动增强的主要途径是(　　)
    A. 直接刺激延髓呼吸中枢　　　B. 直接刺激脑桥呼吸调整中枢
    C. 刺激颈动脉窦和主动脉弓感受器　D. 刺激颈动脉体和主动脉体感受器
    E. 刺激中枢化学感受器

6. 血液中P_{CO_2}升高使呼吸运动增强的主要途径是(　　)
    A. 直接刺激延髓呼吸中枢　　　B. 直接刺激脑桥呼吸调整中枢
    C. 刺激颈动脉窦和主动脉弓感受器　D. 刺激颈动脉体和主动脉体感受器
    E. 刺激中枢化学感受器

7. 血液中H^+浓度升高使呼吸运动增强的主要途径是(　　)
    A. 直接刺激延髓呼吸中枢　　　B. 直接刺激脑桥呼吸调整中枢
    C. 刺激颈动脉窦和主动脉弓感受器　D. 刺激颈动脉体和主动脉体感受器
    E. 刺激中枢化学感受器

8. 下列关于血液CO_2对呼吸运动的调节作用的描述中**错误**的是(　　)
    A. 一定水平的P_{CO_2}是维持呼吸中枢的基本活动所必需的

B. CO_2对呼吸运动的急性驱动作用较强，慢性刺激作用较弱

C. 只要血液中P_{CO_2}升高，呼吸运动一定增强

D. CO_2对中枢化学感受器的刺激作用较缓慢

E. 外周化学感受器在血液P_{CO_2}突然增高引起的呼吸反应中起主要作用

9. 慢性阻塞性肺病患者存在慢性缺O_2和CO_2潴留，维持呼吸中枢兴奋性主要依靠（　　）

  A. 低O_2对外周化学感受器的刺激　　　B. 低O_2对呼吸中枢的刺激

  C. CO_2对外周化学感受器的刺激　　　　D. CO_2对中枢化学感受器的刺激

  E. CO_2对呼吸中枢的刺激

10. 长期CO_2潴留引起中枢化学感受器对CO_2的刺激作用产生适应的原因是（　　）

  A. 中枢感受器对H^+刺激的敏感性下降

  B. 传入神经兴奋传导产生疲劳

  C. 脑脊液中碳酸酐酶消耗过多，CO_2与水的水合反应减少

  D. 肾及血液对pH值的调节作用使得脑脊液和局部细胞外液H^+浓度下降

  E. CO_2麻醉效应

11. 慢性阻塞性肺病患者吸入纯O_2治疗可致呼吸暂停，主要原因是（　　）

  A. 氧中毒

  B. Hb与O_2结合增多，通过何尔登效应促进CO_2释放，CO_2对呼吸的刺激作用减弱

  C. CO_2排出过多，血液pH值升高，H^+对呼吸的刺激作用减弱

  D. CO_2麻醉效应

  E. 解除了低O_2对呼吸的驱动作用

12. 呼吸肌本体感受性反射（　　）

  A. 参与形成正常的呼吸节律　　　　B. 不参与正常呼吸运动的调节

  C. 在呼气肌负荷增加时作用明显　　D. 促使吸气向呼气转换

  E. 促使呼气向吸气转换

13. 肺扩张反射（　　）

  A. 感受器位于肺间质　　　　　　　B. 参与平静呼吸的调节

  C. 促使吸气向呼气转换　　　　　　D. 促使呼气向吸气转换

  E. 增强吸气

[生理学知识]

呼吸运动受大脑皮层随意性和低位脑干自主性的双重调节。

O_2、CO_2和H^+等化学因素的变化可通过化学感受性呼吸反射对呼吸运动进行调节。外周化学感受器感受动脉血P_{O_2}降低、P_{CO_2}或H^+浓度升高。中枢化学感受器的生理性刺激是脑脊液和局部细胞外液中的H^+，而不是CO_2，不感受低O_2刺激；血液中的CO_2能迅速通过血-脑屏障，在脑脊液中碳酸酐酶的作用下使中枢化学感受器周围细胞外液中的H^+浓度升高，从而刺激中枢化学感受器。由于脑脊液中碳酸酐酶的含量少，CO_2刺激中枢化学

感受器引起通气反应的潜伏期较长。长时间 CO_2 潴留能使中枢化学感受器对 CO_2 的刺激作用发生适应。此外，血液中的 H^+ 不易透过血-脑屏障，对中枢化学感受器的刺激作用较弱。

肺牵张反射包括肺扩张反射和肺萎陷反射。肺扩张时，刺激呼吸道的牵张感受器，经迷走神经传入延髓，促使吸气转换为呼气。肺扩张反射的敏感性具有种属差异，不参与人类平静呼吸的调节。肺容积缩小时，可通过肺萎陷反射促进呼气转换为吸气，不参与人类平静呼吸的调节，但对防止呼气过深或在肺不张时可能起一定作用。

呼吸肌本体感受性反射的感受器是骨骼肌内的肌梭和腱器官。当肌梭受到牵张刺激时，反射性引起呼吸运动增强，对人类正常呼吸运动有一定的调节作用，在人体呼吸肌负荷增加时其作用明显。

[选择题参考答案及解析]

1. C，延髓是基本呼吸中枢，产生最基本的呼吸节律。

2. A，延髓背内侧的背侧呼吸组主要为吸气神经元，其作用是兴奋脊髓膈运动神经元，引起膈肌收缩而吸气。

3. D，延髓腹外侧的腹侧呼吸组神经元在平静呼吸时没有明显作用，当机体代谢增强时，这些神经元的活动可兴奋脊髓呼吸运动神经元，加强吸气并引起主动呼气。

4. C，脑桥头端背侧的脑桥呼吸组是呼吸调整中枢所在部位，主要含呼气神经元，其作用是限制吸气，促使吸气向呼气转换。

5. D，缺 O_2 对呼吸运动的刺激作用是通过颈动脉体和主动脉体的化学感受器实现的，中枢化学感受器不感受缺 O_2 的刺激。低 O_2 对中枢的直接作用是抑制。位于颈动脉窦和主动脉弓的感受器是压力感受器。

6. E，CO_2 刺激呼吸有两条途径：刺激中枢化学感受器，以及刺激颈动脉体和主动脉体的化学感受器。动脉血 P_{CO_2} 只需升高 2mmHg 即可刺激中枢化学感受器，而刺激外周化学感受器需要升高 10mmHg；去除外周化学感受器的作用，CO_2 引起的通气反应仅下降 20% 左右。因此，中枢化学感受器在 CO_2 引起的通气反应中起主要作用。

7. D，H^+ 对呼吸运动的调节也是通过中枢化学感受器和外周化学感受器实现的。中枢化学感受器对 H^+ 的敏感性高于外周化学感受器，但血液中 H^+ 不易透过血-脑屏障，限制了其对中枢化学感受器的作用。

8. C，CO_2 是调节呼吸运动最重要的生理性化学因素，一定水平的 P_{CO_2} 对维持呼吸中枢活动是必需的。由于脑脊液中碳酸酐酶含量很少，CO_2 与水的水合反应很慢，故 CO_2 对中枢化学感受器的作用较缓慢，当 P_{CO_2} 忽然升高时，外周化学感受器在引起快速呼吸反应中起主要作用。CO_2 持续增多时，最初数小时呼吸兴奋反应明显，但随后 1~2 天呼吸兴奋作用降至原先的 1/5，即存在适应现象，因此 CO_2 对呼吸运动的急性驱动作用强，慢性刺激作用弱。当 P_{CO_2} 过高则抑制呼吸中枢的活动。

9. A，长期 CO_2 潴留时，中枢化学感受器产生适应，而外周化学感受器对低 O_2 刺激的适应很慢，因此，低 O_2 对外周化学感受器的刺激成为驱动呼吸的主要刺激因素。

10. D，血液 CO_2 对中枢化学感受器的刺激作用是通过增加脑脊液和局部细胞外液中

的 H^+ 浓度实现的。长期 CO_2 增加，机体的调节作用使得脑脊液和局部细胞外液中的 H^+ 浓度下降，故中枢化学感受器产生适应。

11. E，长期 CO_2 潴留时中枢化学感受器产生适应，外周化学感受器对低 O_2 刺激的适应很慢，使低 O_2 对外周化学感受器的刺激成为驱动呼吸的主要刺激因素。吸入纯 O_2 因解除低 O_2 的刺激作用而引起呼吸抑制。

12. C，呼吸肌本体感受性反射是当呼吸肌的肌梭受到牵拉刺激，反射性引起呼吸运动增强。对正常呼吸有一定的调节作用，但不参与呼吸节律的形成。当呼吸肌负荷增加时作用较明显。

13. C，肺扩张反射的感受器位于气管到细支气管的平滑肌中，冲动经迷走神经传入延髓，经延髓和脑桥呼吸中枢的作用，促使吸气转换为呼气。在人类，肺扩张反射不参与平静呼吸的调节。

（王泽芬）

第六章　消化与吸收

[基础知识]

（1）掌握消化道平滑肌电生理特性；消化道的神经支配；胃肠激素及其作用；胃内、小肠内机械性消化的运动形式及其生理作用、调节；胃排空及其控制；胃液、胰液和胆汁的成分、作用及其分泌的调节；吸收的主要部位。

（2）熟悉消化和吸收的概念；消化道平滑肌的一般生理特性；消化腺的分泌；常见胃肠激素；咀嚼与吞咽；唾液、小肠液的成分、作用及其分泌调节；小肠运动的形式；大肠消化的运动形式及其作用；排便反射；主要营养物质的吸收。

[临床能力]

熟悉胃炎胃溃疡的发病机理。

┈┈◀◈▶ 本章概要 ◀◈▶┈┈

消化道平滑肌的生理特性包括一般生理特性和电生理特性，其中一般生理特性有兴奋性低、收缩缓慢、伸展性大、紧张性、自动节律性、对电刺激不敏感，以及对机械牵张、温度和化学刺激敏感。电生理特性方面主要有静息电位、慢波电位和动作电位三种形式。

消化系统具有外分泌功能和内分泌功能，外分泌功能主要由一些消化腺完成，消化腺包括唾液腺、胃腺、胰腺、肝脏、小肠腺和大肠腺，它们向消化管内分泌各种消化液，包括唾液、胃液、胰液、胆汁、小肠液和大肠液。消化液的主要功能为：①稀释食物，使胃肠内容物渗透压与血浆渗透压接近，以利于各种物质的吸收；②提供适宜的 pH 值环境，以适应消化酶活性的需要；③有多种消化酶水解食物中的大分子营养物质，使之便于被吸收；④黏液、抗体和大量液体能保护消化道黏膜，以防物理性和化学性损伤。消化道从胃到大肠的黏膜层内存在 40 多种内分泌细胞，这些细胞都具有摄取胺的前体、进行脱羧而产生肽类或活性胺的能力，通常将这类细胞统称为 APUD 细胞。胃肠激素的生理作用主要有以下三个方面：①调节消化腺分泌和消化道运动；②调节其他激素的释放；③营养作用。

支配消化道的神经有外来的自主神经和由位于消化管壁内的壁内神经丛组成的内在神经系统。自主神经包括交感神经和副交感神经，其中，副交感神经对消化功能的影响更大。自主神经和内在神经系统这两个系统相互协调统一，共同完成对胃肠道功能的调节。

口腔内消化：消化过程从口腔开始，口腔通过咀嚼可磨碎食物，并使食物与唾液混合。口腔内的消化不仅完成对食物的初步性和化学性消化，还可以反射性引起胃、胰腺、肝胆等的活动。其中唾液的分泌主要受神经的调节。

胃内消化：胃液的主要成分包括胃酸、胃蛋白酶原、黏液和碳酸氢盐、内因子等。可将消化期的胃液分泌分为头期、胃期和肠期三个时期。此外，胃液分泌的兴奋性调节因素有 ACh、胃泌素、组胺。胃液分泌的抑制性因素有胃酸、脂肪、高渗溶液和生长抑素。胃的运动形式有紧张性收缩、容受性舒张、蠕动。胃的排空包括促进胃排空的因素和抑制胃排空的因素。

小肠内消化：是整个消化过程中最重要的阶段，食糜受到胰液、胆汁和小肠液的化学性消化以及小肠运动的机械性消化。胰液分泌的调节包括神经调节和体液调节（体液因素主要有胰泌素、胆囊收缩素）。胆汁分泌和排放的调节包括神经调节和体液调节，以体液因素为主，主要有胃泌素、胰泌素、胆囊收缩素和胆盐的肠肝循环。此外，小肠的运动形式有紧张性收缩、分节运动、蠕动。

大肠内消化：大肠液是由大肠腺和大肠黏膜杯状细胞分泌的。大肠液的主要作用在于其中的黏液蛋白，它能保护肠黏膜和润滑粪便。大肠液的分泌主要由食物残渣对肠壁的机械性刺激而引起。刺激副交感神经可使分泌增加，而刺激交感神经则可使正在进行的分泌减少。此外，大肠运动的形式有袋状往返运动、分节推进、多袋推进、蠕动。

营养物质吸收的主要部位为小肠。原因在于：①吸收面积大；②小肠绒毛结构特殊；③食物在小肠停留时间长；④在小肠内营养物质已被消化为小分子的可吸收物质。

第一节 口腔内消化和吞咽/食管失弛缓症

[案例 1] 当人们闻到或看到自己喜欢的食物时，唾液的分泌量随即会增多。

[单项选择题]
1. 当人们闻到或看到自己喜欢的食物时，唾液分泌增多的原因是(　　)
   A. 食物刺激了口腔的感受器　　　　B. 通过体液调节刺激唾液腺分泌
   C. 由非条件反射引起　　　　　　　D. 由条件反射引起
   E. 神经调节与体液调节共同作用
2. 唾液中唯一的消化酶是(　　)
   A. 溶菌酶　　　　　　　　　　　　B. 唾液淀粉酶
   C. 黏液　　　　　　　　　　　　　D. 蛋白酶
   E. 脂肪酶
3. 交感神经和副交感神经对其调控作用表现为协同一致的器官是(　　)
   A. 心肌　　　　　　　　　　　　　B. 唾液腺
   C. 支气管平滑肌　　　　　　　　　D. 小肠平滑肌
   E. 膀胱逼尿肌

[案例2] 某患者，进食时常常出现吞咽困难并伴有胸痛，而且进固体食物和流食都一样，有时餐后还会出现返流，返流内容为刚就餐的食物。患者常常畏惧进食，营养摄入明显不足，体重明显下降。入院后诊断为食管失弛缓症。

[单项选择题]

4. 患者出现吞咽困难的主要原因是（　　）
   A. 食管炎性细胞浸润　　　　　　B. 食管缺乏分节运动
   C. 食管下括约肌不能松弛　　　　D. 食管内压力下降
   E. 食管紧张性收缩

5. 消化道平滑肌的紧张性主要依赖于（　　）
   A. 迷走神经　　　　　　　　　　B. 交感神经
   C. 壁内神经丛　　　　　　　　　D. 平滑肌自身特性
   E. 神经-体液调节

[生理学知识点]

食物的消化是从口腔开始的，在口腔内，通过咀嚼和唾液中酶的作用，食物得到初步消化，被唾液浸润和混合的食团经吞咽动作通过食管进入胃内。

唾液的生理作用包括：①湿润和溶解食物，使之便于吞咽，并有助于引起味觉；②唾液淀粉酶可水解淀粉产生麦芽糖；该酶的最适 pH 值为中性，pH 值低于 4.5 时将完全失活，因此随食物入胃后不久便失去作用；③清除口腔内食物残渣，稀释与中和有毒物质，其中溶菌酶和免疫球蛋白具有杀菌和杀病毒作用，因而可保护和清洁口腔；④某些进入体内的重金属（如铅、汞）、氰化物和狂犬病毒可通过唾液分泌而被排泄。唾液的分泌调节：在安静情况下，唾液约以 0.5mL/min 的速度分泌，量少稀薄，称为基础分泌（basic secretion），其主要功能是湿润口腔。进食时唾液分泌明显增多，完全属于神经调节。神经系统对唾液分泌的调节包括条件反射和非条件反射。

吞咽是指食团由舌背推动经咽和食管进入胃的过程，可将吞咽动作分为三个时期：口腔期、咽期和食管期。其中食管期主要通过食管的蠕动实现。食管下段近胃贲门处有一段长 3~5cm 的高压区，此处的压力比胃高 5~10mmHg。在正常情况下，这一高压区能阻止胃内容物反流入食管，起类似于括约肌的作用，故将其称为食管下括约肌。当肌间神经丛受损时，食管下括约肌不能松弛，出现吞咽困难、胸骨下疼痛、食物返流等症状，称为食管失弛缓症。

[选择题参考答案及解析]

1. D，唾液分泌的调节完全是神经反射型的，包括条件反射和非条件反射。食物的气味、颜色等是通过条件反射来刺激唾液分泌的。

2. B，唾液的成分中只含一种酶：唾液淀粉酶。

3. B，唾液分泌是单纯的通过神经反射而进行调节的，是机体少见的交感、副交感神经调节效果相互协同的例子。

4. C，食管失弛缓症的主要病因是食管下部的肌间神经丛受损，食管下括约肌不能松弛，导致食团入胃受阻。

5. D，消化道平滑肌的紧张性主要依赖于平滑肌自身特性。

第二节 胃内消化/消化性溃疡

[**案例1**] 某患者，男，48岁，18年前无明显诱因出现胃胀，阵发性隐痛，食后及夜间为甚，纳差。当时在当地医院诊断为十二指肠球部溃疡，给予胃舒平、健胃片等治疗，症状无明显缓解，之后未系统治疗。1年前再次入院行胃镜检查，提示为萎缩性胃炎。

[**单项选择题**]

1. 胃液的主要作用是（　　）

   A. 保护肠黏膜免受盐酸的侵蚀　　　　B. 迅速激活胰蛋白酶原

   C. 水解胆固醇　　　　　　　　　　　D. 促进脂溶性维生素的吸收

   E. 有助于小肠内铁和钙的吸收

2. 胃液分泌头期的特点是（　　）

   A. 分泌量多，酸度高，含酶丰富　　　B. 分泌量少，酸度高，含酶丰富

   C. 分泌量多，酸度低，含酶丰富　　　D. 分泌量多，酸度高，含酶量少

   E. 分泌量少，酸度低，含酶丰富

3. 引起胃液分泌的内源性物质是（　　）

   A. 去甲肾上腺素　　　　　　　　　　B. 肾上腺素

   C. Ach　　　　　　　　　　　　　　D. 胰泌素

   E. 抑胃肽

4. 下列关于胃黏膜自身保护作用的描述中**错误**的是（　　）

   A. 覆盖于胃黏膜表面的黏液-碳酸氢盐屏障，可以防止 H$^+$ 和胃蛋白酶对胃黏膜的侵蚀

   B. 胃黏膜上皮细胞顶部的细胞膜与相邻细胞间的紧密连接，有防止 H$^+$ 透过的作用

   C. 胃黏膜血流十分丰富，为胃黏膜细胞提供了丰富的代谢原料

   D. 胃黏膜局部还存在着自身保护性物质

   E. 胃黏膜可分泌内因子

5. 分泌胃酸的细胞是（　　）

   A. 壁细胞　　　　　　　　　　　　　B. 主细胞

   C. 颗粒细胞　　　　　　　　　　　　D. 黏液细胞

   E. Cajal 细胞

[**案例2**] 某患者，男，55岁，一年前行胃大部切除术后出现畏寒、饮食无味、腹部胀痛、泄泻至今，体重由90kg降至76kg。而且术后出现面色苍白、乏力、头昏、心悸等贫

血的症状。

[单项选择题]

6. 患者出现贫血症状，与下列各种物质中分泌不足有关的是(　　)

 A. HCl　　　　　　　　　　　　B. 黏液

 C. 胃蛋白酶原　　　　　　　　　D. HCO_3^-

 E. 内因子

7. 可分泌促胃液素的细胞是(　　)

 A. D 细胞　　　　　　　　　　　B. G 细胞

 C. K 细胞　　　　　　　　　　　D. I 细胞

 E. M 细胞

8. 关于内因子的描述正确的是(　　)

 A. 与小肠吸收维生素 B_2 有关　　　B. 促进小肠黏膜吸收维生素 D

 C. 与维生素 B_1 吸收有关　　　　　D. 与巨幼红细胞性贫血有关

 E. 与缺铁性贫血有关

[案例 3]　某患者，女，36 岁，反复腹痛、腹泻 2 年。常出现无明显诱因腹泻，大便 3~6 次/日，糊状，时有黏液，无脓血。多在餐后半小时内会出现，并有餐后上腹饱胀、烧心感。近 4 个月腹痛加重，体重下降 10 kg。入院诊断为功能性消化不良。

[单项选择题]

9. 实现胃容受性舒张的途径是(　　)

 A. 交感神经　　　　　　　　　　B. 迷走神经末梢释放的 ACh

 C. 迷走神经末梢释放的肽类物质　　D. 壁内神经丛

 E. 抑胃肽的释放

10. 三类食物在胃内排空速度由快到慢的排列顺序是(　　)

 A. 糖、脂肪、蛋白质　　　　　　B. 糖、蛋白质、脂肪

 C. 蛋白质、糖、脂肪　　　　　　D. 脂肪、糖、蛋白质

 E. 蛋白质、脂肪、糖

11. 下列关于胃排空的描述，正确的是(　　)

 A. 胃排空是连续进行的

 B. 肠-胃反射促进胃排空

 C. 促胃液素促进胃排空

 D. 胃排空的直接动力是胃和十二指肠内的压力差

 E. 蛋白质类排空最慢

[生理学知识点]

 胃的化学性消化通过胃液来实现。纯净的胃液 （gastric juice） 是一种无色的酸性液

体，pH 值为 0.9~1.5，正常成年人每日分泌 1.5~2.5L，其主要成分有盐酸（胃酸）、胃蛋白酶原、黏液和内因子，其余为水、HCO_3^-、Na^+、K^+ 等无机物。其中胃酸的主要作用有：激活胃蛋白酶原；分解食物；杀死细菌；与铁和钙结合，促进吸收；胃酸进入小肠还可促进胰液和胆汁的分泌。胃蛋白酶原激活后能使蛋白质水解。黏液和 HCO_3^- 构成黏液-碳酸氢盐屏障，保护胃黏膜。内因子是由壁细胞分泌的一种糖蛋白，可与食物中的维生素 B_{12} 结合，形成一种复合物而使后者易于被回肠吸收。

胃液分泌可分为头期、胃期和肠期。头期胃液分泌包括条件反射和非条件反射。此期分泌的特点是分泌量较大、酸度较高、胃蛋白酶的含量丰富。约占整个消化期胃液分泌量的 30%。胃期胃液分泌有三种机制：①食物对胃底、胃体部和幽门部感受器的扩张刺激，经过迷走-迷走神经长反射，直接或间接刺激促胃液素分泌，引起胃液分泌增加；②扩张幽门部，通过局部神经丛使 G 细胞释放促胃液素，引起胃液分泌增加；③蛋白质的消化产物直接作用于 G 细胞，使之释放促胃液素，引起胃液分泌增加。胃期分泌的特点是分泌量大、酸度高。约占整个消化期胃液分泌量的 60%。肠期胃液分泌：食糜进入小肠后对十二指肠的化学和扩张刺激，可通过体液因素引起胃液分泌。肠期胃液分泌的特点是分泌量较少，约占整个消化期胃液分泌量的 10%。

调节胃液分泌的神经和体液因素有：乙酰胆碱、组胺、促胃液素、盐酸、脂肪、高张溶液、胆囊收缩素、血管活性肠肽、生长抑素、表皮生长因子和抑胃肽。

胃的运动形式包括紧张性收缩、容受性舒张和蠕动。胃排空及其影响因素：食物由胃排入十二指肠的过程称为胃排空（gastric emptying）。胃排空的速度：液体食物>固体食物，糖类>蛋白质>脂肪。胃排空的动力为胃收缩运动所产生的胃内压与十二指肠内压之差，其原动力是胃的蠕动。胃内促进排空的因素：迷走-迷走反射和壁内神经丛反射；胃泌素。十二指肠内抑制排空的因素：肠-胃反射；十二指肠激素。

[选择题参考答案及解析]

1. B，胃液的主要成分包含胃酸，而胃酸的主要作用之一是激活胃蛋白酶原为胃蛋白酶。

2. A，头期胃液分泌的特点：量大（占分泌总量的 30%）、酸度高、胃蛋白酶的含量尤其高，消化力强，主要受神经调节。

3. C，促进胃液分泌的内源性物质包括 ACh、胃泌素和组胺。

4. E，内因子的作用在于促进维生素 B_{12} 的吸收。

5. A，分泌胃酸的细胞是壁细胞。

6. E，内因子可与维生素 B_{12} 结合，促进维生素 B_{12} 的吸收，若维生素 B_{12} 缺乏将影响红细胞的生成，引起巨幼红细胞性贫血。

7. B，G 细胞分泌促胃液素。

8. D，内因子可与维生素 B_{12} 结合，促进维生素 B_{12} 的吸收，若维生素 B_{12} 缺乏将影响红细胞的生成，引起巨幼红细胞性贫血。

9. C，容受性舒张是指当咀嚼和吞咽时，食物刺激咽、食管等处的感受器，反射性地使胃底、胃体肌肉发生一定程度的舒张。其传出神经纤维释放的递质为 NO 或肽类神经递质。

10. B，三大营养物质的排空顺序是：糖最快，蛋白质次之，脂肪最慢。

11. D，胃排空是间断进行的；十二指肠内因素抑制胃排空；促胃液素能促进胃的运动，但也能增强幽门括约肌的收缩，其总效应是延缓胃排空；三大营养物质的排空顺序是：糖最快，蛋白质次之，脂肪最慢。

第三节 小肠内消化/急性胰腺炎

[**案例1**] 某患者，男，右上腹疼痛，并向右肩背部放射，常在进食油腻食物后出现。入院后做胆囊造影时，为检查胆囊的收缩功能，通常让受检者进食油煎荷包蛋。

[单项选择题]

1. 让受检者进食油煎荷包蛋是为了促进( )
   A. 胆盐合成
   B. 胆固醇合成
   C. 促胃液素分泌
   D. 胆囊收缩素分泌
   E. 迷走神经兴奋

2. 引起胆汁排出最多的食物是( )
   A. 蔬菜
   B. 糖类
   C. 大米
   D. 水果
   E. 动物油

3. 促胰液素的主要作用是( )
   A. 抑制胆囊收缩
   B. 促进胰酶分泌
   C. 增强小肠运动
   D. 促进胃蛋白酶分泌
   E. 增加胰液中 $NaHCO_3$ 和水

4. 主要与胆汁促进脂肪消化和吸收有关的成分是( )
   A. 脂肪酸
   B. 胆盐
   C. 胆固醇
   D. 磷脂
   E. $NaHCO_3$ 和水

5. 下列消化液中，**不含**消化酶的是( )
   A. 唾液
   B. 胃液
   C. 胆汁
   D. 胰液
   E. 小肠液

[**案例2**] 某男，40岁，2年前无明显诱因出现左下腹隐痛，腹胀伴排便困难，大便每3日一次，粪便干结，伴有少许黏液，排便后腹痛可缓解。上述症状反复发作，每月1~2次，每次持续3~5天，使用开塞露后症状可缓解。入院后诊断为肠易激综合征。

[单项选择题]

6. 小肠蠕动的发生主要是通过(　　　　)
   A. 迷走神经　　　　　　　　　　B. 交感神经
   C. 黏膜下神经丛　　　　　　　　D. 促胰液素
   E. 肌间神经丛

7. 小肠以肠壁环形肌舒缩为主的节律性运动形式是(　　　　)
   A. 紧张性收缩　　　　　　　　　B. 蠕动
   C. 分节运动　　　　　　　　　　D. 集团运动
   E. 蠕动冲

[生理学知识点]

　　小肠内消化液包括胰液、胆汁和小肠液。胰液是无色无嗅的碱性液体，pH值为7.8～8.4，渗透压与血浆大致相等。人每日分泌的胰液量为1～2L。胰液中除含有大量水分外，还含有无机物和有机物。无机物主要是碳酸氢盐，它们主要由胰腺小导管上皮细胞分泌。有机物主要是各种消化酶，由胰腺腺泡细胞分泌。胰液分泌的调节：在非消化期，胰液几乎不分泌或很少分泌。进食后，胰液便开始分泌。所以，食物是刺激胰液分泌的自然因素。进食时胰液分泌受神经和体液双重控制，但以体液调节为主。主要的体液因素有：促胰液素、胆囊收缩素（CCK）。此外，还存在胰液分泌的反馈性调节：进食后，在蛋白质水解产物作用下，通过CCK释放肽可引起CCK释放和胰酶分泌增加，而分泌的胰蛋白酶则又可使CCK释放肽失活，反馈性地抑制CCK和胰酶的分泌。这种反馈性调节的生理意义在于防止胰酶的过度分泌。

　　胆汁是一种有色、味苦、较稠的液体。肝胆汁呈金黄色，透明清亮，呈弱碱性（pH值为7.4）。胆囊胆汁因被浓缩而颜色加深，为深棕色，因HCO_3^-在胆囊中被吸收而呈弱酸性（pH值为6.8）。成年人每日分泌胆汁0.8～1.0L。胆汁中除水分外，还含有胆盐、卵磷脂、胆固醇和胆色素等有机物和Na^+、K^+、Ca^{2+}、HCO_3^-等无机物。胆汁是唯一不含消化酶的消化液。胆汁分泌和排出的调节：食物是引起胆汁分泌和排出的自然刺激物，其中以高蛋白食物刺激作用最强，高脂肪和混合食物次之，而糖类食物作用最弱。胆汁的分泌和排出受神经和体液因素的调节，以体液调节为主。体液因素包括促胃液素、促胰液素、胆囊收缩素和胆盐。胆盐的肠-肝循环是指胆汁排入十二指肠后，绝大部分由回肠黏膜吸收入血，通过门静脉回到肝脏再形成胆汁的这一循环过程。

　　小肠液是一种弱碱性液体，pH值约为7.6，渗透压与血浆相等。小肠液的分泌量变化范围很大，成年人每日分泌量为1～3L。小肠液中除水和无机盐外，还有肠激酶和黏蛋白等。除肠激酶外，小肠液中并不含其他消化酶。小肠液的主要作用有：①保护十二指肠黏膜免受胃酸的侵蚀；②大量的小肠液可稀释消化产物，降低肠内容物渗透压，从而有利于小肠内的水分及营养物质的吸收；③小肠液中的肠致活酶可使胰液中的胰蛋白酶原激活，从而促进蛋白质的消化。小肠液分泌的调节：食糜对肠黏膜的局部机械刺激和化学刺激都可引起小肠分泌，其中对扩张刺激最为敏感。促胃液素、胰泌素和血管活性肠肽等都有刺激小肠液分泌的作用。

小肠的运动形式分为紧张性收缩、分节运动和蠕动。其中紧张性收缩是小肠进行其他运动的基础，并使小肠保持一定的形状和位置。分节运动是一种以环形肌为主的节律性收缩和舒张交替进行的运动。小肠的蠕动可发生在小肠的任何部位，其作用是将食糜向小肠远端推进一段后，在新的肠段进行分节运动。此外，有一种传播很快很远的运动，称为蠕动冲，可一次性把食糜从小肠始段推送到末端。

[选择题参考答案及解析]

1. D，进食油煎荷包蛋可以促进胆囊收缩素分泌，促进胆囊的收缩。
2. E，引起胆汁分泌和排出的食物中，其刺激强度从高到低依次为：高蛋白食物、高脂肪食物、糖类。
3. E，促胰液素主要作用于胰腺小导管上皮细胞，使其分泌大量的水和 HCO_3^-，而酶的含量却很低。
4. B，胆盐是胆汁作用的主要成分。
5. C，胆汁中不含消化酶。
6. E，小肠蠕动的发生主要是通过肌间神经丛引起的。
7. C，小肠以肠壁环形肌舒缩为主的节律性运动形式是分节运动。

第四节　大肠的功能/便秘

[案例1] 某患者，女，23 岁，主诉便秘 3 年。大便次数减少，间隔时间延长，而且粪便干燥，排出困难，伴有腹胀、腹痛，食欲减退。

[单项选择题]

1. 排便反射的初级中枢在(　　)
   A. 大脑皮层　　　　　　　　　　B. 延髓
   C. 小脑　　　　　　　　　　　　D. 脑桥
   E. 骶髓
2. 下列大肠的功能的叙述中**错误**的是(　　)
   A. 吸收水分　　　　　　　　　　B. 大肠内的细菌可以合成维生素 K
   C. 大肠内的细菌可以合成维生素 A　D. 大肠内的细菌可以合成维生素 B
   E. 形成粪便

[生理学知识点]

大肠的功能在于吸收水分和无机盐，同时还使吸收后的食物残渣形成粪便。大肠液是由肠黏膜表面的柱状上皮细胞及杯状细胞分泌的，富含黏液和 HCO_3^-。大肠的运动形式有袋状往返运动、分节推进和多袋推进运动、蠕动。当场蠕动将粪便推入直肠时，可扩张刺激直肠壁内的感受器，冲动沿盆神经核腹下神经传至腰、骶段脊髓的初级排便中枢，同时上传到大脑皮层引起排便反射。此外，大肠内的细菌能利用肠内较为简单的物质合成维生素 B 复合物和维生素 K。

[选择题参考答案及解析]

1. E，当场蠕动将粪便推入直肠时，可扩张刺激直肠壁内的感受器，冲动沿盆神经核腹下神经传至腰、骶段脊髓的初级排便中枢，同时上传到大脑皮层引起排便反射。

2. C，大肠内的细菌能利用肠内较为简单的物质合成维生素 B 复合物和维生素 K。

第五节　吸收/营养不良

[案例 1] 临床研究提示，手术切除小肠尤其是十二指肠和空肠时应谨慎，切除比例不能超过总长度的 50%。

[单项选择题]

1. 切除比例不能超过总长度 50%，其主要原因是（　　）
   - A. 小肠回盲瓣的功能
   - B. 小肠具有移行性复合运动
   - C. 小肠是食物吸收的主要部位
   - D. 小肠具有蠕动冲
   - E. 小肠具有分节运动

2. 维生素 B_{12} 的吸收部位在（　　）
   - A. 胃
   - B. 十二指肠上部
   - C. 空肠上部
   - D. 结肠
   - E. 回肠

3. 下列关于铁吸收的描述中**错误**的是（　　）
   - A. 主要在十二指肠和空肠吸收
   - B. 食物中的铁绝大部分是三价的高铁形式，不易被吸收
   - C. 急性失血患者、孕妇、儿童对铁的需要量增加，铁的吸收也增加
   - D. 维生素 C 能将高铁还原为亚铁而促进铁的吸收
   - E. 铁在碱性环境中易溶解而便于被吸收

4. 下列糖吸收最快的是（　　）
   - A. 葡萄糖
   - B. 果糖
   - C. 甘露糖
   - D. 麦芽糖
   - E. 木糖醇

5. 下列关于钙吸收的描述中**错误**的是（　　）
   - A. 钙的吸收部位在小肠上段，十二指肠吸收钙的能力最强
   - B. 脂肪食物对钙的吸收有促进作用
   - C. 维生素 D 有促进小肠吸收钙的作用
   - D. 肠内容物的酸碱度对钙的吸收没有影响
   - E. 钙的吸收是主动转运过程

[**生理学知识点**]

消化道不同部位的吸收能力和吸收速度是不同的，这主要取决于各部分消化道的组织结构，以及食物在各部位被消化的程度和停留的时间。食物在口腔和食管内一般不被吸收。食物在胃内的吸收也很少，胃仅能吸收乙醇和少量水。小肠是吸收的主要部位，糖类、蛋白质和脂肪的消化产物大部分在十二指肠和空肠被吸收，回肠具有其独特的功能，即能主动吸收胆盐和维生素 B_{12}。食物中大部分营养物质在到达回肠时，通常已被吸收完毕，因此回肠乃是吸收功能的储备部分。小肠内容物在进入大肠后可被吸收的物质已非常少。大肠可吸收的主要是水和盐类，大肠一般可吸收大肠内容物中 80% 的水和 90% 的 Na^+ 和 Cl^-。

小肠是营养物质吸收的主要场所，这是因为：①小肠有巨大的吸收面积。人的小肠长约 4 m，小肠黏膜形成许多环形皱褶，皱褶上有大量绒毛，绒毛表面的柱状上皮细胞还有许多微绒毛，这就使小肠的吸收面积比同样长度的圆筒面积增加约 600 倍，达到 200 m^2 左右；②食物在小肠内已被充分消化成可以吸收的小分子物质；③食糜在小肠内停留时间长，为 3~8 h，使营养物质有充分的时间被消化吸收；④小肠黏膜绒毛内有丰富的毛细血管和毛细淋巴管，有利于吸收。

[**选择题参考答案及解析**]

1. C，小肠是营养物质吸收的主要场所。

2. E，维生素 B_{12} 与内因子结合后在回肠吸收。

3. E，铁在酸性环境中易溶解而便于被吸收。

4. A，各种单糖的吸收速率有很大区别，以半乳糖和葡萄糖吸收最快。

5. D，肠内容物的酸度对钙的吸收有重要影响，在 pH 值为 3 时，钙呈离子状态，吸收最好。

（李长勇）

第七章　能量代谢与体温调节

•••••◄◖❧ 学习目标 ❧◗►••••

[基础知识]

（1）掌握基础代谢和基础代谢率的概念；影响能量代谢的主要因素；体温的概念；主要产热器官；散热的主要方式及途径；体温调定点学说。

（2）熟悉能量代谢的测定方法；体温的生理波动。

[临床能力]

了解检测基础代谢率的临床意义；发热的过程和基本原理。

•••••◄◖❧ 本章概要 ❧◗►••••

物质代谢过程中所伴有的能量的储存、释放、转移和利用，称为能量代谢。

几种主要营养物质的能量转化：糖的主要功能是供给机体生命活动所需要的能量，当摄入过多时，可以转化为脂肪储存。脂肪在体内的主要功能是储存和供给能量，一般情况下，脂肪作为功能物质仅次于糖，在饥饿时则成为机体的主要功能物质。蛋白质的基本组成单位是氨基酸，氨基酸主要用于重新合成蛋白质，作为细胞的成分以实现组织的自我更新，或用于合成酶、激素等生物活性物质。

与能量代谢测定有关的基本概念有：食物的热价、氧热价、呼吸商和非蛋白呼吸商。影响能量代谢的主要因素有：肌肉活动（影响最大）、精神活动、食物的特殊动力作用（其中蛋白质的此效应最大）和环境温度。基础代谢是指基础状态下的能量代谢。基础代谢率是基础状态下单位时间内的能量代谢。

体温分为表层温度和深部温度，表层温度随外界温度改变而改变，深部温度较为恒定，临床上通常用口腔、直肠、腋窝的温度代表体温。体温的正常波动包括体温的昼夜变化，性别、年龄和肌肉活动的影响。主要的产热器官在安静状态是肝脏，运动状态下是骨骼肌。机体的产热形式有战栗产热和非战栗产热（又称代谢产热）。机体散热的方式有辐射、传导、对流和蒸发四种。当环境温度大于皮肤温度时，蒸发是唯一的散热方式。体温的调节包括自主性体温调节和行为性体温调节两种。自主性体温调节是由负反馈控制系统完成的，主要理论是体温调定点学说。

第一节　能量代谢/基础代谢率

[**案例1**]　某患者，女性，36岁，体表面积1.6m^2（身高171cm，体重55kg）。近来常常感觉心慌，易烦躁，喜冷怕热，多汗，食欲亢进。近日上述症状加重来院检查。医生于次日清晨在患者清醒未起床前为她做了耗氧量的测定，用简便方法计算了患者的基础代谢率（BMR）。

[**单项选择题**]

1. 下列各种情况中可引起基础代谢率升高的是（　　　）
   - A. 肾病综合征
   - B. 病理性饥饿
   - C. 肾上腺皮质功能低下
   - D. 甲状腺功能亢进
   - E. 脑垂体功能低下

2. 下列各种生理情况下基础代谢率最低的是（　　　）
   - A. 安静状态
   - B. 心算
   - C. 散步
   - D. 劳动
   - E. 基础状态下

3. 食物特殊动力效应最大的物质是（　　　）
   - A. 糖
   - B. 脂肪
   - C. 蛋白质
   - D. 维生素
   - E. 核苷酸

4. 影响能量代谢的最主要因素是（　　　）
   - A. 肌肉活动
   - B. 精神活动
   - C. 食物的特殊动力作用
   - D. 环境温度
   - E. 体温变化

[**生理学知识点**]

　　生理学中通常将生物体内物质代谢过程中伴随发生的能量的释放、转移、储存和利用称为能量代谢。机体能量的直接提供者是ATP。此外磷酸肌酸可被看作ATP的储存库。一般情况下，体内能量主要来自糖和脂肪的氧化，蛋白质的代谢可忽略不计。机体的能量代谢遵循能量守恒定律，即在整个能量转化过程中，机体所利用的蕴藏于食物中的化学能与最终转化成的热能和所做的外功，按能量来折算是完全相等。

　　影响能量代谢的因素有：肌肉活动（对于能量代谢的影响最为显著）；精神活动（紧张状态时产热量增加）；食物特殊动力作用（蛋白质的食物特殊动力作用最大）；环境温度（当环境温度低于20℃或高于30℃时，代谢率都将增加）；下丘脑对摄食行为的调控；激素对能量代谢过程的调节。

　　基础代谢是指基础状态下的能量代谢。基础代谢率（basal metabolism rate，BMR）则是指在基础状态下单位时间内的能量代谢。所谓基础状态，是指人体处在清醒而又非常安静、不受肌肉活动、精神紧张、食物及环境温度等因素影响时的状态。因此，测定基础代谢需要在清醒、静卧，未做肌肉活动，无精神紧张，食后 12~14h、室温保持在 20~25℃的条件下进行。基础代谢率的实际测定值与正常平均值比较，相差在 10%~15% 为正常范围。临床上测定基础代谢率可以协助诊断某些疾病，如甲状腺功能低下时，基础代谢率比正常值低 20%~40%。甲状腺功能亢进时，基础代谢率比正常值高 25%~80%。

[选择题参考答案及解析]

    1. D，甲亢会引起能量代谢大大增加。

    2. E，基础状态是指排除影响能量代谢诸因素的一种状态。

    3. C，蛋白质、糖和脂肪的特殊动力效应分别为 30%、6% 和 4%，混合食物为 10%。

    4. A，肌肉活动是影响能量代谢最重要的因素。

第二节　体温调节/发热

[案例 1] 某大学生，男，20 岁，前一晚打篮球，出了很多汗，回宿舍后立即洗了凉水澡，早晨起床后感觉身体不适，咽喉疼痛，下午未能去上课，在宿舍休息时感觉身体发冷，并开始偶发寒战。

[单项选择题]

    1. 体温调定点位于(　　　)

        A. 脊髓　　　　　　　　　　　B. 大脑皮层

        C. 延髓　　　　　　　　　　　D. 视前区-下丘脑前部

        E. 丘脑

    2. 关于体温的叙述，下列各项中**不**正确的是(　　　)

        A. 是指机体深部组织的平均温度　　B. 腋窝温度正常值为 36.0~37.4℃

        C. 成年男性的平均体温比女性高　　D. 体温有昼夜节律

        E. 生育年龄女性的基础体温在排卵日最低

    3. 人体在运动状态下的主要产热器官是(　　　)

        A. 心脏　　　　　　　　　　　B. 肝脏

        C. 肾脏　　　　　　　　　　　D. 脑

        E. 骨骼肌

    4. 人在寒冷环境中，增加产热量主要依靠的方式是(　　　)

        A. 内脏代谢增加　　　　　　　B. 战栗产热

        C. 非战栗产热　　　　　　　　D. 脑代谢增加

        E. 甲状腺激素分泌增加

    5. 发热开始前，先出现战栗的原因是(　　　)

　　A. 身体特别虚弱　　　　　　　B. 体温调节中枢功能障碍

　　C. 机体过度散热　　　　　　　D. 机体产热量不足

　　E. 体温调定点上移

6. 气温高于皮肤温度时散热方式是(　　　)

　　A. 蒸发　　　　　　　　　　　B. 辐射

　　C. 传导　　　　　　　　　　　D. 对流

　　E. 辐射、传导和对流

[生理学知识点]

　　体温的生理性波动：①体温的昼夜变化：体温在一昼夜之间有周期性的波动，清晨2～6时体温最低，午后1～6时最高，波动幅度一般不超过1℃。②性别的影响：成年女子的体温平均比男子高0.3℃。女性体温随月经周期而变动，月经期至排卵期体温较低，排卵前日最低，排卵后体温回升至月经前水平。③年龄的影响：新生儿尤其是早产儿，由于体温调节机构的发育还不完善，调节能力差，体温易受环境因素的影响。老年人代谢率低，体温也偏低。此外，运动的时候体温上升。

　　机体主要的产热器官：肝脏（安静状态）和骨骼肌（运动状态）。肝脏是人体内代谢最旺盛的器官，产热量最大。机体的产热形式包括战栗产热和非战栗产热。散热的形式包括辐射、传导、对流、蒸发（不感蒸发与出汗）。当环境温度高于皮肤温度时，蒸发便成了机体唯一的散热方式。产热活动的调节包括体液因素和神经因素，其中体液因素中甲状腺激素是调节产热活动最重要的体液因素。当机体处于寒冷状态时，通过寒冷刺激中枢神经系统，使甲状腺激素和儿茶酚胺类物质分泌增加，来提高代谢率。

　　机体通过行为性体温调节和自主性体温调节来控制产热和散热过程的平衡，从而维持体温的稳定。温度感受器分为外周温度感受器和中枢温度感受器。外周温度感受器存在于皮肤、黏膜和内脏。中枢温度感受器是存在于中枢神经系统内对温度变化敏感的神经元，包括热敏神经元和冷敏神经元。其中视前区-下丘脑前部（PO/AH）以热敏神经元居多。体温调定点学说：体温的调节类似于恒温器的调节，PO/AH神经元的活动设定了一个调定点，即规定的温度值，如37℃。PO/AH部位的体温调节中枢就是按照这个设定的温度来调整体温。当体温与调定点的水平一致时，机体的产热与散热取得平衡。当中枢的局部温度高于调定点水平时，中枢的调节活动立即使产热活动降低，散热活动加强；反之，当中枢的局部温度低于调定点水平时，产热活动加强，散热活动降低，直到体温回到调定点水平。

[选择题参考答案及解析]

1. D，PO/AH是体温调节中枢整合机构的中心部位。

2. C，成年女子的体温平均比男子高约0.3℃。

3. E，骨骼肌是运动或劳动时主要的产热器官。

4. B，战栗是指在寒冷环境中骨骼肌发生不随意的节律性收缩，产热增加。

5. E，在致热源作用下引起体温调定点重新被设置，如上移到39℃。由于在发热初期体温低于新的调定点水平，机体首先表现为皮肤血管收缩，减少散热，随即出现战栗等产热反应，直到体温升高到39℃，达到新的产热散热平衡。

6. A，当环境温度高于皮肤温度时，有效的散热方式为蒸发。

（李长勇）

第八章　尿的生成和排出

⋯⋯❦⋯ 学习目标 ⋯❦⋯⋯

[基础知识]

（1）重点掌握肾小球的滤过功能及其影响因素；肾小管各段和集合管对 Na^+、Cl^-、水、HCO_3^-、K^+、葡萄糖的重吸收和对 H^+、NH_3、K^+ 的分泌功能。尿生成的调节，包括肾功能的自身调节、肾神经调节和抗利尿激素（ADH）、肾素-血管紧张素-醛固酮系统（RAAS）和心房钠尿肽（ANP）等体液调节。

（2）熟悉肾的血液供应和肾血流量的调节；尿液的浓缩和稀释机制；清除率的概念、计算方法和测定意义。

（3）了解排尿反射。

[临床能力]

理解肾脏各部位生理功能的恢复对肾脏疾病诊疗的重要意义；熟练运用肾小球滤过率、滤过分数评价肾功能；学习运用生理学知识解释临床上泌尿系统疾病患者内环境稳态失衡的机制。

⋯⋯❦⋯ 本章概要 ⋯❦⋯⋯

肾脏是机体最重要的排泄器官，通过尿的生成和排出，肾脏能够排出机体代谢终产物、进入机体过剩的物质和异物，调节水、电解质和酸碱平衡，调节动脉血压等，从而维持机体内环境的稳态。尿生成包括三个基本过程：①血液经肾小球毛细血管滤过形成超滤液；肾小球的滤过膜是其选择性滤过的结构基础，其滤过受滤过系数、毛细血管血压、囊内压、血浆胶体渗透压、肾血浆流量等多方面因素影响；②超滤液被肾小管和集合管选择性重吸收到血液；③肾小管和集合管的分泌和排泄，最后形成终尿。肾小管和集合管重吸收量大并具有高度选择性。正常人两肾生成的超滤液可达 180L/d，而终尿量仅约 1.5 L/d，其中约99%的水被肾小管和集合管重吸收；小管液中的葡萄糖和氨基酸全部被重吸收，Na^+、Ca^{2+} 和尿素等不同程度地被重吸收，而肌酐、H^+ 等则可被分泌到小管液中而排出体外。尿液的渗透压可随着体内液体量的变化而大幅变动。当体内缺水时，尿液被浓缩，排出的尿渗透压明显高于血浆渗透压；当体内液体量过多时，尿液被稀释，排出的尿渗透压明显低于血浆渗透压。尿液的浓缩有两个必要因素：①肾小管特别是集合管对水的通透性；抗利尿激素（ADH）可以促进集合管对水的重吸收；②肾髓质组织间液形成高渗透浓度梯度，进一步促进水的重吸收。在尿液的稀释过程中，ADH 释放减少，水的重吸收受到抑制，小管液渗透压下降。尿的生成受神经、体液及肾脏自身的调节。不同物质的清除率的测定可以用于推论肾小管对不同物质的转运功能。尿液生成后在膀胱储存，并通过排尿反射经尿道排出体外。

第一节　肾小球的滤过/血尿

[案例1]　某患儿，男，5 岁，血尿一天入院。血常规：血红蛋白 95g/L；尿常规：尿潜血+++，红细胞 379 个/HP，尿蛋白++；生化：白蛋白 29.8 g/L；抗链球菌溶血素 O（ASO）268IU/mL（↑）。初步诊断：急性肾炎。

[单项选择题]

1. 与近髓肾单位相比，皮质肾单位的特点是(　　)
   A. 数目少而体积大，髓袢长
   B. 入球、出球小动脉口径相近
   C. 出球小动脉后形成直小血管
   D. 肾素含量少
   E. 功能侧重于滤过和重吸收

2. 肾小球的滤过率是指(　　)
   A. 单位时间内两肾滤过的血液量
   B. 单位时间内单侧肾滤过的血液量
   C. 单位时间内两肾生成的超滤液量
   D. 单位时间内单侧肾生成的超滤液量
   E. 单位时间内尿量

3. 正常成人肾小球滤过率更接近于(　　)
   A. 50 mL/min
   B. 75 mL/min
   C. 125 mL/min
   D. 200 mL/min
   E. 240 mL/min

4. 肾小球的滤过分数是指(　　)
   A. 肾小球滤过率与肾血流量的比值
   B. 肾小球滤过率与肾血浆流量的比值
   C. 肾小球滤过率与体表面积的比值
   D. 肾血流量与体表面积的比值
   E. 肾血浆流量与体表面积的比值

5. 正常成人肾小球滤过分数更接近于(　　)
   A. 5%
   B. 10%
   C. 20%
   D. 30%
   E. 40%

6. 生理情况下，**不能**通过肾小球滤过膜的物质是(　　)
   A. 葡萄糖
   B. 肌酐
   C. 无机离子
   D. 尿素
   E. 蛋白质

7. 肾小球滤过屏障**不包括**(　　)
   A. 毛细血管内皮细胞
   B. 毛细血管基膜

C. 肾小囊足细胞　　　　　　　　　D. 球旁细胞

E. 电荷屏障

8. 肾小球毛细血管内血浆滤出的直接动力是(　　)

A. 肾小球毛细血管静水压　　　　　B. 出球小动脉血压

C. 全身动脉血压　　　　　　　　　D. 入球小动脉血压

E. 肾小囊内压

9. 该患儿出现蛋白尿的主要原因是(　　)

A. 肾小球毛细血管血压升高　　　　B. 肾小囊内压降低

C. 肾小管重吸收减少　　　　　　　D. 肾小球血浆流量增多

E. 滤过膜负电荷减少通透性增大

10. 下列各种情况中肾小球滤过率增加的是(　　)

A. 肾交感神经强烈兴奋　　　　　　B. 肾血浆流量增加

C. 肾入球小动脉收缩　　　　　　　D. 输尿管阻塞导致囊内压升高

E. 血浆白蛋白浓度升高

11. 下列因素**不会**直接影响肾小球滤过的是(　　)

A. 血浆晶体渗透压　　　　　　　　B. 血浆胶体渗透压

C. 肾血流量　　　　　　　　　　　D. 滤过膜面积

E. 滤过膜通透性

[**案例 2**] 某患者，女，37 岁，咳嗽咳痰并尿血。尿常规：尿潜血+++，尿蛋白++；肾穿刺活检：肾小球系膜细胞增生，免疫组织学检测显示 IgA+++，IgG-。初步诊断：IgA 肾病。

[**单项选择题**]

12. 该患者出现血尿的主要原因是(　　)

A. 免疫沉积物导致肾小球毛细血管血压升高

B. 免疫沉积物导致肾小囊内压降低

C. 免疫沉积物导致肾小管重吸收减少

D. 免疫沉积物导致肾小球血浆流量增多

E. 免疫沉积物导致滤过膜损伤通透性增大

[**案例 3**] 某患者，男，8 岁，上呼吸道感染血尿。尿常规：尿潜血+，尿蛋白+++；肾穿刺活检：足细胞足突广泛融合，无免疫沉积物。初步诊断：微小病变性肾病。

[**单项选择题**]

13. 下列关于肾小球足细胞的描述中**不正确**的是(　　)

A. 具有足突的肾小囊上皮细胞

B. 有裂隙膜，是肾小球滤过的最后一道屏障

C. 裂隙素是足细胞裂隙膜的主要蛋白

D. 细胞上有直径为 70~90nm 窗孔

E. 裂隙素缺乏会导致蛋白尿

[生理学知识点]

肾单位是生成尿液的肾脏基本功能单位，与集合管一起共同完成尿生成。肾单位由肾小体和肾小管构成，肾小体由肾小球和肾小囊组成。肾单位依据肾小体所处的位置可分为皮质肾单位和近髓肾单位，皮质肾单位占大多数，近髓肾单位的髓袢深入髓质并伴有直小血管，在肾髓质高渗梯度形成和尿浓缩稀释中起重要作用。球旁器包括能合成并释放肾素的球旁细胞、感受小管液 NaCl 浓度的致密斑和有吞噬收缩功能的球外系膜细胞。单位时间内两肾生成的超滤液量称为肾小球的滤过率，正常成人约为 125 mL/min。肾小球滤过率和肾血浆流量的比值称为滤过分数，正常成人约为 19%。肾小球的滤过作用受滤过膜屏障、血流动力学和滤过物质本身的分子特性等多因素综合影响。肾小球滤过膜由毛细血管内皮细胞、基膜和肾小囊脏层足细胞构成；滤过屏障的选择性滤过作用与滤过膜滤孔大小、电荷状态密切相关：内皮细胞表面和基膜层以及裂隙膜均有带负电荷的蛋白质，可以阻碍负电荷蛋白质的滤过；因此，肾小球滤过的机械屏障和电荷屏障是其功能的核心保障。肾小球有效滤过压＝肾小球毛细血管静水压＋肾小囊胶体渗透压－（血浆胶体渗透压＋肾小囊内压）；肾小球滤过的影响因素包括肾血浆流量、跨毛细血管静水压、滤过系数和胶体渗透压的变化；许多病理因素影响肾小球滤过是通过对入球和出球小动脉以及滤过系数（有效滤过面积等）影响的综合结果。

[选择题参考答案及解析]

1. E，皮质肾单位入球出球小动脉口径比为 2:1，出球小动脉形成包绕在肾小管周围的毛细血管网，有利于重吸收。球旁器主要分布在皮质肾单位，皮质肾单位含肾素较多。

2. C，肾小球滤过率指的是单位时间内两肾生成的超滤液量。

3. C，一般正常成年人肾小球滤过率约为 125 mL/min。

4. B，滤过分数指的是肾小球滤过率与肾血浆流量的比值。

5. C，一般正常成年人肾小球滤过分数约为 19%。

6. E，肾小球滤过膜的机械屏障和电荷屏障可以阻止蛋白质通过。

7. D，球旁细胞属于球旁器，不属于滤过膜结构。

8. A，肾小球有效滤过压＝肾小球毛细血管静水压＋肾小囊胶体渗透压－（血浆胶体渗透压＋肾小囊内压），肾小球毛细血管静水压是直接动力。

9. E，该患儿出现红细胞尿，红细胞直径为 8 μm 远大于滤孔直径（最大为 100 nm），因此滤膜应该是有缺损的，即机械屏障也被破坏。尿蛋白的主要原因是电荷屏障受到破坏。

10. B，肾血浆流量增大时滤过平衡点向出球小动脉端移动，有效滤过面积增大，肾小球滤过率增加；其余各选项均会导致肾小球滤过率下降。

11．A，肾小球有效滤过压=肾小球毛细血管静水压+肾小囊胶体渗透压−（血浆胶体渗透压+肾小囊内压）。

12．E，IgA 免疫沉积物损伤滤过膜导致通透性变大，红细胞滤过。

13．D，肾小球毛细血管内皮细胞有直径为 70~90 nm 的窗孔。

第二节　肾小管与集合管的转运功能/代谢性酸中毒

[案例 1]　某患者，男，46 岁，因昏迷急诊入院。查体：血压 80/40mmHg（↓），呼吸 30 次/分（↑），心率 124 次/分（↑），血糖>33mmol/L，尿糖++++，尿酮体++++；血气分析 pH 值为 6.86，诊断糖尿病酮症酸中毒。给予即刻补液、小剂量胰岛素治疗等。

[单项选择题]

1．糖尿病患者尿量增多的主要原因是(　　　)

　　A．肾小球滤过率增加　　　　　　　B．渗透性利尿

　　C．水利尿　　　　　　　　　　　　D．抗利尿激素分泌减少

　　E．醛固酮分泌减少

2．糖尿病酮症酸中毒立即补液的主要目的是(　　　)

　　A．纠正酸中毒　　　　　　　　　　B．降低血糖

　　C．治疗脱水/失水　　　　　　　　　D．升高血压

　　E．降低心率

3．下列关于肾小管分泌 H^+ 的叙述中正确的是(　　　)

　　A．仅发生在近端小管

　　B．碳酸酐酶抑制剂乙酰唑胺可抑制 H^+ 的分泌

　　C．远曲小管的主细胞可分泌 H^+

　　D．小管液 pH 降低时肾小管碳酸酐酶的活性降低

　　E．一般膳食代谢产生的酸性产物较碱性产物少

4．肾小管分泌 H^+ 增多时可减少(　　　)

　　A．Na^+ 的重吸收　　　　　　　　　B．NH_3 的分泌

　　C．尿素的排出　　　　　　　　　　D．K^+ 的分泌

　　E．HCO_3^- 重吸收

5．肾小管和集合管上皮细胞分泌 NH_4^+ 和 NH_3 的主要生理意义是(　　　)

　　A．完成细胞内代谢　　　　　　　　B．排泄体内毒素

　　C．维持机体酸碱平衡　　　　　　　D．维持机体电解质平衡

　　E．排出气味

6．肾脏产生的 NH_3 主要来源是(　　　)

　　A．甘氨酸　　　　　　　　　　　　B．丙氨酸

　　C．谷氨酰胺　　　　　　　　　　　D．尿酸

　　E．苯丙氨酸

7. 下列关于肾小管分泌 NH_3 的叙述中**错误**的是( )

　A. NH_3 能通过细胞膜向 pH 值高侧扩散

　B. NH_3 与 H^+ 结合后以 NH_4^+ 盐形式随尿排出

　C. NH_3 的分泌与 H^+ 的分泌密切相关

　D. NH_3 的分泌有利于维持血浆中 HCO_3^- 的正常浓度

　E. NH_3 以扩散的方式进入小管液

8. 下列各种情况中可能会发生高血钾的是( )

　A. 尿量减少　　　　　　　　　　B. 醛固酮分泌过多

　C. 给予胰岛素处理　　　　　　　D. 代谢性碱中毒

　E. 尿量增多

9. 下列各种情况中可能导致代谢性碱中毒的是( )

　A. 尿量减少　　　　　　　　　　B. 醛固酮分泌过多

　C. 过度通气　　　　　　　　　　D. 持续性腹泻

　E. 肾衰竭

10. 球-管平衡指的是肾脏 ( ) 的重吸收规律

　A. 近端小管　　　　　　　　　　B. 髓袢降支

　C. 髓袢升支　　　　　　　　　　D. 远曲小管

　E. 集合管

11. 与近曲小管始段相比,近曲小管远端的小管液中物质浓度较高的是( )

　A. 葡萄糖　　　　　　　　　　　B. 钠离子

　C. 碳酸氢盐　　　　　　　　　　D. 肌酐

　E. 氨基酸

12. 为了维持机体水平衡肾脏主要是通过调节( )

　A. 肾小球滤过率　　　　　　　　B. 肾小管的分泌

　C. 近曲小管重吸收水量　　　　　D. 髓袢细段重吸收水量

　E. 远曲小管和集合管重吸收水量

[案例 **2**] 某患者,男,60 岁,心脏病史,心衰入院。使用呋塞米(髓袢利尿剂)后肺水肿和外周水肿明显缓解;患者携药出院。3 周后复查主诉体虚、头晕、恶心。血液电解质检查提示低钾血症,补钾后患者上述症状缓解。

[单项选择题]

13. 呋塞米可以结合并抑制的转运体是( )

　A. 近曲小管 Na^+-葡萄糖转运体

　B. 肾小管所有 Na^+-K^+ 泵

　C. 髓袢升支粗段 Na^+-K^+-$2Cl^-$ 同向转运体

　D. 远曲小管 Na^+-Cl^- 同向转运体

　E. 集合管 Na^+ 通道

14. 该患者出现低血钾的主要原因是(　　　)

  A. 近曲小管钾重吸收比例降低　 B. 髓袢钾重吸收比例降低

  C. 远曲小管和集合管 K^+ 分泌增多　 D. 肾小球滤过 K^+ 比例增多

  E. 醛固酮分泌增多

15. 保钾利尿剂阿米洛利作用的机制是(　　　)

  A. 抑制近端小管基底侧膜上的钠泵而抑制钠的主动重吸收

  B. 抑制近端小管顶端膜上钠-葡萄糖同向转运体

  C. 抑制远曲小管基底侧膜上的钠泵而抑制钠的主动重吸收

  D. 抑制远曲小管顶端膜上的上皮细胞钠通道

  E. 抑制肾小管所有钠钾泵

[生理学知识点]

  肾小管和集合管的物质转运功能：原尿中 99% 水、全部葡萄糖、氨基酸和部分电解质被重吸收，尿素部分被重吸收，肌酐完全不被重吸收。大部分物质主要吸收部位是近端小管。髓袢升支粗段通过 $Na^+-K^+-2Cl^-$ 同向转运体主动重吸收 NaCl，升支对水不通透，小管液渗透压下降；髓袢降支细段对 NaCl 不通透，对水通透性高，在组织液高渗作用下水被重吸收，小管液渗透压升高。远曲小管和集合管的重吸收根据水盐平衡进行调节。水的重吸收受 ADH 调节，Na^+ 和 K^+ 重吸收受醛固酮调节。Na^+ 的重吸收是核心：Na^+ 主动重吸收，形成电位差促进阴离子（如 Cl^-）的重吸收，促进阳离子（如 K^+）的分泌；葡萄糖、氨基酸继发性主动转运，与 Na^+ 主动重吸收关联；Na^+ 主动重吸收产生的渗透压变化影响水的重吸收。近曲小管对葡萄糖的重吸收有一定限度，血液中葡萄糖浓度超过 180mg/100mL 血液（肾糖阈）时，葡萄糖-Na^+ 同向转运体达到饱和，过剩的葡萄糖不能被重吸收，出现尿糖。H^+ 的分泌在维持机体酸碱平衡中具有重要意义。近曲小管通过 Na^+-H^+ 交换分泌 H^+。肾脏分泌的氨主要是谷氨酰胺脱氨而来，NH_3 主要以扩散的方式进入小管液，与分泌的 H^+ 结合形成 NH_4^+，随尿排出。同时，HCO_3^- 能与小管液内的 H^+ 结合后分解成水和 CO_2，CO_2 可以扩散到细胞内再生成 HCO_3^- 后转运入血。因此，H^+ 的分泌能促进 NH_3 的分泌和 HCO_3^- 的重吸收。远曲小管和集合管可重吸收 K^+，也能分泌 K^+，K^+ 可以顺化学浓度梯度或电荷梯度通过顶端膜 K^+ 通道。近端小管存在 Na^+-H^+ 和 Na^+-K^+ 交换的竞争，因此，机体酸中毒时，Na^+-H^+ 交换增强抑制 Na^+-K^+ 交换，K^+ 排泄减少，引起血 K^+ 升高；反之高血钾可以引起血浆酸度升高。机体碱中毒时，Na^+-H^+ 交换抑制，Na^+-K^+ 交换增强，K^+ 排泄增多，引起血 K^+ 降低；反之低血钾可以引起血浆碱度升高。

[选择题参考答案及解析]

  1. B，糖尿病患者多尿是由于小管液溶质（葡萄糖）浓度升高通过渗透性利尿导致尿量增加。

  2. C，糖尿病酮症酸中毒（DKA）是一种常见的糖尿病急性并发症，胰岛素缺乏引起高血糖超过肾糖阈，不能被重吸收的葡萄糖通过渗透性利尿导致机体大量水分丢失。

  3. B，H^+ 由远曲小管和集合管的闰细胞主动分泌。碳酸酐酶在 HCO_3^- 重吸收过程中起重要作用，使用碳酸酐酶的抑制剂乙酰唑胺可抑制 H^+ 的分泌。当小管液 pH 值降低时，碳酸酐酶的活性增加，H^+ 的生成增多。

4. D，机体每分泌 1 个 H^+，就重吸收 1 个 HCO_3^- 和 1 个 Na^+，因此 H^+ 分泌增多，会导致 Na^+ 和 HCO_3^- 的重吸收增加。NH_3 是以 NH_4^+ 形式排出的，NH_3 的产生与 H^+ 分泌相适应，H^+ 分泌增加，NH_3 分泌也增加。远端小管后半段和集合管的闰细胞可重吸收 K^+，可能与位于管腔膜的 H^+-K^+-ATP 酶的作用有关，即每分泌 1 个 H^+ 进入小管液中，就可交换 1 个 K^+ 进入上皮细胞内，因此肾小管分泌 H^+ 增多时，可减少 K^+ 的分泌。

5. C，氨的分泌是肾脏调节酸碱平衡的重要机制之一。

6. C，谷氨酰胺在谷氨酰胺酶的作用下脱氨。

7. A，pH 值高则 H^+ 少。NH_3 向 H^+ 多的方向扩散。

8. A，尿量减少，远曲小管液 K^+ 浓度增高抑制其分泌排泄，血钾增高。醛固酮保钠排钾，醛固酮增多时钾排泄增多；胰岛素处理主要影响血糖；代谢性碱中毒时 Na^+-H^+ 交换抑制，Na^+-K^+ 交换增强，K^+ 排泄增多，引起血 K^+ 降低。

9. B，醛固酮保钠排钾，导致低血钾，进而引起碱中毒。

10. A，近端小管定比重吸收的现象称为球-管平衡。

11. D，肌酐滤过后不被重吸收，随着水的重吸收，其浓度增大，近曲小管重吸收钠、碳酸氢盐、葡萄糖和氨基酸，小管液中其浓度下降。

12. E，远曲小管和集合管对 NaCl 和水的重吸收可以根据机体水盐平衡的状况进行调节。

13. C，呋塞米抑制髓袢升支粗段 Na^+-K^+-$2Cl^-$ 同向转运体（NKCC2），抑制髓袢 NaCl 的重吸收，是较强的利尿剂。

14. C，尿量增加，远曲小管液流量增大且 Na^+ 浓度增高刺激 K^+ 分泌增多。

15. D，阿米洛利抑制远曲小管顶端膜上的上皮细胞钠通道，减少钠的重吸收，使小管液负电位减少，因此也减少钾的分泌，为保钾利尿剂。

第三节 尿液的浓缩和稀释/尿崩症

[案例 1] 某患者，女，27 岁，3 天前因车祸头部受创入院，扫描显示大脑肿胀，但未有脑出血或脑疝；现 24h 尿量为 3600 mL，尿比重为 1.001～1.005，尿糖、尿蛋白、尿素氮、肌酐均未见异常，禁水 6h 试验出现脱水症状。初步诊断尿崩症。

[单项选择题]

1. ADH 的主要作用机制是( )

    A. 抑制远曲小管和集合管重吸收 Na^+

    B. 促进远曲小管和集合管分泌 K^+

    C. 增加远曲小管和集合管对水和溶质的排泄

    D. 增加远曲小管和集合管细胞膜表面 Na^+ 通道

    E. 增加远曲小管和集合管细胞膜表面水通道

2. 该患者还可能出现的改变是(　　)
   A. 血清 ADH 下降
   B. 血钠降低
   C. 血压上升
   D. 尿渗透压上升
   E. 血钾上升

3. 形成肾脏内髓部组织液渗透压的主要溶质是(　　)
   A. NaCl 和尿素
   B. KCl 和葡萄糖
   C. 尿素和肌酐
   D. 磷酸盐和葡萄糖
   E. Ca^{2+} 和 NH_3

4. 主动重吸收 NaCl 建立肾脏外髓部组织高渗浓度的部位是(　　)
   A. 近曲小管
   B. 近球细胞
   C. 髓袢升支粗段
   D. 内髓集合管
   E. 远曲小管

5. 逆流倍增机制的原动力主要是(　　)
   A. 近曲小管对 NaCl 主动重吸收
   B. 髓袢降支对 NaCl 主动重吸收
   C. 髓袢升支对 NaCl 主动重吸收
   D. 远曲小管对 NaCl 主动重吸收
   E. 集合管对 NaCl 主动重吸收

6. 肾小管与集合管中液体始终为低渗状态的部位是(　　)
   A. 近曲小管
   B. 髓袢降支
   C. 髓袢升支
   D. 远曲小管始段
   E. 集合管

7. 肾小管液中渗透浓度变化最大的部位是(　　)
   A. 近端小管远段
   B. 近端小管近段
   C. 髓袢升支粗段
   D. 髓袢升支细段
   E. 内髓集合管

8. 下列关于肾脏内髓部集合管中液体渗透压的描述正确的是(　　)
   A. 总是高渗的
   B. 总是低渗的
   C. 总是等渗的
   D. 可以是高渗的，也可以是低渗的
   E. 总是高渗或等渗的

9. 肾直小血管的主要生理作用是(　　)
   A. 消除肾髓质间液的高渗状态
   B. 维持肾髓质间液的高渗状态
   C. 维持肾小管的血液供应
   D. 带走肾髓质间液中的溶质
   E. 逆流倍增作用

[生理学知识点]
　　尿液的浓缩和稀释：肾髓质高渗梯度是尿浓缩的动力，ADH 的作用是浓缩的条件。髓袢的形态和功能是形成肾髓质高渗梯度的重要条件。髓袢升支粗段主动重吸收 NaCl，但对水不通透；髓袢降支对 NaCl 不通透，对水通透性高；通过逆流倍增作用，形成外髓高渗。升支细段对水不通透，小管液 NaCl 向内髓部间质扩散以及尿素从内髓部集合管向

间质扩散和尿素再循环形成内髓高渗状态。直小血管具有 U 形结构和高通透性，通过逆流交换只带走少量溶质，使得髓质高渗得以维持。ADH 的作用机制是使远曲小管和集合管的管腔膜表面水通道数量增加，水顺着高渗透浓度梯度，不断被重吸收。尿液的稀释过程中 ADH 的释放减少，水的重吸收减少。

[选择题参考答案及解析]

1. E，ADH 促使远曲小管和集合管细胞内水通道蛋白的合成以及转移到顶端膜。

2. A，ADH 可促进远曲小管和集合管重吸收水，因而降低血钠水平和血浆渗透压，同时尿浓缩导致尿钠和尿渗透压升高。

3. A，形成肾脏内髓部组织液渗透压的主要溶质是 NaCl 和尿素。

4. C，髓袢升支粗段通过 Ⅱ 型 Na^+-K^+-$2Cl^-$ 同向转运体（NKCC2）介导 NaCl 的主动重吸收。

5. C，髓袢升支粗段主动重吸收 NaCl 是逆流倍增机制的起始动力。

6. D，髓袢升支粗段主动重吸收 NaCl，对水不通透，随着 NaCl 重吸收，小管液渗透压降低，因此紧接的远曲小管始段一直为低渗状态。

7. E，集合管不属于肾单位，收集多条远曲小管的小管液，深入内髓部渗透浓度梯度高，变化大。

8. D，内髓集合管的小管液渗透压受 ADH 调控。

9. B，直小血管的逆流交换作用维持肾髓质间液的高渗环境。

第四节　尿生成的调节/少尿

[案例1] 某患者，男，23 岁，摩托车祸受伤入院，X 光片显示无明显骨折，腹部挫伤，但无肿胀、无压痛；监测 8h 发现患者尿量逐渐下降，血压和心率基本正常，但血压比入院时稍降，心率稍升，腹部肿胀显著。静注生理盐水，尿量恢复正常。初步诊断，患者可能存在腹腔内出血引起血容量减少，准备实施腹腔探查手术。

[单项选择题]

1. 正常成年人 24h 尿量为（　　　）
   A. 0.1~0.5 L
   B. 0.5~1 L
   C. 1~2.5 L
   D. 2.5~3.5 L
   E. 3.5~4.5 L

2. 该患者的尿量下降的原因不包括（　　　）
   A. 肾交感神经兴奋
   B. 抗利尿激素释放增加
   C. 激活肾素-血管紧张素-醛固酮系统
   D. 心房钠尿肽释放增加
   E. 去甲肾上腺素释放增多

3. 静脉注射生理盐水后尿量增加的原因不包括（　　　）
   A. 血容量上升，ADH 分泌减少

B. 血浆胶体渗透压降低，有效滤过压上升

C. 血容量上升，ANP 分泌增多

D. 肾素-血管紧张素-醛固酮系统上调

E. 肾小管对水的重吸收减少

4. 大量饮用清水后尿量增加的原因**不包括**(　　)

    A. 血浆晶体渗透压降低，ADH 分泌减少

    B. 血浆胶体渗透压降低，有效滤过压上升

    C. 血容量上升，ANP 分泌上升

    D. 肾素-血管紧张素-醛固酮系统上调

    E. 肾小管对水的重吸收减少

5. 剧烈运动尿量减少的最主要原因是(　　)

    A. ADH 分泌过多　　　　　　　　B. 肾血管收缩，肾血流量明显减少

    C. 肾小球滤过面积减少　　　　　　D. 全身血量减少

    E. 醛固酮分泌过多

6. 肾脏分泌肾素的部位是(　　)

    A. 球旁细胞　　　　　　　　　　　B. 间质细胞

    C. 致密斑　　　　　　　　　　　　D. 肾小球细胞

    E. 肾小管细胞

7. 破坏视上核和室旁核后，尿的变化是(　　)

    A. 尿量增加，尿渗透压低于血浆渗透压　B. 尿量增加，尿渗透压高于血浆渗透压

    C. 尿量减少，尿渗透压低于血浆渗透压　D. 尿量减少，尿渗透压高于血浆渗透压

    E. 尿量不变

8. 肾脏交感神经兴奋时，调控肾血流量的方式是(　　)

    A. 兴奋α受体，入球小动脉更敏感　　B. 兴奋β受体，入球小动脉更敏感

    C. 兴奋α受体，出球小动脉更敏感　　D. 兴奋β受体，出球小动脉更敏感

    E. 兴奋α受体，入球、出球小动脉一样敏感

9. 下列关于 ANP 的描述中**错误**的是(　　)

    A. 抑制集合管对 NaCl 的重吸收　　B. 增加肾小球滤过率

    C. 血容量增加时 ANP 释放减少　　D. 抑制肾素、醛固酮的作用

    E. 抑制 ADH 的作用

[**案例 2**] 某患者，女，32 岁，体检出肾上腺醛固酮腺瘤，并开始出现高血压症状，入院行微创切除手术。

[**单项选择题**]

10. 该患者最可能出现的情况是(　　)

    A. 呋塞米可缓解其高血压　　　　　B. 血钠下降

    C. 血钾下降　　　　　　　　　　　D. 尿皮质醇上升

E. 代谢性酸中毒

11. 该患者出现高血压的主要机制是(　　)

    A. 心肌收缩力上升　　　　　　　　B. 心率增高

    C. 水钠潴留导致血容量增加　　　　D. 外周血管阻力上升

    E. 血管顺应性上升

12. 艾迪生病患者，醛固酮分泌显著减少，患者可出现(　　)

    A. 低血钠、低血钾和轻度酸中毒

    B. 高血钠、低血钾和轻度碱中毒

    C. 低血钠、高血钾和轻度碱中毒

    D. 低血钠、高血钾和细胞外液量增加

    E. 低血钠、高血钾、轻度酸中毒和细胞外液量减少

[生理学知识点]

尿生成的调节包括肾内自身调节、神经调节和体液调节。肾血流量的自身调节——肌源学说和管球反馈机制；小管液中溶质浓度升高，渗透压增大，使水的重吸收减少，尿量增多（渗透性利尿）；无论肾小球滤过率如何变化，近端小管的重吸收率始终占滤过率的2/3 左右（球-管平衡）。

神经调节：肾交感神经兴奋引起肾血管收缩，入球小动脉收缩>出球小动脉收缩，毛细血管灌注压下降，滤过减少；直接支配肾小管（近端小管），促进 NaCl 和水的重吸收；促进近球细胞释放肾素，增加对 NaCl 和水的重吸收。

体液调节：ADH 由位于下丘脑视上核和室旁核的神经内分泌细胞合成，其分泌的主要刺激是血浆晶体渗透压升高和循环血量减少。大量饮用清水导致晶体渗透压降低，ADH 分泌减少，尿量增多的现象称为水利尿。RAAS 在心血管功能稳态和体液平衡中均发挥重要作用。循环血量减少通过兴奋入球小动脉牵张感受器、致密斑感受器、交感神经，使近球细胞肾素分泌增加，进而导致血管紧张素 II 水平上调和醛固酮水平上调。醛固酮具有保钠、保水、排钾的功能。ANP 分泌的主要刺激是心房扩张，ANP 具有利钠、利尿、拮抗 ADH 和 RAAS 的作用。

[选择题参考答案及解析]

1. D，正常成年人 24h 尿量在 1.5～2.5L。超过 2.5L 为多尿，少于 0.4L 为少尿，少于 0.1L 为无尿。

2. D，失血后，循环血量减少，对容量感受器的刺激减弱，反射性引起 ADH 释放增多，而 ANP 分泌减少。

3. D，静脉快速注入大量生理盐水后，血浆蛋白浓度降低，血浆胶体渗透压降低；血容量增加。

4. D，RAAS 系统激活会导致尿量减少。

5. B，剧烈运动会导致肾血管收缩，肾血流量明显减少引起尿量下降。

6. A，致密斑感受小管液中 NaCl 含量的变化，把信息传递给球旁细胞，球旁细胞合

成、储存和释放肾素。

7. A，破坏视上核和室旁核会导致 ADH 合成分泌减少。

8. A，肾交感神经兴奋，释放去甲肾上腺素与血管平滑肌α受体结合引起肾血管收缩，入球小动脉比出球小动脉收缩更明显。

9. C，血容量增加使心房壁牵拉增强，刺激心房肌细胞释放 ANP。

10. C，醛固酮瘤患者血液醛固酮水平高，主要作用于远曲小管和集合管保钠排钾。

11. C，醛固酮保钠保水，过多会导致水钠潴留，血容量增加引发继发性高血压。

12. E，醛固酮保钠保水，过少会导致低血钠、高血钾、轻度酸中毒和细胞外液量减少。

第五节　清除率/肾功能检测

[**案例 1**]　某患者，男，45 岁，肾内科住院检查内生肌酐清除率，遵医嘱连续 3 天低蛋白饮食，禁食肉类，避免剧烈活动，于第三天早晨 8 时排尿弃去，然后再收集 24 小时尿液送检。

[**单项选择题**]

1. 清除率是指（　　）
   A. 两肾在单位时间内完全清除某种物质的血浆毫升数
   B. 单侧肾在单位时间内完全清除某种物质的血浆毫升数
   C. 两肾在单位时间内完全清除某种物质的超滤液毫升数
   D. 单侧肾在单位时间内完全清除某种物质的超滤液毫升数
   E. 两肾在单位时间内完全清除某种物质的尿液毫升数

2. 能准确用于测定肾小球滤过率的物质是（　　）
   A. 酚红　　　　　　　　　　　　　B. 肌酐
   C. 碘锐特　　　　　　　　　　　　D. 菊粉
   E. 对氨基马尿酸

3. 该患者测定内生肌酐清除率前的饮食活动要求的主要原因是（　　）
   A. 避免影响肾小球滤过率　　　　　B. 避免影响肾血浆流量
   C. 避免产生内生肌酐　　　　　　　D. 避免产生外源肌酐
   E. 避免影响尿量

4. 某物质在肾动脉里有一定浓度，而在肾静脉里浓度为零，该物质的清除率为（　　）
   A. 等于零　　　　　　　　　　　　B. 等于肾小球滤过率
   C. 等于每分钟肾血浆流量　　　　　D. 等于每分钟肾血流量
   E. 等于滤过分数

5. 正常情况下葡萄糖的清除率为（　　）
   A. 等于零　　　　　　　　　　　　B. 等于肾小球滤过率

  C. 等于每分钟肾血浆流量   D. 等于每分钟肾血流量

  E. 等于滤过分数

6. 某物质清除率大于肾小球滤过率，说明该物质( )

  A. 肾小管能不分泌但能重吸收该物质

  B. 肾小管能不能分泌也不能重吸收该物质

  C. 肾小管能分泌但不能重吸收该物质

  D. 肾小管能分泌但不确定能否重吸收该物质

  E. 肾小管能重吸收但不确定能否分泌该物质

[生理学知识点]

  两肾在单位时间内能将一定毫升血浆中所含的某种物质完全清除，这个能完全清除某物质的血浆毫升数就称为该物质的清除率（clearance rate，C）。清除率能反映肾对不同物质的排泄能力，是一个较好的肾功能测定方法。但实际上，清除率更能反映的是每分钟内所清除的某种物质的量来自多少毫升血浆。

    清除率=尿中该物质的浓度×每分尿量/血浆中该物质的浓度

[选择题参考答案及解析]

  1. A，两肾在单位时间内完全清除某物质的血浆毫升数就称为该物质的清除率。

  2. D，菊粉被肾小球自由滤过，不被重吸收和分泌。菊粉和内生肌酐可以用于测定肾小球滤过率。

  3. D，肌肉中磷酸肌酸的代谢产物，称为内生肌酐，从食物摄入的称为外源性肌酐。内生肌酐在体内产生较为恒定，尿液中排出的量也较为稳定。在内生肌酐清除率检测前应避免外源性肌酐的摄入。

  4. C，肾静脉该物质浓度为0说明该物质从血浆全部被清除，清除率就等于每分钟肾血浆流量。

  5. A，正常情况下，从肾小球滤过的葡萄糖全部被肾小管重吸收。

  6. D，不能排除该物质被重吸收，可能分泌量大于重吸收量，清除率依然高于肾小球滤过率。

第六节　尿的排放/尿失禁

[案例1] 某患者，男，28岁，车祸中胸部脊椎折断，休克后出现尿失禁。

[单项选择题]

1. 排尿反射的初级中枢位于( )

  A. 大脑皮层   B. 脑干

  C. 延髓   D. 骶髓

  E. 腰髓

2. 该患者出现尿失禁的原因是( )

　　A. 肾生成大量尿液

　　B. 脊髓的排尿中枢受到损害

　　C. 脊髓的排尿反射弧不完整

　　D. 脊髓的排尿中枢失去了高级中枢的控制

　　E. 膀胱壁感受器失活

3. 该患者排尿的情况是( )

　　A. 膀胱内有尿就排　　　　　　B. 膀胱充盈到一定程度就排

　　C. 环境适宜就排　　　　　　　D. 产生尿意就排

　　E. 产生尿意，环境适宜就排

4. 盆神经或骶段脊髓受损会出现的现象是( )

　　A. 尿失禁　　　　　　　　　　B. 血尿

　　C. 蛋白尿　　　　　　　　　　D. 溢流性尿失禁

　　E. 尿潴留

[生理学知识点]

尿液通过反射性活动经尿道排出体外。当膀胱充盈到一定程度（400～500mL 或以上），膀胱壁的牵张感受器受到刺激而兴奋，冲动沿盆神经传入，到达骶髓的排尿反射初级中枢；同时，冲动也上传到脑干和大脑皮层的排尿高位中枢；产生排尿欲。排尿反射进行时，冲动沿盆神经传出，引起逼尿肌收缩、尿道内括约肌弛，于是尿液进入尿道，并刺激尿道的感受器，冲动沿传入神经再次传到脊髓排尿中枢，进一步加强其活动，使尿道外括约肌开放，尿液排出体外。尿液对尿道的刺激可进一步反射性地加强排尿中枢活动。这是一个正反馈过程，它使排尿反射一再加强，直至膀胱内的尿液排完为止。

[选择题参考答案及解析]

1. D，排尿反射的初级中枢在骶髓。

2. D，该患者胸部脊椎折断，骶段脊髓与高位中枢失去联系。

3. B，该患者初级排尿中枢不能得到高位中枢的控制，不能产生尿意，但是脊髓排尿反射的反射弧完好，膀胱尿液充盈到一定程度刺激初级排尿中枢，完成排尿。

4. E，盆神经或骶段脊髓受损排尿反射不发生，膀胱松弛扩张，尿液滞留膀胱内，导致尿潴留。

（童 攒）

第九章　感觉器官的功能

⋯⋯◈ 学习目标 ◈⋯⋯

[基础知识]

（1）掌握感受器的一般生理特性，感觉通路中的信息编码和处理；躯体感觉的分类、痛觉的生理意义、内脏痛的特点、牵涉痛的概念；眼折光系统的光学特征、简化眼、眼的调节，视网膜感光换能系统，视杆细胞的感光换能机制，视力、暗适应与明适应，视野；声波传入内耳的途径、基底膜的振动与行波理论；前庭器官的适宜刺激与生理功能。

（2）熟悉感觉产生的基本过程，触觉阈与两点辨别阈的概念，色觉的基本原理，人耳的听阈和听域，中耳的增压作用，耳蜗的感音换能机制，耳蜗内电位与微音器电位，前庭姿势调节反射与自主神经反应，眼震颤，嗅觉、味觉感受器及其一般生理特点。

[临床能力]

熟悉临床常见牵涉痛的体表部位，视力、盲点、视野与听力等的检测方法。

⋯⋯◈ 本章概要 ◈⋯⋯

感觉是客观物质世界在脑的主观反映，是机体赖以生存的重要功能之一。感受器或感觉器官是感觉产生的第一站。人体感受器多种多样，但大多有共同的生理特性，包括适宜刺激、换能作用、编码功能以及适应现象等。躯体感觉包括触-压觉、本体感觉、温度觉和痛觉等。内脏感觉主要是痛觉，包括内脏痛和牵涉痛。视觉是人们从外部获得信息的最主要途径，其外周感觉器官是眼。来自外界物体的光线经眼的折光系统在视网膜上成像，再由视网膜的感光系统进行换能和初步加工处理，然后由视神经传入视皮层，形成视觉。听觉器官由外耳、中耳和内耳耳蜗组成，外耳和中耳的功能是传音增压，耳蜗的功能是感音换能。平衡感觉（位置觉和运动觉）的感受器是前庭器官，包括椭圆囊、球囊和半规管。前两者的适宜刺激是直线加速运动，后者的适宜刺激是正、负角加速度运动。嗅觉感受器的适宜刺激是嗅质。人类可分辨和记忆的嗅质约 1 万种。嗅觉具有群体编码的特性。人类对不同嗅质的嗅觉阈值不同，且嗅觉适应快。味觉感受器主要分布在舌背部的表面和舌缘，其适宜刺激是味质。人类基本的味觉有五种。人舌不同部位的味蕾对不同味质的敏感程度不一。

第一节 感觉概述/无痛症

[案例1] 某患者，女，3岁，因双足反复肿胀2月入院。父母诉说患者自出生以来遭烫伤、磕伤后从不哭闹，且经常咬伤自己的手指。查体可见双手手背、手指多处损伤疤痕、双足足背肿胀、发红，无压痛。初步诊断为先天性无痛症。

[单项选择题]

1. 下列关于感觉的叙述中**错误**的是(   )
   A. 感觉是客观物质世界在脑的主观反映
   B. 通过感觉可使机体不断适应内、外环境的变化
   C. 感受器或感觉器官是感觉产生的第一站
   D. 感觉多种多样，缺乏某种对机体无影响
   E. 感觉传入冲动并非都能引起主观感觉

2. 下列各项中**不**属于特殊感觉器官的是(   )
   A. 眼   B. 耳
   C. 前庭   D. 嗅上皮
   E. 肌梭

3. 下列关于特殊感官特性的描述中**错误**的是(   )
   A. 多具有辅助结构   B. 对适宜刺激敏感
   C. 均有换能作用   D. 均有信息编码功能
   E. 均不易适应

4. 下列关于感受器电位的描述中**错误**的是(   )
   A. 以电紧张方式扩布   B. 为一种局部电位
   C. 是一种去极化电位   D. 为非"全或无"式
   E. 可以总和

5. 恒定强度刺激虽持续作用感受器，但相应感觉神经传入冲动频率逐渐下降的现象称为(   )
   A. 疲劳   B. 适应
   C. 抑制   D. 传导阻滞
   E. 衰减传导

6. 下列感受器属于快适应感受器的是(   )
   A. 环层小体   B. 颈动脉窦压力感受器
   C. 颈动脉体化学感受器   D. 肌梭
   E. 关节囊感受器

7. 下列关于感觉编码功能的叙述中**错误**的是(   )
   A. 刺激强度可通过传入神经的神经冲动频率编码
   B. 较强的刺激可募集到感受野中更多的感受器

C. 特定感觉信号有专用的通路传至中枢特定的部位

D. 中枢感觉神经元感受野越大，感觉分辨能力越强

E. 感觉通路中的侧向抑制可加大刺激中心区与周边区的差距

8. 下列各种感受器中与本体感觉的产生**无关**的是(　　)

    A. 肌梭   B. 腱器官

    C. 关节囊感受器   D. 环层小体

    E. 痒觉感受器

9. 皮肤触-压觉感受器分布最密的部位是(　　)

    A. 手指尖   B. 手掌

    C. 头面部   D. 躯干

    E. 四肢

10. 人体触觉感受器两点辨别阈最大的部位是(　　)

    A. 指尖   B. 嘴唇

    C. 鼻   D. 脸

    E. 背

11. 下列关于温度觉的描述正确的是(　　)

    A. 皮肤上热感受器多于冷感受器

    B. 传入纤维都是 Aδ 类纤维

    C. 感受器的适宜刺激是温度差

    D. 感受器在常温下不易适应

    E. 当皮肤温度超过 80℃时热觉才转为痛觉

[**案例 2**] 某患者，男，68 岁，因夜间突发胸闷伴左上臂疼痛就诊，心电图检查提示心绞痛。

[单项选择题]

12. 下列关于快痛与慢痛的描述中正确的是(　　)

    A. 快痛与慢痛同时出现，慢痛持续时间长

    B. 定位都很明确，慢痛呈烧灼样感觉

    C. 传入纤维都是 C 类纤维，但传导慢痛的纤维更细

    D. 皮层投射区分别位于第一和第二感觉区

    E. 许多痛觉纤维经非特异投射系统投射到大脑皮层的广泛区域

13. 内脏感觉主要是(　　)

    A. 触-压觉   B. 本体感觉

    C. 热觉   D. 冷觉

    E. 痛觉

14. 内脏痛的特点**不包括**(　　)

    A. 定位不明确   B. 发生缓慢

C. 持续时间较长　　　　　　　　D. 对牵拉刺激不敏感

E. 常伴有不愉快情绪

15. 患者左上臂疼痛属于（　　）

    A. 皮肤痛　　　　　　　　　　B. 深部痛

    C. 肌肉痛　　　　　　　　　　D. 关节痛

    E. 牵涉痛

16. 牵涉痛是指（　　）

    A. 内脏病变引起的相邻内脏发生疼痛

    B. 内脏病变引起的远隔内脏发生疼痛

    C. 内脏病变引起的邻近体腔壁骨骼肌痉挛和疼痛

    D. 内脏病变引起的远隔体表部位发生疼痛

    E. 体表病变引起的远隔内脏发生疼痛

17. 以下关于牵涉痛的描述中正确的是（　　）

    A. 牵涉痛为患病内脏周边区的痛觉过敏

    B. 体腔壁痛是牵涉痛的一种表现

    C. 牵涉痛的放射部位具有一定的规律性

    D. 所有内脏痛都有牵涉痛的表现

    E. 牵涉痛是疾病预后不良的征兆

18. 以会聚学说和易化学说解释牵涉痛的主要依据是（　　）

    A. 病区与放射部位源于相同胚胎节段和皮节

    B. 体表局部麻醉不能取消剧烈的牵涉痛

    C. 体表局部麻醉可消除轻微的牵涉痛

    D. 脊髓后角存在调控痛觉传入的"闸门"

    E. 感觉传入通路中存在辐散式和聚合式联系

[生理学知识点]

感受器是分布在机体体表或组织内部的专门感受内、外环境变化（即刺激）的结构或装置。按结构可分为简单感受器（游离感觉神经末梢）、复杂感受器（被膜样结构包绕的感觉神经末梢）与感觉器官（特殊分化的感受细胞+附属结构）。各种刺激首先作用于不同的感受器并被转化成感觉神经的传入冲动，通过专用的通路抵达大脑的特定区域，经整合处理产生相应的感觉。感觉传入冲动是否引起主观意识取决于感觉信息到达的中枢部位。感受器分类方法有多种，除按结构分类外还可按接受的刺激来源或性质分类。

感受器通常有其适宜刺激，即只对某种特定形式的刺激最敏感。适宜刺激引起感受器兴奋同样需要达到感觉阈值，包括强度阈值、时间阈值与面积阈值。感受器有换能作用，可将作用于它们的特定形式的刺激能量转换为传入神经的动作电位。在换能过程中，感受器先将刺激能量转换成感受器电位与发生器电位，再在感觉神经的第一个郎飞结或轴突始段产生动作电位。感受器电位与发生器电位均为非"全或无"式局部电位，可发生总和并以电紧张形式沿细胞膜作短距离扩布，其幅度与刺激强度成正比。感受器电位或发生器电位只有使传入神经产生"全或无"式的动作电位才标志感受器换能作用的完成。感受器有编码功能，可将刺激所包含的环境变化信息（刺激的类型、部位、强度和持续时间）转移到动作电位的序列中。编码刺激的部位是感受器的感受野（一个感觉轴突及其所有外周分支即感觉单位的空间范围）。感觉单位的感受野之间通常重叠交错，可参与刺激强度的编码。刺激的强度和持续时间由感受器电位的幅度和时程以及被激活的感受器数目来反映。当恒定强度的刺激持续作用于感受器时，其传入神经纤维动作电位的频率并非保持不变而是逐渐下降，此即感受器的适应。适应有快有慢，快适应感受器（环层小体、麦斯纳小体）对刺激变化敏感，有利于机体接受新的刺激；慢适应感受器（梅克尔盘、鲁菲尼小体、肌梭、关节囊感受器，颈动脉窦压力感受器、颈动脉体化学感受器等）可持续监测机体的功能状态。适应并非疲劳，增加刺激强度又可引起传入冲动增加。

感觉通路对刺激类型的编码体现在两方面：不同类型感觉和刺激类型与其对应的感受器有关；感觉的产生遵循特异神经能量定律，即在一个特定的感觉通路中，不管通路的活动如何引起或是由哪一部分产生，所引起的感觉等同于该通路的感受器在生理情况下兴奋所引起的感觉。感觉通路中也有感受野，其大小与感受器的分布密度有关。在同一感觉系统中，刺激强度不仅由传入神经的冲动频率编码，还可通过兴奋的神经纤维数目编码。感觉通路中的侧向抑制可提高感觉的空间分辨能力。

躯体感觉包括位于皮肤的浅感觉（触压觉、痛温觉）与位于肌肉关节等处的深感觉（位置觉、运动觉），其初级传入神经元的中枢突发出两类分支：一类分支直接或间接与运动神经元联系构成反射弧，另一类分支经多级神经元接替后向大脑皮层投射信息产生相应感觉。触压觉感受器的适宜刺激是机械刺激，其敏感度可用触觉阈（引起触觉的最小压陷深度）和两点辨别阈（人体能分辨两个刺激点的最小距离）衡量。温度觉指由热感受器与冷感觉器引起的热觉和冷觉。温度感受器在皮肤上呈点状分布，冷点多于热点，适宜刺激是皮肤温度的变化。目前发现瞬时受体电位离子通道是温度的分子探测器。痛觉是一种与组织损伤有关的感觉、情感、认知和社会维度的痛苦体验。痛觉感受器是游离神经末梢，不存在适宜刺激，任何形式的刺激只要达到对机体伤害的程度均可使之兴奋，且不易发生适应，故痛觉对机体具有保护意义。躯体痛包括体表痛与深部痛。传导痛觉信息的神经纤维有两类：Aδ类纤维与C类纤维，分别引起快痛与慢痛，二者的差别见表9-1。

表 9-1　　　　　　　　　　　　　**快痛与慢痛的比较**

	快痛	慢痛
发生与消失	快	慢
疼痛性质	锐痛（刀割或针刺样）	钝痛（烧灼样）
定位	准确	不准确
传入神经纤维	Aδ 类纤维	C 类纤维
皮层投射部位	体表第一、二感觉区	扣带回
不愉快情绪	不明显	明显伴有

　　内脏感觉是由内脏感受器受到刺激后，经内脏神经传至各级中枢神经系统产生的主观感受。内脏感受器的适宜刺激是体内的自然刺激，如肺的牵张、血压的升降、血液的酸度等。抵达脊髓或脑干的内脏传入信息可产生无意识的反射性调节以保证脏器的正常活动，抵达大脑皮层的内脏传入信息则形成有意识的主观感觉。内脏感觉主要是痛觉，内脏痛的特点：①定位不准确（最主要的特点）；②发生缓慢，持续时间较长；③中空脏器如胃、肠、胆囊和胆管等对扩张性刺激与牵拉性刺激敏感，但对切割、烧灼等刺激不敏感；④常伴情绪反应与自主神经活动的改变。内脏痛可分为真脏器痛与体腔壁痛，前者由脏器本身活动状态或病理变化引起，后者由脏器疾患刺激邻近体腔壁浆膜或骨骼肌痉挛而产生。某些内脏疾病可引起远隔体表部位发生疼痛或痛觉过敏，称为牵涉痛。发生牵涉痛的部位与疼痛原发内脏具有相同胚胎节段和皮节来源，均受同一脊髓节段的背根神经节支配。会聚学说与易化学说常用于解释牵涉痛的发生。前者认为，来自内脏和体表的痛觉传入纤维在感觉传导通路的某处会聚，终止于共同的神经元，通过共同的通路上传。由于中枢更习惯于识别体表信息，常将来自内脏的痛觉信息误判为体表痛。后者认为，来自患病内脏的冲动可提高邻近躯体感觉神经元的兴奋性，通过易化作用使平常不至于引起疼痛的刺激信号变为致痛信号，产生牵涉痛。临床常见的牵涉痛有助于内脏疾病的诊断，常见部位见表9-2。

表9-2　　　　　　　　　　　　　临床常见内脏疾病牵涉痛的体表部位

内脏疾病	常见牵涉痛体表部位
心肌缺血	心前区、左肩和左上臂
胆囊炎、胆石症	右肩胛区
胃溃疡、胰腺炎	左上腹、肩胛间
阑尾炎早期	上腹部或脐周
肾或输尿管结石	腹股沟区

[选择题参考答案及解析]

1. D，感觉缺乏使机体不能躲避危险，引起伤害，甚至危及生命。
2. E，肌梭属于复杂感受器。
3. E，特殊感觉的感受器适应同样有快有慢，如嗅觉易适应。
4. C，感受器电位也可是超极化电位，如感光细胞的感受器电位。
5. B，感受器的适应现象定义。
6. A，环层小体内液体重新分布，解除机械刺激，适应快。
7. D，中枢感觉神经元感受野越大，感觉分辨能力越弱。
8. E，痒觉感受器感受伤害性刺激，不参与运动觉与位置觉。
9. A，手指尖触压觉感受器感受野小、分布密度高。
10. E，两点辨别阈指将两个点状刺激同时或相继触及皮肤时人体能分辨出这两个刺激点的最小距离，背部皮肤触觉感觉器感受野大，分布密度低，分辨能力差。

11. C，温度感受器感受的是温度差。

12. E，两类痛觉的比较，快痛产生快、定位明确、传入纤维为 Aδ 类，皮层投射区为第一和第二感觉区；慢痛产生慢、定位不明确、传入纤维为 C 类、主要投射到扣带回。

13. E，内脏中有痛觉感受器，但无本体感受器，所含温度觉与触-压觉感受器也很少。

14. D，中空内脏器官壁感受器对扩张性刺激与牵拉刺激十分敏感。

15. E，心肌缺血时常发生心前区、左肩和左上臂疼痛。

16. D，牵涉痛的概念。

17. C，牵涉痛的放射部位具有规律性，故对内脏疾病的诊断具有临床意义。

18. A，发生牵涉痛的部位与疼痛原发内脏具有相同胚胎节段和皮节来源，它们都受同一脊髓节段的背根神经支配。

第二节　视觉/近视与远视

[案例 1] 某患者，女，14 岁，中学生，因近期看不清黑板而就诊于眼科，视力检测左眼 4.5、右眼 4.6，眼底检查无明显异常。

[单项选择题]

1. 下列关于视力的叙述中**错误**的是（　　）
   A. 指眼能分辨物体两点间最小距离的能力
   B. 可用视网膜物像的大小表示
   C. 可用物体的大小表示　　　　　　　　D. 常用视角的倒数表示
   E. 正常人眼的视力是有限的

2. 下列关于简化眼的叙述中**错误**的是（　　）
   A. 简化眼与正常眼折光系统折光效果相同
   B. 简化眼为一双球面折光体
   C. 简化眼折射率为 1.333
   D. 通过简化眼节点的光线不发生折射
   E. 简化眼方便计算不同远近物体在视网膜上成像的大小

3. 正常人眼入射光线的折射主要发生在（　　）
   A. 角膜前表面　　　　　　　　　　　B. 角膜后表面
   C. 晶状体前表面　　　　　　　　　　D. 晶状体后表面
   E. 玻璃体前表面

4. 人眼视近物时使物体成像聚焦在视网膜上的主要调节活动是（　　）
   A. 角膜曲率半径变小　　　　　　　　B. 晶状体前表面的曲率半径变小
   C. 晶状体后表面的曲率半径变小　　　D. 眼球前后径变小
   E. 房水折光系数增高

5. 可用于表示眼的最大调节能力的指标是( )

    A. 瞳孔大小   B. 近点

    C. 远点   D. 视网膜像的大小

    E. 视角的大小

6. 下列关于近视眼的叙述中**错误**的是( )

    A. 可由眼球前后径过长引起   B. 可由眼的折光力过强引起

    C. 平行光线聚焦于视网膜前   D. 近点较正常眼更远

    E. 可用凹透镜纠正

[**案例 2**] 某近视患者，女，45 岁，近两年来戴近视眼镜看书字迹模糊，将书移远能看清。眼科检查诊断为：①近视；②老视；③散光。

[**单项选择题**]

7. 引起老视的原因是( )

    A. 角膜曲率增加   B. 晶状体透明度减小

    C. 晶状体弹性变弱   D. 眼球前后径变小

    E. 房水折光系数降低

8. 视近物和远物均需要眼进行调节的折光异常是( )

    A. 近视   B. 远视

    C. 散光   D. 老视

    E. 斜视

9. 规则散光的主要原因是( )

    A. 眼球前后径过短   B. 眼球前后径过长

    C. 物像落在双眼视网膜非对称点上   D. 角膜表面不同径线曲率不等

    E. 眼压过高

10. 由房水循环障碍引起的眼压升高、视力下降称为( )

    A. 近视眼   B. 远视眼

    C. 散光眼   D. 老视眼

    E. 青光眼

11. 眼的近反射调节包括( )

    A. 晶状体变凸，瞳孔缩小与视轴会聚   B. 晶状体变凸，瞳孔扩大与视轴会聚

    C. 晶状体变扁，瞳孔缩小与视轴会聚   D. 晶状体变扁，瞳孔扩大与视轴会聚

    E. 晶状体变凸，瞳孔缩小与视轴离散

[**案例 3**] 某患者，男，35 岁，因车祸致全身多处骨折，现场检测患者瞳孔对光反射消失，脉搏微弱，被紧急送往附近医院。

[单项选择题]

12. 光照正常人左眼时双眼瞳孔变化应是(　　)

    A. 左眼瞳孔缩小，右眼瞳孔不变　　B. 左眼瞳孔缩小，右眼瞳孔扩大

    C. 双眼瞳孔均缩小　　D. 双眼瞳孔均扩大

    E. 双眼瞳孔均不变

13. 瞳孔对光反射的中枢位于(　　)

    A. 延髓　　B. 脑桥

    C. 丘脑外侧膝状体　　D. 中脑

    E. 枕叶皮层

[案例 4] 某患者，女，56 岁，晨起突发视物时物像震颤，前往眼科急诊检查视力急剧下降，眼底检查提示视网膜脱离。

[单项选择题]

14. 视网膜中的神经组织**不包括**(　　)

    A. 色素上皮层　　B. 感光细胞层

    C. 双极细胞层　　D. 神经节细胞层

    E. 视神经纤维

15. 下列各项中**不**是视网膜色素上皮功能的是(　　)

    A. 防止强光影响视觉　　B. 保护感光细胞

    C. 为感光细胞提供营养　　D. 吞噬感光细胞脱落的膜盘和代谢产物

    E. 合成视紫红质

16. 视网膜脱离是指(　　)

    A. 视网膜与脉络膜的分离

    B. 视网膜色素上皮层与神经层的分离

    C. 视网膜感光细胞层与双极细胞层的分离

    D. 视网膜双极细胞层与神经节细胞层的分离

    E. 视网膜神经节细胞层与视神经纤维层的分离

[案例 5] 某患儿，男，9 岁，3 岁起随奶奶生活在山区。近日外出打工回乡的父母发现其夜间视物困难。临床诊断为夜盲症。

[单项选择题]

17. 以下各项中描述与视杆细胞**无关**的是(　　)

    A. 主要分布在视网膜中央凹　　B. 感光色素为视紫红质

    C. 司晚光觉　　D. 对光敏感度高

    E. 可分辨明暗

18. 夜盲症发生的原因是(　　)

A. 视紫红质过多   B. 视紫红质缺乏

C. 顺型视黄醛过多   D. 视蛋白合成障碍

E. 视紫蓝质合成过多

19. 下列关于视杆细胞的感光换能机制叙述中**错误**的是( )

A. 外段视紫红质密集

B. 外段是进行光-电转换的关键部位

C. 视紫红质受光照射分解后改变细胞膜的离子通透性

D. 光照时 Na^+ 由膜外向膜内流动

E. 感受器电位为超极化电位

20. 下列关于视杆细胞暗电流的叙述中**错误**的是( )

A. 主要存在于暗环境中   B. 主要成分是内向的 Na^+ 流

C. 由胞质中 cGMP 门控   D. 可使膜发生去极化

E. 增大时引发感受器电位

21. 视杆细胞感受器电位的始动因素是( )

A. 视紫红质的分解   B. 转导蛋白活化

C. 磷酸二酯酶激活   D. cGMP 的大量降解

E. 钠通道关闭

22. 视杆细胞感受器电位的产生机制是( )

A. 暗电流减小，非门控性 K^+ 外流维持不变

B. 暗电流增大，非门控性 K^+ 外流维持不变

C. 暗电流减小，非门控性 K^+ 外流增大

D. 暗电流减小，非门控性 K^+ 外流减小

E. 暗电流增大，非门控性 K^+ 外流增大

23. 人眼暗适应过程的实质是( )

A. 色素上皮伪足样突起回缩   B. 光感受器的适应

C. 瞳孔扩大   D. 视野增大

E. 视色素合成增加

24. 人眼明适应产生的机制是( )

A. 视锥色素的合成增加   B. 视锥细胞对光的敏感度增加

C. 视杆细胞对光的敏感度增加   D. 视紫红质大量分解

E. 视锥色素在视紫红质迅速分解后发挥其感光功能

[**案例 6**] 某患者，男，18 岁，高考前体检双眼视力均为 5.0，但色觉检测结果提示绿色盲。

[**单项选择题**]

25. 视网膜中央凹对光的感受分辨力高的结构基础是( )

A. 感光细胞兴奋性高   B. 感光细胞中感光色素含量高

　　C. 纵向信息传递系统呈单线联系　　　D. 水平细胞的侧向抑制

　　E. 感光色素大量处于合成状态

26. 视网膜存在生理性盲点的原因是(　　　)

　　A. 该处感光细胞数量少　　　　　　　B. 该处感光细胞所含视色素不足

　　C. 该处视色素处于分解状态　　　　　D. 该处缺乏合成视色素的酶

　　E. 该处为视神经的始端，无感觉细胞

27. 依据三原色学说，视网膜视锥细胞特别敏感的颜色是(　　　)

　　A. 红、绿、蓝　　　　　　　　　　　B. 红、黄、蓝

　　C. 红、白、绿　　　　　　　　　　　D. 红、黄、绿

　　E. 红、白、蓝

28. 下列关于色盲的叙述中**错误**的是(　　　)

　　A. 是对全部颜色或某些颜色缺乏分辨能力的色觉障碍

　　B. 属于遗传缺陷病

　　C. 红色盲患者不能识别红色和绿色　　D. 绿色盲患者仅不能识别识别绿色

　　E. 蓝色盲患者不能识别蓝色和黄色

[案例 7] 某患者，女，63 岁，晨起发现视力明显下降，眼科检查发现双眼颞侧视野缺失。

[单项选择题]

29. 下列各种结构中若损害可导致两颞侧视野丧失（双颞侧偏盲）的是(　　　)

　　A. 视交叉　　　　　　　　　　　　　B. 右侧视神经

　　C. 左侧视神经　　　　　　　　　　　D. 右侧视束

　　E. 左侧视束

30. 以不同颜色目标物检测视野，视野**最小**的目标物颜色是(　　　)

　　A. 白色　　　　　　　　　　　　　　B. 蓝色

　　C. 黄色　　　　　　　　　　　　　　D. 红色

　　E. 绿色

[生理学知识点]

　　人眼的适宜刺激是 380~760nm 波长的电磁波（可见光）。眼由折光系统（角膜、房水、晶状体和玻璃体）和感光系统（视网膜）组成。入眼光线的折射主要发生在角膜前表面。因折光系统各组分的折射率与前、后表面的曲率不等，且晶状体的曲率可调等，使其光学系统相当复杂，生理学中常用与正常人眼折光系统等效的简化眼模型来计算不同远近物体在视网膜上成像的大小。简化眼是一个前后径为 20mm 的单球面折光体，折射率为1.333，节点位于前表面后方 5mm，后主焦距位于视网膜。视力（视敏度）是指人眼对物体细微结构的分辨能力，可用视网膜像的大小来衡量，常用视角的倒数表示。正常人眼的

视力有一定限度，若视网膜像小于 $4.5\mu m$ （单个视锥细胞的平均直径），不能产生清晰的视觉。

当眼看远物（6m 以外）时，来自物体的光线不需要经过正常眼折光系统的调节即可在视网膜上形成清晰的物像。人眼不作任何调节时所能看清物体的最远距离，称为远点。当眼看近物（6m 以内）时，来自物体的光线需经眼的近反射调节方能在视网膜上形成清晰的物像。眼的近反射调节包括晶状体变凸、瞳孔缩小与视轴会聚。其中，最主要的是晶状体变凸，即晶状体的调节。其调节过程为：视觉中枢对模糊视觉信息分析整合后发出的下行指令依次经中脑正中核→动眼神经缩瞳核→动眼神经→睫状神经节→睫状神经→睫状肌（收缩）→悬韧带松弛→晶状体变凸（前凸为主）→折光力增强→物像前移，视网膜像变清晰。晶状体的弹性有限度，故其调节能力也有限度，其最大调节能力可用眼能看清物体的最近距离即近点来表示。近点距眼越近，说明晶状体弹性越好，调节能力愈强。近点随年龄增长而增大。老年人近点远、晶状体弹性小，眼的调节能力低，称为老视。老视眼看远物与正常眼无异。视近物时双眼瞳孔缩小，称为瞳孔近反射或瞳孔调节反射，由缩瞳核的副交感神经纤维支配的虹膜环形肌收缩引起，可减少折光系统的球面相差与色相差。视近物还可通过内直肌的收缩引起双眼视轴向鼻侧会聚，称为辐辏反射或会聚反射，其生理意义在于避免复视。通过调节瞳孔的大小可以控制不同强度光照环境下进入眼内的光量，该反射为双侧性，反射中枢在中脑，临床上常用之作为判断麻醉深度与病情危重程度的指标。

正视眼不作任何调节即可看清远处物体，经过调节也能看清 6m 以内的物体。因眼的折光能力异常或眼球形态异常，不能使平行光线聚焦于未调节眼的视网膜上，称为非正视眼，包括近视、远视和散光，其发生原因与矫正方式见表9-3。

表 9-3 近视、远视与散光的原因及矫正方式

类型	原因	视物功能情况	矫正方式
近视	眼球前后径过长（轴性近视），折光系统折光能力过强（屈光性近视）	视远物不清（近点、远点均移近）	佩戴凹透镜
远视	眼球前后径过短（轴性远视），折光系统折光能力过弱（屈光性远视）	视物不清，视远物需调节、近物需更大程度调节（易疲劳，近点移远）	佩戴凸透镜
散光	角膜表面不同径线的曲率不等	平行光线不能聚焦于同一焦平面，视物不清或物像变形	佩戴柱面镜

视网膜包括色素上皮层和神经层。色素上皮细胞具有吸收光线、营养视网膜、参与感光物质代谢等功能。神经层主要含感光细胞、双极细胞、神经节细胞以及水平细胞和无长突细胞。感光细胞有视杆细胞与视锥细胞两种，各自与双极细胞、神经节细胞构成视杆系统与视锥系统。两大感光系统分别司暗（晚）光觉与明（昼）光觉，其结构、分布与功能等特点见表9-4。神经节细胞穿过视网膜的部位称为视神经乳头，此处无感光细胞，物体成像于此不会引起视觉，故又称为盲点。

表 9-4   视杆系统与视锥系统的比较

	视杆系统	视锥系统
感光细胞外段形态	圆柱状	圆锥状
感光细胞数量	多	少
感光细胞视网膜分布	周边部	中央凹
感光色素	视紫红质（1 种）	视锥色素（3 种）
纵向神经细胞组成	视杆细胞、双极细胞、神经节细胞	视锥细胞、双极细胞、神经节细胞
会聚程度	高	低，呈单线联系
功能与特点	晚光觉，不能分辨颜色；对光敏感性高但精细分辨率低	昼光觉，可分辨颜色；对光敏感性低但精细分辨率高

颜色视觉是视锥系统的功能，常用三原色学说与对比色学说加以解释。三原色学说主要阐述颜色信息在感光细胞水平的编码机制，认为视网膜中存在分别对红、绿、蓝三色光敏感的三种视锥色素，当某一波长的光作用于视网膜时，可以一定比例使三种视锥细胞产生不同程度的兴奋，传入信息在视觉中枢加工处理后产生某种特定颜色的视觉。三原色学说可较好地解释临床上色盲与色弱的现象。对比色学说则阐述颜色信息在光感受之后神经通路中的编码机制，认为红与绿，蓝与黄两两形成对比色，可解释视后像等颜色对比现象。

视网膜可初步处理视觉信息。视网膜中的感光细胞、双极细胞与神经节细胞依次为视觉通路的第一、二、三级感觉神经元，三者构成视觉信息传递的直接通路。而在这些细胞之间的水平细胞与无长突细胞分别对感光细胞-双极细胞和双极细胞-神经节细胞间的突触传递发挥调制作用。

视网膜中神经节细胞的轴突在视神经乳头处汇集穿过眼球后壁形成视神经，视神经中来自两鼻侧视网膜的纤维交叉投射形成视交叉，来自颞侧视网膜的纤维不交叉。左眼颞侧视网膜和右眼鼻侧视网膜的纤维汇集成左侧视束，投射到左侧丘脑的外侧膝状体；右眼颞侧视网膜和左眼鼻侧视网膜的纤维汇集成右侧视束，投射到右侧丘脑的外侧膝状体。左、右外侧膝状体各自经同侧膝状体距状束投射到位于枕叶皮层内侧面距状沟中下缘的初级视皮层。视觉通路的损伤可引起视野的缺损，临床上检查视野有助于眼部和中枢神经系统病变的诊断。

与视觉有关的生理现象除前面提到的视力、暗适应与明适应外，还有视野、双眼视觉和立体视觉、视后像和视觉融合现象等。视野指单眼固定地注视前方一点时，该眼所能看见的空间范围，其最大界限以它和视轴形成的夹角大小来表示。同一光照条件下，不同颜色的目标物测得的视野不同，从大至小依次为白、黄、蓝、红、绿。此外，面部结构也能影响视野大小。双眼视野有很大部分的重叠，故不会出现鼻侧盲区。人双眼视物时，两侧视网膜各形成一个完整物像，且位于两侧视网膜的对称点上，在主观上产生单一物体的视觉，称为单视。眼外肌瘫痪或眼球内肿瘤压迫等，可使物像落在两眼视网膜的非对称点，在主观上产生有一定程度重叠的两个物体的感觉，即复视。双眼视觉可以弥补单眼视野中的盲区，扩大视野并产生立体视觉，即主观上的被视物体的厚度和空间的深度或距离等感觉。视后像指注视光源或较亮物体后闭眼仍能感觉到相似光斑的主观视觉。视觉融合现象是指用闪光重复刺激人眼的闪光频率达到一定程度时在主观上产生连续光感的现象，可反映视觉器官的时间分辨特性。电影和电视就是根据这一原理设计的。

[选择题参考答案及解析]

1. C，不同大小物体在视网膜成像大小与物体远近有关，故不能用于判断视力。

2. B，简化眼为单球面折光体。

3. A，眼的折光系统中，角膜前表面的曲率半径最小，曲度最大，因此光线折射主要发生在此。

4. B，晶状体前表面的曲率变化最大，视近物时半径变小，折光率增强。

5. B，近点是指人眼看近物时晶状体最大调节能力下能看清物体的最近距离，故可表示眼的最大调节能力。

6. D，近视眼近点较正常眼更近。

7. C，老视的概念。

8. B，远视近点远移，看近物和远物均需要眼的调节。

9. D，规则散光主要由角膜表面不同径线曲率不等引起。

10. E，青光眼的概念。

11. A，近反射的概念。

12. C，瞳孔对光反射的特点：双侧性。

13. D，瞳孔对光反射的反射弧。

14. A，视网膜的结构特征。

15. E，视紫红质在视杆细胞中合成。

16. B，视网膜脱离的概念。

17. A，视杆细胞分布于视网膜的周边部。

18. B，晚光觉由视杆系完成，而视杆细胞的感光色素是视紫红质，缺乏时影响夜间视物功能。

19. D，光照时控制钠通道开放的化学物质 cGMP 减少，通道关闭，暗电流减弱或停止。

20. E，暗电流增大时膜去极化程度加大。

21. A，视杆细胞视紫红质的视黄醛光照变构，视紫红质分解，启动光电转换。

22. A，视杆细胞感受器电位的产生主要是由暗电流减小或消失所致。

23. E，暗适应的机制是视色素合成增加。

24. E，明适应是因为视锥色素在视紫红质迅速分解后发挥其感光功能。

25. C，单线联系可提高分辨力。

26. E，视神经乳头处无感光细胞，光线落在此处无信息传入视皮层。

27. A，三种视锥细胞分别含对红、绿、蓝三色光敏感的视色素。

28. D，绿色盲患者也不能识别红色和绿色。

29. A，视觉传入通路的特点。

30. E，视野的大小与各类感光细胞在视网膜中的分布有关。

第三节　听觉/传音性或感音性耳聋

[**案例1**] 某患者，男，14 岁，感冒后出现耳痛、流脓、发热与听力下降。临床检查后诊断为①急性中耳炎；②鼓膜穿孔。

[**单项选择题**]

1. 人耳可感受的声音频率范围是(　　)
   A. 0~2000 Hz
   B. 0~20000 Hz
   C. 10~20000 Hz
   D. 20~20000 Hz
   E. 20~50000 Hz

2. 人耳的听阈是指(　　)
   A. 人耳能感受的声压范围
   B. 人耳能感受的声音的最大频率
   C. 人耳能感受的声音的最小频率
   D. 对于每一种频率的声波，人耳能感受的最大声波强度
   E. 对于每一种频率的声波，刚能引起人耳听觉的最小强度

3. 人耳最敏感的声波频率范围是(　　)
   A. 20~300 Hz
   B. 300~3000 Hz
   C. 1000~3000 Hz
   D. 1000~5000 Hz
   E. 5000~20000 Hz

4. 中耳传音的特点是(　　)
   A. 增加声压
   B. 降低声压
   C. 增加声频
   D. 降低声频
   E. 增加声压和声频

5. 正常情况下声波由鼓膜经听骨链到达卵圆窗膜的声压变化是(　　)
   A. 增加 1.3 倍
   B. 降低 1.3 倍
   C. 增加 17.2 倍
   D. 降低 17.2 倍
   E. 增加 22.4 倍

6. 与声波传导和感受无直接关系的结构是(　　)
   A. 鼓膜
   B. 听骨链
   C. 咽鼓管
   D. 基底膜
   E. 毛细胞

7. 声波传导的主要途径是(　　)
   A. 外耳道→鼓膜→听骨链→卵圆窗→耳蜗
   B. 外耳道→鼓膜→听骨链→圆窗→耳蜗

C. 外耳道→鼓膜→鼓室空气→卵圆窗→耳蜗

D. 外耳道→鼓膜→鼓室空气→圆窗→耳蜗

E. 颅骨→耳蜗骨壁→耳蜗

8. 患者出现听力下降最可能的原因是(　　)

A. 骨传导受损　　　　　　　　　B. 气传导受损

C. 鼓膜两侧气压不平衡　　　　　D. 炎症引起中耳皮下组织肿胀

E. 感音换能机制受损

[案例2] 某患者，男，16岁，平时喜听摇滚音乐，近来上课时听不清老师讲解内容。听力测试显示患者丧失2500Hz以上频率的听力，2500Hz以下频率听力基本正常。

[单项选择题]

9. 柯蒂器所在的部位是(　　)

A. 鼓膜　　　　　　　　　　　　B. 卵圆窗膜

C. 圆窗膜　　　　　　　　　　　D. 前庭膜

E. 基底膜

10. 下列关于声波振动引起耳蜗内的膜性结构运动的描述中正确的是(　　)

A. 卵圆窗内移→前庭膜上移、基底膜下移→圆窗膜外移

B. 卵圆窗内移→前庭膜和基底膜下移→圆窗膜外移

C. 卵圆窗内移→前庭膜和基底膜上移→圆窗膜外移

D. 卵圆窗内移→前庭膜下移、基底膜上移→圆窗膜内移

E. 卵圆窗内移→前庭膜和基底膜上移→圆窗膜内移

11. 下列关于基底膜振动与行波理论的叙述中**错误**的是(　　)

A. 振动从蜗底部基底膜向蜗顶传播

B. 每一频率声波在基底膜上都有一个特定的行波传播范围

C. 每一频率声波在基底膜上都有一个特定的行波最大振幅区

D. 在基底膜行波最大振幅区的毛细胞受到的刺激最强

E. 声波频率越高，行波传播越远

12. 下列关于耳蜗基底膜毛细胞感受器电位的叙述中正确的是(　　)

A. 是一种由 Na^+ 介导的去极化感受器电位

B. 是一种由 Ca^{2+} 介导的去极化感受器电位

C. 是一种由 K^+ 介导的去极化感受器电位

D. 是一种由 K^+ 介导的超极化感受器电位

E. 基底膜上移时毛细胞产生去极化感受器电位，反之为超极化感受器电位

13. 介导耳蜗基底膜毛细胞感受器电位的离子通道是(　　)

A. 电压门控通道　　　　　　　　B. 化学门控通道

C. 机械门控通道　　　　　　　　D. 质子门控通道

E. 漏通道

14. 下列关于耳蜗内电位的叙述中**错误**的是(　　)

    A. 指蜗管内淋巴的电位

    B. 以鼓阶外淋巴电位为参考零电位时为正值

    C. 产生和维持与蜗管外侧壁血管纹活动密切相关

    D. 耳蜗内正电位若不能维持可导致听力障碍

    E. 耳蜗内电位对基底膜的机械位移不敏感

15. 下列各项中**不是**耳蜗微音器电位特点的是(　　)

    A. 有阈值　　　　　　　　　　B. 无潜伏期

    C. 无不应期　　　　　　　　　D. 不易疲劳

    E. 无适应现象

16. 患者听力减退最可能的原因是(　　)

    A. 鼓膜受损　　　　　　　　　B. 听骨链受损

    C. 近蜗底部毛细胞受损　　　　D. 近蜗顶部毛细胞受损

    E. 听神经受损

[**生理学知识点**]

    人耳（听觉器官）的适宜刺激是 20~20000Hz 的声波。对于每一频率的声波，刚能通过人耳引起听觉的最小强度，称为听阈。在听阈以上继续增加强度，听觉的感受也相应增强，当强度增至某一限度时将引起鼓膜的疼痛感觉，这一限度称为最大可听阈。在人的听力曲线中听阈与最大可听阈所包含的面积称为听域。人耳最敏感的声波频率在 1000~3000Hz 之间，人的语言频率主要分布在 300~3000Hz 范围内。

    外耳和中耳是声波传入内耳的通道。外耳的耳廓有集音作用并可辨别声源方向。外耳道有传音和共振增压作用。中耳由鼓膜、听骨链、鼓室和咽鼓管等组成，其主要功能是将声波振动能量高效地传给内耳。其中，鼓膜和听骨链在声音传递过程中可使声波增压 22.4 倍，振幅约减小 1/4。鼓室内的鼓膜张肌和镫骨肌对内耳的感音装置有保护作用。咽鼓管可平衡鼓室内气压与外界大气压并维持鼓膜的正常位置和功能。

    声波可通过气传导和骨传导两条途径传入内耳，正常情况下以气传导为主。气传导的主要途径：外耳道→鼓膜→听骨链→卵圆窗→耳蜗。气传导还可通过鼓膜振动引起鼓室空气振动，再经圆窗膜传入耳蜗，但这一途径仅在听骨链运动障碍时才发挥一定作用。骨传导指声波直接作用于颅骨，经颅骨和耳蜗骨壁传入耳蜗，此途径效能低。当鼓膜或中耳病变引起传音性耳聋时，气传导明显受损，而骨传导不受影响甚至相对增强。当耳蜗病变引起感音性耳聋时，音叉试验显示气传导和骨传导均异常。临床上可通过检查患者气传导和骨传导是否正常来判断听觉异常的产生部位和原因。

    内耳耳蜗的功能是将传至耳蜗的机械振动转变为听神经纤维的传入冲动。耳蜗由一条骨质管围绕锥形骨蜗轴盘旋 $2\frac{1}{2} \sim 2\frac{3}{4}$ 周构成。耳蜗管被前庭膜和基底膜分成前庭阶（上）、蜗管（中）和鼓阶（下）三个管腔。螺旋器或柯蒂器（听觉感受器）位于基底膜上，由内、外毛细胞和支持细胞等组成。

当声波振动通过听骨链到达卵圆窗时，压力变化立即传给耳蜗内的淋巴液和膜性结构。当卵圆窗膜内移时，前庭膜和基底膜下移，鼓阶的外淋巴压迫圆窗膜使之外移；当卵圆窗膜外移时，整个耳蜗内的淋巴液和膜性结构做相反方向的移动，如此反复，形成振动。振动从基底膜底部开始，以行波的方式向蜗顶传播。声波频率越高，行波传播越近，最大振幅出现的部位越靠近蜗底；反之，声波频率越低，行波传播越远，最大振幅出现的部位越靠近蜗顶。每一声波在基底膜上都有一个特定的行波传播范围和最大振幅区，位于该区的毛细胞受到的刺激最强，与这部分毛细胞相联系的听神经纤维的传入冲动也就最多。来自基底膜不同部位的听神经纤维冲动传到听觉中枢的不同部位，就可产生不同音调的感觉。

当声波引起基底膜振动时，内、外毛细胞分别受淋巴液的流动与盖膜和基底膜间剪切力的作用下发生弯曲或偏转，引起纤毛顶部机械门控通道开放或关闭，K^+内流（主要）产生或终止，引发去极化或超极化感受器电位。内毛细胞的去极化感受器电位可激活细胞基底侧膜上的电压门控钙通道，引起Ca^{2+}内流，触发递质释放，进而引起听神经纤维产生动作电位并向听觉中枢传递。外毛细胞为耳蜗放大器，兴奋时加强基底膜的振动，提高内毛细胞对相应振动的敏感性。

耳蜗未受声音刺激时，以鼓阶外淋巴为参考零电位，毛细胞的静息电位为-70～-80 mV，而蜗管内淋巴的电位（耳蜗内电位或内淋巴电位）为+80mV。因毛细胞顶端膜浸浴在内淋巴液中，故毛细胞顶端膜两侧电位差可达-150～-160 mV。耳蜗内电位与蜗管外侧壁血管纹的活动密切相关。

耳蜗受到声音刺激时，在耳蜗及其附近结构可记录到一种与声波频率和幅度完全一致的电位变化，称为耳蜗微音器电位，是多个毛细胞兴奋产生的感受器电位的总和表现，其特点是无真正的阈值，没有潜伏期和不应期，不易疲劳，不发生适应现象等。

听神经动作电位是耳蜗感受声波刺激产生的系列反应中的最后电变化，包含了不同声波频率及其强度的信息，传入听觉中枢后被进一步分析处理，产生相应的听觉。

[选择题参考答案及解析]

1. D，人耳的适宜刺激。
2. E，听阈的概念。
3. C，听觉敏感范围。
4. A，中耳传音的功能增压减幅。
5. E，中耳的增压功能包括鼓膜/卵圆窗膜与听骨链两方面。
6. C，咽鼓管的主要功能是平衡鼓室内的气压。
7. A，声波传导的主要途径为气传导。
8. B，传音性耳聋。
9. E，内耳的结构。
10. B，内耳的结构与基底膜的振动。
11. E，声波频率越高，行波传播越近。
12. E，基底膜上移时毛细胞顶端膜机械门控钾通道开放，产生去极化感受器电位；

反之毛细胞顶端膜机械门控钾通道关闭，产生超极化感受器电位。

13. C，毛细胞顶端膜钾通道感受毛细胞纤毛弯曲造成的剪切力，为机械门控通道。

14. E，耳蜗内电位对基底膜的机械位移敏感，当基底膜向鼓阶方向位移时电位值增高；反之则降低。

15. A，蜗微音器电位呈等级式反应，无真正的阈值。

16. C，高频听力主要由耳蜗基底膜近蜗底的毛细胞感受引起，此处受损，高频听力缺失。

第四节　其他特殊感觉/晕动症

[案例1] 某患者，女，10岁，乘长途汽车时出现眩晕、恶心、呕吐等症，面色苍白，出冷汗，心率与呼吸加快。

[单项选择题]

1. 半规管壶腹嵴的适宜刺激是(　　)
   A. 直线匀速运动　　　　　　　B. 直线加速度运动
   C. 直线减速度运动　　　　　　D. 正、负角加速度运动
   E. 角匀速运动

2. 椭圆囊和球囊囊斑的适宜刺激是(　　)
   A. 直线匀速运动　　　　　　　B. 直线加速度运动
   C. 角匀速运动　　　　　　　　D. 正角加速运动
   E. 负角加速运动

3. 前庭器官受刺激引起的效应**不包括**(　　)
   A. 运动觉　　　　　　　　　　B. 位置觉
   C. 前庭自主神经反应　　　　　D. 眼震颤
   E. 听觉

4. 前庭自主神经反应的表现为(　　)
   A. 皮肤苍白、恶心、呕吐、出汗　　B. 恶心、呕吐、心率减慢
   C. 恶心、呕吐、血压升高　　　　　D. 眩晕、耳鸣、恶心、呼吸困难
   E. 眩晕、恶心、唾液分泌减少、发热

5. 晕动症的原因是(　　)
   A. 视觉器官受到过度刺激　　　B. 椭圆囊和球囊囊斑受到过度刺激
   C. 上、外半规管受到过度刺激　D. 上、后半规管受到过度刺激
   E. 后、外半规管受到过度刺激

[案例2] 某患者，男，45岁，患有慢性充血性心力衰竭，服用阿米洛利（钠通道阻断剂）期间出现咸味觉失灵。

[单项选择题]

6. 下列关于嗅觉的叙述中**错误**的是(　　　)

　　A. 嗅觉感受器位于上鼻道及鼻中隔后上部的嗅上皮

　　B. 嗅细胞是双极神经元

　　C. 嗅受体为 G 蛋白耦联受体　　　　　　D. 嗅觉具有群体编码的特点

　　E. 人的嗅上皮大约在 1000 种嗅细胞，可分辨 1000 种嗅质

7. "入芝兰之室，久而不闻其香，入鲍鱼之肆，久而不闻其臭"说明(　　　)

　　A. 人的嗅敏度低　　　　　　　　　　　B. 人的嗅觉中枢不发达

　　C. 人的嗅觉适应快　　　　　　　　　　D. 人的嗅受体对某些嗅质亲和力不高

　　E. 过度刺激易导致嗅上皮损伤

8 人类的五种基本味觉是(　　　)

　　A. 酸、甜、苦、咸、鲜　　　　　　　　B. 酸、甜、苦、辣、鲜

　　C. 酸、甜、苦、辣、咸　　　　　　　　D. 酸、甜、咸、辣、鲜

　　E. 酸、辣、苦、咸、鲜

9. 对苦味比较敏感的味蕾位于(　　　)

　　A. 舌尖　　　　　　　　　　　　　　　B. 舌两侧

　　C. 舌两侧前部　　　　　　　　　　　　D. 舌两侧后部

　　E. 软腭和舌根部

10. 患者出现咸味觉失灵的原因是(　　　)

　　　A. 味细胞数量减少　　　　　　　　　B. 味细胞上味毛数量减少

　　　C. 味细胞味毛膜上钠通道被阻断　　　D. 味蕾发生水肿

　　　E. 味觉神经受损

[生理学知识点]

内耳的前庭器官由半规管、椭圆囊和球囊组成，其主要功能是产生平衡感觉，即感知机体姿势和运动状态（运动觉）以及头部在空间的位置（位置觉）。感受细胞是位于半规管壶腹嵴、椭圆囊囊斑和球囊囊斑上的毛细胞。半规管壶腹嵴的适宜刺激是正、负角加速度运动。内耳两侧各有上、外（水平）、后三个半规管，其所在平面相互垂直，可以感受空间任何方向的角加速度运动。椭圆囊囊斑和球囊囊斑的适宜刺激是直线加速度运动，其主要功能是感受头在空间的位置变化和人体的运动状态，维持身体平衡。

前庭反应包括前庭姿势调节反射、前庭自主神经反应和眼震颤。前庭姿势调节反射指来自前庭器官的传入冲动引起的各种姿势调节反射，其意义在于维持机体一定的姿势和身体平衡。前庭自主神经反应指前庭器官受到过强或过久的刺激时通过前庭神经核与网状结构的联系而引起自主神经功能失调，表现为皮肤苍白、恶心、呕吐、出汗、心率加快、血压下降、呼吸加快以及唾液分泌增多等。眼震颤是指身体做正、负角加速度运动时出现的眼球不自主的节律性运动，包含慢动相和快动相。

嗅觉感受器位于上鼻道及鼻中隔后上部的嗅上皮，其适宜刺激是空气中有气味的化学

物质（嗅质）。嗅细胞（感受细胞）是一种双极神经元，其嗅毛膜的嗅受体是一种 G 蛋白耦联受体。人类约有 1000 个基因嗅受体，每个嗅细胞只表达其中的一种，但嗅觉有群体编码特性，故可分辨和记忆约 1 万种嗅质。人嗅敏度不仅存在个体差异，且变动范围较大。嗅觉感受器适应快。

味觉感受器即味蕾，主要分布在舌背部表面和舌缘，其适宜刺激是食物中有味道的物质（味质）。人类五种基本味觉分别是咸、酸、甜、苦、鲜。人舌不同部位的味蕾对不同味质的敏感程度存在差异，且受食物或刺激物本身温度以及年龄等因素的影响。味道偏好受血液中化学成分的影响。味觉感受器也属快适应感受器。

[选择题参考答案及解析]

1. D，半规管壶腹嵴的适宜刺激是正、负角加速度运动。

2. B，椭圆囊和球囊囊斑的适宜刺激是直线加速度运动。

3. E，前庭器官的功能是参与产生位置觉与运动觉，受过度刺激还可引起自主神经反应和眼震颤，与听觉无关。

4. A，前庭器官受过度或过久刺激可导致自主神经功能失调，导致皮肤苍白、恶心、呕吐、出汗、心率加快、血压降低、呼吸加快以及唾液分泌增多等表现。

5. C，晕动症主要是由上、外半规管受到过度刺激引起。

6. E，嗅细胞虽只有 1000 种，但它们可以产生大量的组合，形成大量的嗅质模式，人类可分辨 1 万种嗅质。

7. C，嗅觉感受器为快适应感受器。

8. A，人类能区分的各种味道均由酸、甜、苦、咸、鲜五种基本的味觉组合形成。

9. E，软腭和舌根部对苦味比较敏感。

10. C，咸味由上皮钠通道介导产生，而阿米洛利为钠通道的阻断剂。

（陈桃香）

第十章　神经系统的功能

⸻◆⸻ 学习目标 ◆⸻

[基础知识]

（1）掌握神经元的功能，化学性突触传递的过程及其影响因素，突触后电位及其产生机制，常见外周神经递质及其受体，反射的分类与中枢整合，神经元的联系方式，中枢兴奋传播的特征与效应；特异与非特异感觉投射系统，体表第一感觉代表区的投射特点；脊髓休克，脊髓对姿势的调节，骨骼肌牵张反射，低位脑干对肌紧张的调节，去大脑僵直的现象与机制，小脑与基底神经节的运动调节功能，大脑皮层运动区的调节功能及其特点；交感与副交感神经系统的功能及其特征，低位脑干和下丘脑对内脏活动的调节；睡眠的两种状态；记忆的形式，大脑皮层的语言中枢。

（2）熟悉神经的营养作用，突触可塑性的概念与机制，氨基酸类递质及其受体；丘脑的核团；运动的最后公路与运动单位，大脑皮层运动传出通路；自主神经系统的结构特征；觉醒与睡眠的产生机制，人类的记忆过程与遗忘，大脑皮层功能的一侧优势。

[临床能力]

熟悉小脑损伤后的临床表现，帕金森病和亨廷顿病的病因及主要临床表现；不同状态下脑电图的波形变化及其临床意义。了解神经系统疾病的常见症状、辅助检查方法如神经传导速度测定、膝跳反射、指鼻试验、肌张力检测等。

⸻◆⸻ 本章概要 ◆⸻

神经系统是人体最重要的调节系统。构成神经系统的细胞主要有神经元和神经胶质细胞。神经元是神经系统的基本结构和功能单位。神经系统中神经元可产生并传导神经冲动，再通过突触传递的方式完成细胞之间的信息交流。突触传递包括电突触与化学性突触传递两种，以后者为主。神经递质是化学性突触传递的媒介，通过与其靶受体的结合影响靶细胞的功能活动。神经系统通过感受机体内、外环境的变化，对此进行整合与分析，产生相应感觉，并发出指令整体调控机体各器官的功能活动以应对这些变化。按照受控对象，神经系统的调节功能可分为躯体功能调节与内脏功能调节。大脑皮层许多神经元的群集性电活动可用脑电图仪在头皮表面记录到，称为脑电图，在不同状态下人体脑电图的波形具有一定的特征。脑电波特征的改变可为临床上某些脑部疾病的诊断提供参考。人和动物均具有学习与记忆等脑的高级功能，但与动物相比，人尚有语言认知功能。

第一节　突触传递/破伤风

[案例 1]　某患者，女，28 岁，1 周前受凉后发热、乏力，自服感冒药后体温恢复正常，但 1 天前四肢乏力加重以致不能自行行走，视力明显下降，并出现排尿困难。自诉 3 年前有过类似乏力的症状。神经电生理检测提示神经传导速度减慢，磁共振检查显示脑室周围、脊髓脱髓鞘病灶。初步诊断为多发性硬化症（一种常见的以中枢神经系统炎症性脱髓鞘为特征的自身免疫性疾病）。

[单项选择题]

1. 参与髓鞘形成的细胞是（　　）
   A. 星形胶质细胞与小胶质细胞　　B. 星形胶质细胞与少突胶质细胞
   C. 星形胶质细胞与施万细胞　　D. 少突胶质细胞与施万细胞
   E. 小胶质细胞与施万细胞

2. 影响神经纤维兴奋传导的因素**不包括**（　　）
   A. 神经纤维的长度　　B. 神经纤维的直径
   C. 神经纤维髓鞘的有无　　D. 神经纤维髓鞘的厚度
   E. 神经纤维所在环境的温度

3. 下列神经纤维中传导兴奋最快的是（　　）
   A. Aα 类　　B. Aβ 类
   C. Aγ 类　　D. B 类
   E. C 类

4. 下列各项中**不属**有髓神经纤维的是（　　）
   A. 初级肌梭传入纤维　　B. 皮肤痛、温觉传入纤维
   C. 自主神经节前纤维　　D. 自主神经节后纤维
   E. 皮肤的触-压觉传入纤维

5. 下列各项中**不是**神经纤维兴奋传导特征的是（　　）
   A. 对结构与功能完整的依赖性　　B. 互不干扰性
   C. 双向性　　D. 相对不疲劳性
   E. 时间延搁性

6. 中枢神经元结构中主要负责产生动作电位的部位是（　　）
   A. 树突　　B. 胞体
   C. 轴突始段　　D. 轴突
   E. 轴突末梢

7. 智障儿童脑内数量相对稀少、形态相对细长的神经元结构是（　　）
   A. 树突棘　　B. 树突分支
   C. 轴突分支　　D. 轴突末梢分支
   E. 突触小扣

[**案例 2**] 某患者，男，35 岁，3 月前曾被犬咬伤，入院前 4 日出现低热、食欲不振、头痛、周身不适，自服感冒药无效，随后深感喉咙紧缩、饮水困难而恐惧不安，对声、光、风等特别敏感，入院后免疫荧光试验检测诊断为狂犬病。

[**单项选择题**]

8. 影响神经元活动和存活的狂犬病病毒入侵神经元的主要方式是(　　)

   A. 直接通过细胞膜进入神经元胞体

   B. 通过树突摄取进入神经元胞体

   C. 被神经元胞体摄取后顺向轴浆运输至轴突末梢

   D. 被轴突末梢摄取后逆向轴浆运输至神经元胞体

   E. 被轴突末梢摄取后在末梢复制

9. 执行顺向轴浆运输的驱动蛋白类似于肌细胞的(　　)

   A. 肌球蛋白　　　　　　　　　　B. 肌动蛋白

   C. 肌钙蛋白　　　　　　　　　　D. 原肌球蛋白

   E. 钙调蛋白

10. 主要通过顺向轴浆运输的方式转运的物质或结构是(　　)

   A. 线粒体　　　　　　　　　　　B. 神经营养因子

   C. 狂犬病病毒　　　　　　　　　D. 破伤风毒素

   E. 辣根过氧化物酶

[**案例 3**] 某患者，男，14 岁，10 年前曾感染脊髓灰质炎病毒致左下肢肌无力，跛行，左下肢肌肉萎缩。

[**单项选择题**]

11. 脊髓灰质炎患者发生肢体肌肉萎缩的主要原因是(　　)

   A. 病毒直接侵害患肢肌肉　　　　B. 患肢肌肉失去神经的功能性作用

   C. 患肢肌肉失去神经的营养性作用　　D. 患肢肌肉血供减少

   E. 患肢失去高位中枢的控制

12. 下列关于神经的营养性作用的说法中正确的是(　　)

   A. 指神经对效应组织功能活动的直接作用

   B. 通过神经末梢释放的递质或调质发挥作用

   C. 依靠神经营养因子快速影响效应组织的代谢活动

   D. 作用可被局部麻醉药阻断

   E. 作用短暂缺失后果不明显，长期缺失后果严重

[**案例 4**] 某患者，男，12 岁，吃饭时手中碗筷突然掉落，两眼瞪视，呼之不应，持续数秒。半月内类似发作多次。入院检查脑电图提示癫痫样脑电波，头部磁共振提示颅内占位

性病变（胶质瘤）。

［单项选择题］

13. 下列关于神经胶质细胞的描述中**错误**的是(　　)
    A. 突起不分树突和轴突　　　　　　B. 细胞间普遍存在缝隙连接
    C. 不能产生动作电位　　　　　　　D. 膜上无神经递质受体
    E. 具有分裂增殖的能力

14. 脑损伤后可以增生并填补组织缺损的细胞主要是(　　)
    A. 神经元　　　　　　　　　　　　B. 星形胶质细胞
    C. 少突胶质细胞　　　　　　　　　D. 小胶质细胞
    E. 施万细胞

15. 与患者癫痫产生**无关**的是(　　)
    A. 星形胶质细胞增生过强　　　　　B. 星形胶质细胞泵 K^+ 能力减弱
    C. 细胞外液局部高 K^+　　　　　　D. 神经元数量减少
    E. 神经元异常放电

［案例 5］ 某患者，女，30 岁，背部与下颌肌肉僵硬、疼痛 3 天且进行性加重，甚至不能张嘴饮水。血压 120/70mmHg、心率 72 次/分钟，心肺听诊无异常。1 周前患者劳作时小腿曾被铁钉刮伤，因伤口不深故自行处理。患者幼时曾接受过百白破三联制剂的基础免疫。医生初步诊断为破伤风梭菌感染并中毒。

［单项选择题］

16. 下列关于突触囊泡的描述中错误的是(　　)
    A. 小而清亮透明的囊泡内含乙酰胆碱或氨基酸类递质
    B. 小而具有致密中心的囊泡内含儿茶酚胺类递质
    C. 大而有致密中心的囊泡内含神经肽类递质
    D. 小的囊泡可从突触前末梢任意部位释放递质
    E. 大的囊泡均匀分布于突触前末梢内

17. 突触传递过程中，与突触囊泡和突触前膜着位、融合**无关**的物质是(　　)
    A. 突触蛋白　　　　　　　　　　　B. 突触囊泡蛋白
    C. 突触结合蛋白　　　　　　　　　D. 突触融合蛋白
    E. Ca^{2+}

18. 神经冲动抵达末梢引起递质释放主要有赖于(　　)
    A. Na^+　　　　　　　　　　　　　B. Cl^-
    C. Mg^{2+}　　　　　　　　　　　　D. Ca^{2+}
    E. K^+

19. 在 Ca^{2+} 触发的递质释放过程中直接引起突触囊泡动员的是(　　)
    A. Ca^{2+}-CaM 复合物的形成

B. Ca^{2+}-CaM 复合物依赖的蛋白激酶 II 的激活

C. 突触蛋白的磷酸化

D. v-SNARE 与 t-SNARE 的结合

E. 突触结合蛋白的变构

20. 在递质释放过程中 Ca^{2+} 结合型突触结合蛋白的作用是( )

    A. 解除突触囊泡的锚定作用   B. 帮助突触囊泡向活化区摆渡

    C. 促进 v-SNARE 与 t-SNARE 结合   D. 解除对融合的钳制作用

    E. 开大融合孔利于递质出胞

21. 破伤风梭菌毒素影响神经递质释放的主要环节是( )

    A. 动员   B. 摆渡

    C. 着位   D. 融合

    E. 出胞

22. 通过影响神经末梢递质释放量继而影响突触传递的因素**不包括**( )

    A. 肉毒梭菌毒素   B. 破伤风梭菌毒素

    C. 细胞外 Ca^{2+} 浓度降低   D. 细胞外 Mg^{2+} 浓度升高

    E. 筒箭毒碱

23. 以下各项中离子通透性增加可引起快兴奋性突触后电位的是( )

    A. Ca^{2+} B. Cl^-

    C. K^+ D. Na^+ 和 K^+，尤其是 Na^+

    E. Cl^- 和 K^+，尤其是 Cl^-

24. 发生兴奋性突触后电位时突触后膜电位变化为( )

    A. 极化   B. 超极化

    C. 反极化   D. 复极化

    E. 去极化

25. 与抑制性突触后电位产生**无关**的是( )

    A. Na^+ 通透性下降   B. Cl^- 通透性增加

    C. K^+ 通透性增加   D. Ca^{2+} 通透性下降

    E. Mn^{2+} 通透性增加

26. 下列关于电突触的叙述中**错误**的是( )

    A. 突触间隙较狭窄   B. 突触前后膜阻抗较低

    C. 结构为缝隙连接   D. 传递速度较快

    E. 单向传递

27. 下列关于非突触性化学传递的叙述中**错误**的是( )

    A. 结构基础为曲张体

    B. 曲张体与效应细胞形成突触联系

    C. 中枢和外周神经系统内都有该传递方式的存在

    D. 常发生于单胺能神经纤维末梢部位

    E. 传递时间较长

[**案例 6**] 某患者，女，5 岁，因上睑下垂、握不住东西、易摔倒等症入院。实验室检查显示血电解质正常，但 ACh 抗体升高。神经学检测骨骼肌的反应减弱。初步诊断为重症肌无力，给予吡斯的明治疗后上述症状好转。

[单项选择题]

28. 下列关于神经递质的叙述中**不正确**的是(　　)

　　A. 是化学传递的物质基础　　　　　B. 由突触前神经元合成

　　C. 在突触小泡内储存　　　　　　　D. 其释放与 Ca^{2+} 内流有关

　　E. 发挥完效应后主要经酶解失活

29. 下列关于递质受体的叙述中**错误**的是(　　)

　　A. 配体与递质受体结合不具有饱和性

　　B. 对每种配体来说，可有数种受体亚型

　　C. 受体既可存在于突触后膜，也可存在于突触前膜

　　D. 递质受体可与离子通道相耦联

　　E. 递质分泌不足时，受体的数量将逐渐增加

30. 下列各项中属于离子通道型受体的是(　　)

　　A. M 受体　　　　　　　　　　　　B. N 受体

　　C. 多巴胺受体　　　　　　　　　　D. α 受体

　　E. β 受体

31. 以下各种组织细胞中表达 N 受体的是(　　)

　　A. 平滑肌　　　　　　　　　　　　B. 心肌

　　C. 骨骼肌　　　　　　　　　　　　D. 括约肌

　　E. 腺体

32. 可被阿托品阻断的受体是(　　)

　　A. α 受体　　　　　　　　　　　　B. β 受体

　　C. N 受体　　　　　　　　　　　　D. M 受体

　　E. H 受体

33. 躯体运动神经末梢释放的递质为(　　)

　　A. 肾上腺素　　　　　　　　　　　B. 去甲肾上腺素

　　C. 5-羟色胺　　　　　　　　　　　D. 多巴胺

　　E. 乙酰胆碱

34. N 型受体的阻断剂是(　　)

　　A. 筒箭毒碱　　　　　　　　　　　B. 阿托品

　　C. 心得安　　　　　　　　　　　　D. 酚妥拉明

　　E. 甲氰咪呱

35. 注射阿托品后**不会**出现的情况是(　　)

　　A. 心率减慢　　　　　　　　　　　B. 胃酸分泌减少

C. 汗腺分泌减少　　　　　　　　　D. 支气管平滑肌舒张

E. 胆囊舒张

36. α 受体的阻断剂是(　　　)

A. 筒箭毒碱　　　　　　　　　　　B. 阿托品

C. 普萘洛尔　　　　　　　　　　　D. 酚妥拉明

E. 丁氧胺

37. 仅存在于中枢神经系统的神经递质是(　　　)

A. 多巴胺　　　　　　　　　　　　B. 5-羟色胺

C. 肾上腺素　　　　　　　　　　　D. ATP

E. 腺苷

38. 下列各项中属肾上腺素能纤维的是(　　　)

A. 交感神经节前纤维

B. 支配多数小汗腺的交感神经纤维

C. 支配皮肤黏膜的交感缩血管神经纤维

D. 支配肾上腺髓质的神经纤维

E. 支配骨骼肌的神经纤维

39. 脑内去甲肾上腺素能神经元胞体比较集中的部位是(　　　)

A. 低位脑干　　　　　　　　　　　B. 脑干中缝核

C. 纹状体　　　　　　　　　　　　D. 丘脑底核

E. 黑质、脚间核

40. 交感和副交感神经节前纤维释放的递质是(　　　)

A. 肾上腺素　　　　　　　　　　　B. 去甲肾上腺素

C. 乙酰胆碱　　　　　　　　　　　D. 肾上腺素和去甲肾上腺素

E. 乙酰胆碱和去甲肾上腺素

41. 通过升高效应细胞内 IP_3 与 DG 浓度发挥作用的受体是(　　　)

A. α_1受体　　　　　　　　　　　B. α_2受体

C. β_1受体　　　　　　　　　　　D. β_2受体

E. β_3受体

42. 最常表达于突触前膜的肾上腺素能受体是(　　　)

A. α_1受体　　　　　　　　　　　B. α_2受体

C. β_1受体　　　　　　　　　　　D. β_2受体

E. β_3受体

43. 下列各项中由 α_1受体介导的生理效应是(　　　)

A. 心率加快　　　　　　　　　　　B. 胃的容受性舒张

C. 瞳孔扩大　　　　　　　　　　　D. 皮肤黏膜血管收缩

E. 膀胱逼尿肌收缩

44. 已释放的去甲肾上腺素主要的清除方式是(　　　)

A. 酶降解　　　　　　　　　　　　B. 突触前末梢重摄取

　　　C. 突触后神经元摄取　　　　　　　D. 进入血液被稀释

　　　E. 进入肝脏被清除

45. 脑内多巴胺能神经元胞体主要集中在(　　　)

　　　A. 纹状体　　　　　　　　　　　　B. 正中隆起

　　　C. 中脑黑质　　　　　　　　　　　D. 边缘前脑

　　　E. 丘脑底核

[**案例 7**] 某 4 岁幼儿园小朋友看见邻座小朋友面前的美食，口中产生大量的唾液。

[**单项选择题**]

46. 下列关于条件反射的叙述中**错误**的是(　　　)

　　　A. 形成的基本条件是强化　　　　　B. 是后天经过学习训练形成的

　　　C. 数量无限　　　　　　　　　　　D. 使机体具有更大的适应性

　　　E. 不容易消退

47. 反射活动完成的时程主要取决于(　　　)

　　　A. 刺激的强度　　　　　　　　　　B. 感受器的敏感性

　　　C. 传入与传出纤维传导兴奋的速度　D. 参与反射的突触数目

　　　E. 效应器的敏感性

48. 下列反射活动中属于条件反射的是(　　　)

　　　A. 婴儿的吮吸反射　　　　　　　　B. 食物入口引起唾液分泌反射

　　　C. 刺激角膜引起眨眼的角膜反射　　D. 图画中的梅子引起的唾液分泌

　　　E. 疼痛反射

49. 能产生兴奋总和效应的神经元联系方式是(　　　)

　　　A. 单线式联系　　　　　　　　　　B. 聚合式联系

　　　C. 辐散式联系　　　　　　　　　　D. 环式联系

　　　E. 链锁式联系

50. 能引起后发放的中枢神经元联系方式是(　　　)

　　　A. 单线式联系　　　　　　　　　　B. 聚合式联系

　　　C. 辐散式联系　　　　　　　　　　D. 环式联系

　　　E. 链锁式联系

51. 中枢兴奋传播的特征**不包括**(　　　)

　　　A. 单向传播　　　　　　　　　　　B. 中枢延搁

　　　C. 不易疲劳　　　　　　　　　　　D. 兴奋的总和

　　　E. 兴奋节律的改变

52. 反射弧中最易出现疲劳的部位是(　　　)

　　　A. 感受器　　　　　　　　　　　　B. 传入神经元

　　　C. 突触　　　　　　　　　　　　　D. 传出神经元

　　　E. 效应器

53. 产生突触前抑制的结构基础是（　　　）

　　A. 树突-轴突式突触与轴突-树突式突触相串联

　　B. 树突-轴突式突触与轴突-胞体式突触相串联

　　C. 轴突-轴突式突触与轴突-胞体式突触相串联

　　D. 混合性突触

　　E. 交互性突触

54. 突触前抑制产生的机制是（　　　）

　　A. 突触前神经元接受的刺激强度小　　B. 突触前神经元动作电位的频率降低

　　C. 突触前神经元阈电位水平抬高　　D. 突触前神经末梢递质释放减少

　　E. 突触前轴突末梢释放抑制性递质

55. 下列关于回返抑制的叙述中**错误**的是（　　　）

　　A. 结构基础为神经元间的环路联系

　　B. 要经过抑制性中间神经元起作用

　　C. 闰绍细胞在脊髓回返抑制活动中起作用

　　D. 中间神经元兴奋引起突触后膜去极化

　　E. 可引起脑区神经元的同步化活动

［生理学知识点］

　　神经元（神经细胞）和神经胶质细胞（胶质细胞）是构成神经系统的主要细胞。神经元是神经系统的基本结构和功能单位，有特征性的树突和轴突。神经元树突分支上的树突棘可与其他神经元轴突末梢形成突触。树突棘数量与形态的易变性被认为是脑功能可塑性的基础，与脑发育期智力的发育有关。神经元轴突起始部（始段）是动作电位产生的部位，轴突分支的最末端为突触小扣，通常构成突触前部分。神经元的功能主要是接受、整合、传导和传递信息。神经纤维指轴突和感觉神经元的周围突，分为有髓纤维与无髓纤维，其主要功能是传导兴奋和运输物质。神经纤维传导兴奋的特征包括：①对完整神经纤维结构和功能的依赖性（完整性）；②互不干扰性（绝缘性）；③双向性；④相对不疲劳性。神经纤维的直径、有无髓鞘、髓鞘的厚度以及温度等因素均可影响神经纤维兴奋传导速度。哺乳动物传出神经纤维（运动纤维）常用 Erlanger-Gasser 分类法，传入神经纤维（感觉纤维）常用 Lloyd-Hunt 分类法（表 10-1）。神经纤维具有流动性的轴浆可运输物质，称为轴浆运输，可分为顺向（胞体→末梢）与逆向（末梢→胞体）两种。快速顺向轴浆运输主要由类似于肌球蛋白的驱动蛋白介导、通过微管向前延伸的方式运送有膜结构的细胞器如线粒体等，运输速度约为 410mm/d。慢速顺向轴浆运输主要运输可溶性胞质成分，运输速度为 1~12 mm/d。逆向轴浆运输由动力蛋白介导，主要运送某些被轴突末梢摄取的物质（如神经营养因子、狂犬病病毒、破伤风毒素、辣根过氧化物酶），运输速度约为 205mm/d。神经通过末梢释放神经递质引起所支配的组织迅速执行其主要功能称为神经的功能性作用。神经末梢还释放某些营养因子调整所支配组织的代谢活动，缓慢但持续地影响其结构和功能状态，称为神经的营养作用。此作用在正常情况下不易被察觉，短暂缺失后果不明显，但长期缺失后果严重。经典的神经营养因子指一类由神经所支配的效应组织

（如肌肉）和神经胶质细胞（主要是星形胶质细胞）产生，且为神经元生长与存活所必需的蛋白质或多肽分子。神经胶质细胞的突起无树突与轴突之分，细胞间不形成化学性突触，但普遍存在缝隙连接，其膜电位随细胞外 K^+ 浓度而改变，不能产生动作电位。某些胶质细胞膜表达神经递质的受体。此外，胶质细胞终身具有分裂增殖能力。中枢数量最多的星形胶质细胞具有机械支持和营养、隔离和屏障、迁移引导、修复和增生、免疫应答、稳定细胞外 K^+ 浓度以及参与某些递质和活性物质的代谢等作用。小胶质细胞相当于中枢神经系统中的吞噬细胞。少突胶质细胞和施万细胞可分别在中枢和周围神经系统形成髓鞘。

表 10-1 哺乳动物周围神经纤维的分类

髓鞘	Erlanger-Gasser 分类	Lloyd-Hunt 分类	功能	纤维直径（μm）	传导速度（m/s）
有	A_α	I_a、I_b	本体感觉、躯体运动	13~22	70~120
有	A_β	II	触-压觉	8~13	30~70
有	A_γ		支配梭内肌	4~8	15~30
有	A_δ	III	痛觉、温度觉、触-压觉	1~4	12~30
有	B		自主神经节前纤维	1~3	3~15
无	C（后根）	IV	痛觉、温度觉、触-压觉	0.4~1.2	0.6~2.0
无	C（交感）		交感节后纤维	0.3~1.3	0.7~2.3

突触指神经元与神经元、或神经元与其他类型细胞间的功能联系部位，包括电突触和化学性突触。电突触以电流为传递媒质，其结构基础是缝隙连接。以电突触相连接的两个细胞间的关系称为电紧张耦联。电突触具有低电阻性、双向性与快速性等特点。化学性突触以化学物质即神经递质为媒质，根据突触前、后两部分之间有无紧密解剖学关系分为定向突触（经典突触）与非定向突触。定向突触由突触前膜、突触间隙和突触后膜三部分构成，突触前末梢释放的递质仅作用于突触后范围极为局限的部分膜结构。在电子显微镜下，定向突触的前膜和后膜较一般神经元膜稍厚。突触前末梢的轴浆内有密集的线粒体和突触囊泡，其中突触囊泡在活化区特别密集。不同突触内所含囊泡的大小和形态不完全相同，一般分为三种：①含乙酰胆碱或氨基酸类递质的小而清亮透明的囊泡；②含儿茶酚胺类递质的小而有致密中心的囊泡；③含神经肽类递质的大而有致密中心的囊泡。突触后膜密集分布着特异性受体或递质门控通道。经典突触传递过程为：当突触前神经元的兴奋传到末梢时，突触前膜去极化到一定程度可激活电压门控 Ca^{2+} 通道，Ca^{2+} 内流迅速升高轴浆内 Ca^{2+} 浓度，触发突触囊泡内递质的出胞；释放的递质通过突触间隙作用于突触后膜的靶受体，改变突触后膜的离子通透性，导致突触后膜相应离子进出量的变化继而引起突触后电位。递质释放量与进入突触前末梢轴浆内的 Ca^{2+} 量呈正相关。神经递质的释放为以囊泡为单位的量子释放，其释放经历 5 个步骤：①动员：突触蛋白在 Ca^{2+}-CaM-蛋白激酶 II 作

用下磷酸化变构使突触囊泡脱离细胞骨架丝；②摆渡：突触囊泡在小分子 G 蛋白帮助下移向突触前膜；③着位：突触囊泡蛋白 v-SNARE 与其位于突触前膜的靶蛋白 t-SNARE 相互作用；④融合：突触囊泡因突触结合蛋白变构解除钳制作用而与突触前膜发生融合；⑤出胞：突触囊泡内递质通过融合孔释放到突触间隙。与定向突触传递不同，非定向突触的突触前末梢释放的递质可扩散到距离较远、范围较广的突触后成分，故也称为非突触性化学传递。非定向突触传递的特点：①作用部位较分散（无特定突触后成分）；②递质扩散距离与时间不同（无固定突触间隙）；③能否产生信息传递效应取决于递质的靶受体是否存在。

神经系统中信息传递以定向突触传递最为多见，突触传递经历递质释放、扩散、突触后受体激活以及递质消除等多个环节。任何影响上述环节的因素均可影响突触传递的效率。递质释放量主要取决于进入末梢的 Ca^{2+} 量：细胞外 $[Ca^{2+}]$ ↑/到达突触前末梢动作电位的频率↑、幅度↑、时程↑/某些突触前受体激活→突触前末梢轴浆 $[Ca^{2+}]$ ↑→递质释放↑；细胞外 $[Mg^{2+}]$ ↑/钙通道密度↓/钙拮抗剂使用/某些突触前受体激活→突触前末梢轴浆 $[Ca^{2+}]$ ↓→递质释放↓。已释放的递质通过重摄取与酶解代谢被清除，如 NE 主要通过突触前重摄取使突触间隙 NE 浓度降低，ACh 则通过乙酰胆碱酯酶降解。在递质释放量发生改变时，突触后受体的密度及与递质的亲和力可发生改变，出现受体的上调与下调。突触后受体还可因阻断剂的作用中止突触传递。

突触传递在突触后膜引起的去极化或超极化电位变化分别称为兴奋性或抑制性突触后电位（EPSP/IPSP）。根据电位时程又可分为快、慢两种。快 EPSP 的产生机制是兴奋性递质与其靶受体结合后，增大突触后膜对 Na^+ 和 K^+ 的通透性，因 Na^+ 内流大于 K^+ 外流，故发生净内向电流，导致后膜去极化。快 IPSP 的产生机制主要是抑制性中间神经元释放的神经递质作用于突触后膜，开放后膜 Cl^- 通道，引起外向电流，使后膜超极化。

一个突触后神经元一般接受多个突触前神经元的信息，产生的突触后电位既有 EPSP，也有 IPSP，其胞体电位变化总趋势取决于同时或几乎同时产生的 EPSP 和 IPSP 的总和，表现为兴奋性降低（抑制）或增高（易化），如总和电位增高达阈电位则爆发动作电位。运动神经元和中间神经元的动作电位首先发生在轴突始段。感觉神经元的动作电位爆发于其有髓周围突远端的第一个郎飞结处或无髓周围突远端的未明确部位。

突触可塑性是指突触的形态和功能可发生较持久改变的特性，与神经系统的发育以及学习、记忆等脑的高级功能活动密切相关。突触可塑性的类型与主要机制见表 10-2。

表 10-2　　　　　　　　　　　　　**突触可塑性的主要类型及其机制**

类型	刺激	机　制
强直后增强	短串高频刺激	大量胞外 Ca^{2+} 进入突触前末梢→轴浆 Ca^{2+} 暂时蓄积→递质释放↑→突触效能↑
习惯化	重复温和刺激	突触前末梢 Ca^{2+} 通道逐渐失活→Ca^{2+} 内流↓→递质释放↓→突触效能↓
敏感化	伤害性刺激	突触前末梢 Ca^{2+} 通道开放时间↑→Ca^{2+} 内流↑→递质释放↑→突触效能↑

续表

类型	刺激	机　　制
长时程增强（海马 Schaffer 侧支）	高频刺激（50Hz）	突触前末梢释放大量谷氨酸→AMPA 受体激活→突触后膜较大幅度 EPSP→NMDA 通道大量开放→ Ca^{2+}（与 Na^+）大量进入突触后神经元→Ca^{2+}-CaM-KⅡ激活→突触后膜 AMPA 受体上调，电导↑→突触效能↑
长时程压抑（海马 Schaffer 侧支）	低频刺激（1Hz）	突触前末梢释放少量谷氨酸→AMPA 受体激活→突触后膜较低幅度 EPSP→NMDA 通道少量开放→ Ca^{2+}（与 Na^+）少量进入突触后神经元→蛋白磷酸酶激活→突触后膜 AMPA 受体下调，电导↓→突触效能↓

神经递质指由突触前神经元合成并释放、作用于突触后神经元或效应细胞特异性受体而产生一定效应的信息传递物质。哺乳动物神经递质可分为 7 类：①胆碱类（ACh）；②胺类（NE、E、多巴胺、5-羟色胺和组胺）；③氨基酸类（谷氨酸、门冬氨酸、γ-氨基丁酸和甘氨酸）；④肽类（钠尿肽、血管升压素、缩宫素、脑-肠肽、降钙素基因相关肽、神经肽 Y、P 物质和其他速激肽、阿片肽、下丘脑调节肽等）；⑤嘌呤类（腺苷与 ATP）；⑥气体类（NO 与 CO）；⑦脂类（神经活性类固醇、花生四烯酸及其衍生物）。两种或两种以上的递质（包括调质）共存于同一神经元内的现象称为递质共存。递质的代谢包括递质的合成、储存、释放、降解、重摄取与再合成等步骤。

受体是指位于细胞膜或细胞内能与某些化学物质（如递质、调质、激素等）特异结合并诱发特定生物效应的特殊生物分子。能与受体特异结合的物质统称为配体，其中，结合后能增强受体生物活性的化学物质称为受体的激动剂；反之，结合后不改变受体的生物活性，反因占据受体而产生对抗激动剂效应的化学物质称为受体的拮抗剂或阻断剂。受体既分布于突触后膜，也分布于突触前膜。分布于突触前膜的受体称为突触前受体。若突触前受体的配体也由该突触末梢释放，则称为自身受体；若突触前受体的配体源自其他种类突触末梢，则称为异源性受体。介导跨膜信号转导的受体可分为促代谢型受体（绝大多数为 G 蛋白耦联受体）与促离子型受体（离子通道型受体）。已知的各种神经递质受体都有若干种类或亚型。

以 ACh 为递质的神经元称为胆碱能神经元，其神经纤维称为胆碱能纤维。能与 ACh 特异性结合的受体称为胆碱能受体。胆碱能受体可分为毒蕈碱受体（M 受体）与烟碱受体（N 受体）。M 受体有 5 种亚型（$M_1 \sim M_5$），均为 G 蛋白耦联受体。在外周，M 受体分布于大多数副交感节后纤维支配的效应细胞，激活时产生毒蕈碱样作用（M 样作用），其效应包括心脏活动抑制，内脏平滑肌收缩，消化腺、汗腺分泌增加和骨骼肌血管舒张等，可被阿托品阻断。N 受体有 N_1 与 N_2 两种亚型，均为促离子型受体。N_1 受体分布于中枢神经系统和自主神经节后神经元，N_2 受体分布于骨骼肌神经-肌接头的终板膜上。小剂量 ACh 可激活 N_1 受体而兴奋自主神经节后神经元，也能激活 N_2 受体而使骨骼肌收缩。大剂量 ACh 则可能因 N_1 受体脱敏、神经元过度去极化导致钠通道失活而产生自主神经节阻滞作用，即烟碱样作用（N 样作用），此作用不能被阿托品阻断，但可被筒箭毒碱阻断。

以 NE 和 E 为递质的神经元分别称为去甲肾上腺素能神经元和肾上腺素能神经元，二者的神经纤维均称为肾上腺素能神经纤维。能与 NE 或 E 结合的受体称为肾上腺素能受体，均属 G 蛋白耦联受体，可分为 α 受体与 β 受体，各自有多种亚型见表 10-3。在中枢，NE 的作用更广泛，而 E 的作用主要参与心血管活动的调节。在外周，多数交感节后纤维末梢支配的效应细胞膜上都有肾上腺素能受体，但交感节后纤维末梢释放的递质为 NE 而非 E，且 NE 对 α 受体的作用较强而对 β 受体的作用较弱。在外周作为激素的 E 也可通过肾上腺素能受体发挥作用，且对 α 与 β 受体的作用均很强。

表 10-3　　　　外周胆碱能受体与肾上腺素能受体的作用机制、分布及其拮抗剂

受体	受体亚型/作用机制分类	主要分布部位	拮抗剂
胆碱能	N_1/离子通道型受体	交感与副交感神经节	筒箭毒碱、六烃季铵、美加明
	N_2/离子通道型受体	骨骼肌终板膜	筒箭毒碱、十烃季铵、戈拉碘铵
	M/G 蛋白耦联受体	骨骼肌以外的肌组织、消化腺、汗腺	阿托品
肾上腺素能	α_1/G 蛋白耦联受体	皮肤、肾、胃肠血管平滑，支气管腺体，胃肠与膀胱括约肌，有孕子宫平滑肌，汗腺和立毛肌，虹膜辐射状肌	酚妥拉明、哌唑嗪
	α_2/G 蛋白耦联受体	胃肠腺体，胰岛，小肠平滑肌	酚妥拉明、育亨宾
	β_1/G 蛋白耦联受体	心肌，肾球旁细胞	普萘洛尔、阿替洛尔、美托洛尔
	β_2/G 蛋白耦联受体	血管平滑肌、支气管平滑肌、睫状肌、小肠平滑肌，胆囊与胆道，膀胱逼尿肌，未孕子宫平滑肌	普萘洛尔、丁氧胺
	β_3/G 蛋白耦联受体	脂肪细胞	SR-59230A

神经活动的基本方式是反射。俄罗斯科学家 Pavlov 将人和高等动物的反射分为非条件反射和条件反射，二者的比较见表 10-4。反射的基本过程是刺激信息经反射弧各个环节依次传递的过程。中枢是反射弧最复杂的部位。反射依信息在中枢部位传递时所经历的突触数目分为单突触反射与多突触反射。腱反射是体内唯一的单突触反射。

表 10-4　　　　　　　　　　　非条件反射与条件反射的比较

	非条件反射	条件反射
形成	生来就有	后天习得
数量与形式	数量有限、形式固定	数量无限，形式多样易变

续表

	非条件反射	条件反射
适应性	有限	高度完善
中枢整合活动级别	初级，无须大脑皮层参与	高级，需要大脑皮层参与
预见性	无	有

中枢神经元之间的联系方式多种多样，可分为单线式、辐散式、聚合式、链锁式与环式联系等。单线式联系的突触前、后神经元之比为1∶1，其作用是提高分辨力（如视网膜视锥系统）；辐散式联系的突触前、后神经元之比为1∶n（n>1），其意义是扩大空间作用范围（传入通路多见）；聚合式联系的突触前、后神经元之比为n∶1（n>1），该联系方式利于信息整合（传出通路多见）；链锁式与环式联系中辐散式与聚合式并存，差别在于前者不构成环路，可扩大空间作用范围，后者构成环路，可通过负反馈使活动及时终止，或通过正反馈使兴奋增强和延续（后发放）。

在多突触反射中，兴奋在中枢需经多次化学性突触传递，表现出明显不同于冲动在神经纤维上传导的特征，如单向传播、中枢延搁、兴奋总和、兴奋节律改变、后发放与反馈、对内环境变化敏感和易疲劳等，见表10-5。

表10-5　神经纤维兴奋传导与中枢兴奋传播（化学性突触传递）特征的比较

	神经纤维上的兴奋传导	中枢兴奋传播
结构与功能完整性	要求	要求
互不干扰性	存在，神经纤维间相互"绝缘"	不存在，受其他突触递（调）质影响
传播方向	双向	单向
时间延搁	无	有
电位变化与兴奋节律	全或无，一经产生频率不变	可总和，兴奋节律可变
反发放与反馈	无	有
疲劳	不易发生	易发生
环境因素	相对不敏感	敏感

反射活动中，中枢的各类神经元通过空间和时间的复杂组合，在整体上产生抑制与易化两种效应，即中枢抑制（突触后抑制、突触前抑制）与中枢易化（突触后易化、突触前易化）。突触后抑制指由中枢内抑制性中间神经元释放抑制性递质，通过产生IPSP使突触后神经元兴奋性受抑制的效应，有传入侧支性抑制（交互性抑制）和回返性抑制两种形式，前者的意义在于协调不同中枢的活动，后者的意义在于及时终止神经元的活动并使同一中枢内许多神经元的活动同步化。突触前抑制指ABC三个神经元间构成串联的轴突$_B$-轴突式$_A$与轴突$_A$-胞体$_C$式突触，B神经元兴奋释放的递质可降低A神经兴奋所致C神经元EPSP的幅度。如B神经元兴奋释放的递质可增加A神经兴奋所致C神经元EPSP的

幅度，则称为突触前易化。突触后易化表现为 EPSP 的总和。

[选择题参考答案及解析]

1. D，少突胶质细胞与施万细胞可分别在中枢和周围神经系统形成髓鞘。

2. A，神经纤维兴奋即动作电位，为"全或无"式，兴奋传导速度与神经纤维长度无关。

3. A，髓鞘的有无及其厚度决定神经兴奋传导速度，Aα 类神经神经纤维直径大、髓鞘厚，兴奋传导速度快。

4. D，自主神经节后纤维属于 C 类纤维，无髓鞘包裹。

5. E，神经纤维传导兴奋速度特别快，不存在时间延搁性。

6. C，轴突始段主要负责产生动作电位，也参与信息整合。

7. A，在脑发育期，智力的发育与树突棘数量的不断增加有关。

8. D，狂犬病病毒在轴突末梢被摄取进入轴浆后通过逆向轴浆运输至神经元胞体，影响神经元的活动和存活。

9. A，执行顺向轴浆运输的驱动蛋白与肌细胞的肌球蛋白类似。

10. A，顺向轴浆运输主要转运有膜结构的物质。

11. C，神经末梢释放某些营养因子，调整所支配组织的代谢活动，缓慢但持续地影响其结构和功能状态（神经对效应组织的营养性作用）。

12. E，神经对效应组织的营养性作用缓慢但持久，短暂缺失后果不明显，长期缺失后果严重。

13. D，胶质细胞膜可表达神经递质受体。

14. B，脑组织缺损后主要依靠星形胶质细胞增生来充填。

15. D，癫痫产生与神经元功能活动有关，与数量减少无关。

16. D，小的囊泡密集于活化区，递质仅从突触前膜释放。

17. A，突触蛋白在未受刺激时将突触囊泡固定于细胞骨架丝，磷酸化后动员突触囊泡从细胞骨架丝游离，不参与着位、融合环节。

18. D，神经冲动抵达末梢激活电压门控钙通道，升高末梢轴浆内 Ca^{2+} 浓度，引起突触囊泡动员。

19. C，突触蛋白的磷酸化导致突触囊泡与细胞骨架丝解离，即突触囊泡动员。

20. D，非结合型突触结合蛋白对突触囊泡融合有钳制作用，与 Ca^{2+} 结合的突触结合蛋白空间构象发生改变，钳制作用解除。

21. C，破伤风梭菌毒素主要影响 v-SNARE 与 t-SNARE 结合，妨碍突触囊泡着位。

22. E，筒箭毒碱与突触后膜 N 受体结合影响突触传递。

23. D，快兴奋性突触后电位的机制是突触后膜对 Na^+ 和 K^+，尤其是 Na^+ 通透性增加所致。

24. E，发生兴奋性突触后电位时带正电离子内流，突触后膜去极化。

25. E，抑制性突触后电位与 Cl^-、K^+ 通透性增加和 Na^+、Ca^{2+} 通透性下降有关。

26. E，电突触为双向传递。

27. B，非突触性化学传递无明显的突触结构。

28. E，不同神经递质发挥效应后清除方式不同。

29. A，递质受体数目与结合位点有限，具有饱和性。

30. B，胆碱能 N 受体为非选择性阳离子通道，主要对钠通透。

31. C，N_2受体主要分布在骨骼肌。

32. D，阿托品是 M 受体的阻断剂。

33. E，躯体运动神经支配骨骼肌，其末梢释放乙酰胆碱。

34. A，筒箭毒碱是 N 受体的特异性阻断剂。

35. A，心脏窦房结 P 细胞表达有 M 受体，受体兴奋时心率减慢，被阿托品阻断后，心率加快。

36. D，酚妥拉明是 α 受体的阻断剂。

37. C，外周肾上腺素能神经末梢仅释放去甲肾上腺素，作为神经递质，肾上腺素仅存在于中枢神经系统。

38. C，支配皮肤黏膜的交感缩血管神经纤维释放去甲肾上腺素。

39. A，低位脑干是脑内去甲肾上腺素能神经元胞体比较集中的部位。

40. C，交感和副交感神经节前纤维均释放乙酰胆碱。

41. A，$α_1$受体激活后通过升高效应细胞内 IP_3 与 DG 浓度发挥作用。

42. B，$α_2$受体常表达于突触前膜，称为突触前受体。

43. D，皮肤黏膜血管表达 $α_1$受体，受体兴奋后通过升高血管平滑肌细胞内 IP_3 与 DG 浓度，引起血管收缩。

44. B，已释放的去甲肾上腺素主要通过存在于突触前末梢的去甲肾上腺素转运体重摄取回到突触前末梢。

45. C，中脑黑质是脑内多巴胺能神经元胞体主要集中部位。

46. E，条件反射可以建立，但久不强化容易消退。

47. D，化学性突触传递存在时间延搁，参与反射的突触数目越多，完成反射活动的时程越长。

48. D，图画中的梅子引起的唾液分泌（望梅止渴）属条件反射。

49. B，多个神经元与同一个神经元构成聚合式联系，兴奋可在该神经元产生总和。

50. D，环式联系是后发放的结构基础。

51. C，中枢兴奋主要通过化学性突触传递产生，突触囊泡内神经递质在接受连续刺激后被消耗，来不及重新合成，易导致疲劳。

52. C，反射弧中突触传递以神经递质为媒介，突触囊泡内神经递质在接受连续刺激后被消耗，来不及重新合成，易导致疲劳。

53. C，轴突-轴突式突触与轴突-胞体式突触相串联是产生突触前抑制的结构基础。

54. D，突触前抑制产生的机制是突触前神经末梢 Ca^{2+}内流减少，递质释放减少。

55. D，回返抑制是因为中间神经元兴奋引起突触后膜超极化。

第二节　中枢感觉分析/躯体感觉障碍

[**案例 1**] 某患者，男性，68 岁，近来发现身体对疼痛刺激、温度刺激不敏感，且这种感觉障碍自下而上越来越明显，触-压觉基本正常。CT 检查显示骶腰段脊髓外肿瘤。

[**单项选择题**]

1. 下列关于躯体感觉传入系统的叙述中错误的是(　　)
   A. 一般有三级神经元接替
   B. 后索内侧丘系传入纤维先上行后交叉
   C. 脊髓丘脑束传入纤维先交叉后上行
   D. 来自骶、腰、胸、颈部的纤维在后索由内到外依次加入
   E. 来自骶、腰、胸、颈部的纤维在前外侧索由内到外依次加入

2. 后索内侧丘系传导的感觉信息是(　　)
   A. 仅浅感觉
   B. 仅深感觉
   C. 深感觉和精细触-压觉
   D. 深感觉和粗略触-压觉
   E. 痛觉和温度觉

3. 脊髓外肿瘤患者早期出现下肢痛觉和温度觉缺失的原因是(　　)
   A. 脊髓丘脑前束受压迫
   B. 脊髓丘脑侧束受压迫
   C. 薄束受压迫
   D. 楔束受压迫
   E. 脊髓小脑束受压迫

[**案例 2**] 某患者，男，36 岁，近一年来洗澡时因不能感知水温，经常被烫伤，神经刺激检查提示患者上肢痛觉、温度觉缺失，触-压觉基本正常。CT 检查提示脊髓空洞症。

[**单项选择题**]

4. 脊髓空洞症病变较局限时患者常可出现病变节段是以下的(　　)
   A. 痛觉、温度觉缺失或减退，粗略触-压觉基本正常
   B. 痛觉缺失或减退，温度觉和粗略触-压觉基本正常
   C. 痛觉、温度觉和粗略触-压觉均缺失或减退
   D. 温度觉缺失或减退，痛觉和粗略触-压觉基本正常
   E. 粗略触-压觉缺失或减退，痛觉、温度觉基本正常

5. 下列各种感觉中**不**经过特异性投射系统传入大脑皮层的是(　　)
   A. 视觉
   B. 听觉
   C. 嗅觉
   D. 味觉
   E. 本体感觉

6. 下列关于丘脑髓板内核群的叙述中**错误**的是(　　)
   A. 从进化上看，是丘脑的古老部分

B. 其纤维弥散地投射到大脑皮层的广泛区域

C. 包括中央中核、束旁核、中央外侧核等

D. 当受到刺激时，可诱发大脑皮层感觉区神经元放电

E. 丘脑束旁核与痛觉有关

7. 下列关于丘脑的感觉接替核的叙述中**错误**的是(　　)

A. 是一般经典感觉的第三级神经元

B. 后腹核与躯体感觉、头面部感觉有关

C. 下肢感觉在后腹核内侧，头面部在外侧

D. 内侧膝状体是听觉传导路的换元站

E. 外侧膝状体是视觉传导路的换元站

8. 下列关于丘脑第二类核群的叙述中**错误**的是(　　)

A. 接受来自丘脑感觉接替核的纤维　　B. 接受来自其他皮层下中枢的纤维

C. 不直接接受感觉投射纤维　　D. 与大脑皮层无特定的投射关系

E. 参与各种感觉的联系功能

9. 下列关于网状结构上行激动系统的叙述中**错误**的是(　　)

A. 通过丘脑非特异投射系统发挥作用　　B. 维持和改变大脑皮层的兴奋状态

C. 电刺激时脑电波呈现去同步化快波　　D. 属多突触接替系统

E. 不易发生传导阻滞

10. 网状结构上行激动系统受损将导致(　　)

A. 躯体感觉缺失　　B. 躯体感觉过敏

C. 昏睡　　D. 内脏感觉丧失

E. 内脏感觉过敏

11. 下列对第一感觉区的叙述中**错误**的是(　　)

A. 是全身体表感觉的主要投射区域

B. 位于中央后回

C. 投射区域有一定的分野，且安排全是倒置的

D. 接受躯干和四肢感觉信息的交叉投射

E. 投射区域大小主要取决于感觉分辨的精细程度

12. 下列关于第二感觉区的叙述中**错误**的是(　　)

A. 位于中央前回与岛叶之间　　B. 面积比较小

C. 投射呈正立分布　　D. 刺激该区可引起双侧性感觉

E. 人类切除该区可产生明显的感觉障碍

[生理学知识点]

躯体感觉的传入通路一般有三级神经元接替。初级神经元胞体位于后根神经节或脑神经的神经节中，二级神经元胞体位于脊髓或延髓，三级神经元胞体位于丘脑。在丘脑前，负责躯体本体感觉（深感觉）和精细触-压觉（浅感觉）信息传入的脊髓后索-内侧丘系纤维先上行，在延髓换元（二级神经元）后交叉至对侧，在空间分布上来自骶、腰、胸、

颈区域的轴突由内到外依次加入；负责躯体浅感觉（粗略触-压觉和痛觉、温度觉）信息传入的脊髓丘脑前束与侧束（已在脊髓换元）先交叉至对侧再上行至丘脑，在空间分布上来自骶、腰、胸、颈区域的轴突由外到内依次加入。两大传入系统受损后临床表现亦有所不同。脊髓半离断患者：损伤水平以下本体感觉与精细触-压觉障碍发生在同侧，而粗略触-压觉、痛觉、温度觉障碍发生在对侧。脊髓空洞症患者如仅中央管前交叉的感觉传导纤维受到局限性损害，可出现痛觉、温度觉（缺失）与粗略触-压觉（基本正常）分离的现象。如脊髓外肿瘤压迫和侵蚀脊髓丘脑束，首先发生的是骶、腰部的痛、温度觉缺失，如脊髓内发生肿痛，则首先发生的是颈、胸部的痛觉、温度觉缺失。

丘脑是各种感觉（除嗅觉外）传入的重要中继站，其核团或细胞群可分为特异感觉接替核、联络核与非特异感觉接替核三大类。特异感觉接替核是躯体和头面部感觉的中继站，联络核负责协调各种感觉在丘脑和大脑皮层的联系，非特异性投射核具有维持和改变大脑皮层兴奋状态的作用并与痛觉传导有关。丘脑各部分向大脑皮层的投射称为感觉投射系统，依其特征可分为特异投射系统与非特异投射系统，二者的比较见表10-6。

表10-6　　　　　　　　　　**特异感觉投射系统和非特异感觉投射系统的比较**

	特异感觉投射系统	非特异感觉投射系统
感觉信息接替次数	三级换元或稍多	特别多
投射纤维起源	特异感觉接替核、联络核	非特异感觉接替核
投射特点	点对点投射到皮层特定区域	弥散性投射到皮层广泛区域
接受投射的细胞	皮层第Ⅳ层神经元或锥体细胞	皮层各层神经元树突
生理功能	引起特定感觉；激发大脑皮层发出冲动	维持和改变大脑皮层兴奋状态
受内环境与药物影响	不易受影响	易受影响

躯体感觉代表区包括体表感觉区和本体感觉区，前者又分为第一感觉区和第二感觉区。第一感觉区位于中央后回，即Brodmann3-1-2区，其感觉投射有以下特点：①躯干四肢的感觉为交叉性投射，但头面部感觉的投射为双侧性；②体表感觉皮层投射区域大小主要取决于感觉分辨的精细程度，分辨愈精细，投射区域愈大；③体表不同区域在中央后回的投射有一定的分野，总体安排是倒置的，但头面部代表区内部正立。第二感觉区位于大脑外侧沟的上壁，由中央后回底部延伸到脑岛的区域，面积远小于第一感觉区。皮层本体感觉区位于运动区，在人脑中央前回（4区）。

内脏感觉的传入神经为自主神经，包括交感神经和副交感神经的感觉传入。交感传入神经的胞体主要位于脊髓第7胸段~第2腰段后根神经节；骶部副交感传入神经的胞体主要位于2~4骶段后根神经节。内脏感觉纤维进入中枢后主要沿躯体感觉的同一通路即脊髓丘脑束和感觉投射系统上行到达大脑皮层。内脏的感觉主要是痛觉。

[选择题参考答案及解析]

1. E，躯体感觉传入系统的空间分布特点：在前外侧索来自颈、胸、腰、骶部的纤维由内到外依次加入；在后索来自骶、腰、胸、颈部的纤维由内到外依次加入。

2. C，后索内侧丘系传导深感觉（本体感觉）和精细触-压觉。

3. B，痛觉和温度觉沿脊髓丘脑侧束上传，来自骶、腰、胸、颈区域的轴突在前外侧索依次由外到内加入，故脊髓外肿瘤患者早期出现下肢痛觉和温度觉缺失是因脊髓丘脑侧束受压迫。

4. A，痛觉、温度觉传入纤维进入脊髓后，在进入水平的上下 1~2 个节段内全部换元并经前连合交叉到对侧，而粗略触-压觉传入纤维进入脊髓后可分成上行和下行纤维，在多个节段内换元，脊髓空洞症病变较局限时病变不致影响粗略触-压觉。

5. C，丘脑是除嗅觉外各种感觉传入通路的中继站。

6. D，丘脑髓板内核群属非特异感觉投射系统，功能在于维持和改变大脑的兴奋状态。

7. C，下肢感觉在后腹核外侧，头面部在内侧。

8. D，丘脑第二类核群的纤维投射到大脑皮层的特定区域。

9. E，多突触接替，突触间隙与内环境相通，易发生传导阻滞。

10. C，网状结构上行激动系统的功能是维持大脑皮层的兴奋性，受损后将导致昏睡。

11. C，投射区域有一定的分野，且总体安排是倒置的，但在头面部代表区内部安排是正立的。

12. E，身体各部分向第二感觉区的感觉投射很不完善，定位不具体。切除人脑第二感觉区不会引起显著的感觉障碍。

第三节　躯体运动的神经调控/帕金森病

[案例1] 某患者，女，14 岁，体育运动员，1 年前在运动竞赛中意外摔伤，当场昏迷。急诊抢救后转醒，CT 检查显示 T_4、T_5 骨折，神经检查显示双下肢感觉、运动及反射活动均丧失。

[单项选择题]

1. 脊髓可以完成的反射活动不包括（　　）
   A. 肺扩张反射　　　　　　　　　B. 排尿反射
   C. 排便反射　　　　　　　　　　D. 发汗反射
   E. 膝跳反射

2. 脊髓突然横断后，离断水平以下的随意运动将（　　）
   A. 暂时性增强　　　　　　　　　B. 不变
   C. 暂时性减弱甚至消失　　　　　D. 永久丧失
   E. 永久增强

3. 脊休克产生的原因是（　　）
   A. 横断脊髓的损伤性刺激　　　　B. 外伤所致的代谢紊乱
   C. 脊椎骨折引起的大量出血　　　D. 断面以下脊髓丧失高位中枢的调节

E. 失去了脑干网状结构易化区的始动作用

4. 下列关于牵张反射的叙述中**错误**的是( )

    A. 感受器是肌梭
        B. 基本中枢位于脊髓

    C. 是维持姿势的基本反射
        D. 脊髓被横断后，牵张反射永远消失

    E. 反射引起的是受牵拉的同一块肌肉收缩

5. 维持躯体姿势的最基本反射是( )

    A. 屈肌反射
        B. 肌紧张

    C. 对侧伸肌反射
        D. 翻正反射

    E. 腱反射

6. 脊髓前角 α 运动神经元传出冲动增加时，可使( )

    A. 梭外肌收缩
        B. 梭内肌收缩

    C. 肌梭传入冲动增多
        D. 梭外肌和梭内肌同时收缩

    E. 腱器官传入冲动减少

7. 当 γ 运动神经元的传出冲动增加时，可使( )

    A. 肌梭传入冲动减少
        B. 腱器官传入冲动减少

    C. 牵张反射加强
        D. 梭外肌舒张

    E. 梭内肌舒张

8. 下列关于腱器官的叙述中正确的是( )

    A. 腱器官位于梭内肌的中间部

    B. 梭外肌等长收缩时，腱器官传入冲动增加

    C. 梭外肌等张收缩时，腱器官传入冲动增加

    D. 腱器官兴奋后引起加强梭外肌收缩

    E. 腱器官是感受肌肉长度变化的感受器

[**案例 2**] 某患者，男，25 岁，因车祸昏迷 1 周。检查显示患者颈向后仰伸，四肢强直，上肢内旋，手指屈曲。

[**单项选择题**]

9. 抑制肌紧张的中枢部位**不包括**( )

    A. 延髓网状结构的腹内侧部
        B. 延髓网状结构的背外侧部

    C. 大脑皮层运动区
        D. 纹状体

    E. 小脑前叶蚓部

10. 在中脑上、下丘之间切断脑干的动物将出现( )

    A. 肢体麻痹
        B. 去大脑僵直

    C. 脊休克
        D. 腱反射加强

    E. 动作不精确

11. 人出现去大脑僵直现象，意味着病变已严重侵犯( )

    A. 脊髓
        B. 延髓

  C. 脑干   D. 小脑

  E. 大脑皮质

12. 去大脑动物**不会**出现(   )

  A. 脊髓休克   B. 伸肌紧张亢进

  C. 迷路紧张反射   D. 颈紧张反射

  E. 牵张反射

[案例3] 某患者,男,40 岁,一周前出现走路摇晃、步基宽、易跌倒,近两天双手也变得笨拙。神经功能检查显示意向性震颤,辨距不良,上肢共济失调。MRI 显示小脑萎缩。初步诊断为小脑共济失调。

[单项选择题]

13. 下列关于小脑前叶功能的叙述中**错误**的是(   )

  A. 接受本体感觉的传入冲动   B. 接受视觉、听觉的传入信息

  C. 传出纤维主要在顶核换元   D. 刺激前叶蚓部可使去大脑僵直减退

  E. 人类小脑损伤可出现肌紧张亢进

14. 下列各项中**不属于**小脑受损后症状的是(   )

  A. 静止性震颤   B. 意向性震颤

  C. 动作协调障碍   D. 肌张力减退

  E. 不能完成精巧动作

15. 人小脑受损伤后肌紧张会(   )

  A. 增强   B. 降低

  C. 不变   D. 先增强,后降低

  E. 先降低,后增强

[案例4] 某患者,男,64 岁,因手抖、肌肉强直且进行性加重入院。患者表情呆板,随意运动减少。分子影像检测提示多巴胺转运体功能显著降低。诊断为帕金森病。

[单项选择题]

16. 帕金森病的主要发病原因是(   )

  A. 丘脑底核受损   B. 丘脑受损

  C. 大脑皮层运动区受损   D. 黑质-纹状体多巴胺通路受损

  E. 纹状体-大脑皮层通路受损

17. 帕金森病患者可出现的症状是(   )

  A. 肌张力降低   B. 静止性震颤

  C. 运动共济失调   D. 感觉迟钝

  E. 随意运动过多

18. 用左旋多巴和 M 受体拮抗剂治疗帕金森病,**不能**缓解的症状是(   )

A. 肌肉强直　　　　　　　　B. 随意运动减少

C. 动作缓慢　　　　　　　　D. 面部表情呆板

E. 静止性震颤

19. 下列关于皮层运动区功能特征的叙述中**错误**的是(　　)

A. 主要位于中央前回和运动前区　　B. 对躯体运动的调节具有交叉特征

C. 总体安排是倒置的　　　　　　　D. 具有精细的功能定位

E. 不接受来自骨骼肌深部的感觉冲动

20. 皮层运动区主要位于(　　)

A. 中央前回　　　　　　　　B. 中央后回

C. 额叶　　　　　　　　　　D. 枕叶

E. 颞叶

[**生理学知识点**]

　　运动是人和动物维系生命最基本的功能活动之一，可分为反射运动、随意运动和节律性运动。运动的中枢调控系统由三级水平的神经结构组成：最高水平（大脑皮层联络区、基底神经节和皮层小脑）负责总体策划；中间水平（运动皮层和脊髓小脑）负责运动的协调、组织和实施；最低水平（脑干和脊髓）负责运动的执行。

　　脊髓是许多躯体运动反射的初级中枢，其活动受高位中枢的控制。脊髓与高位中枢离断后，暂时丧失反射活动能力而进入无反应状态的现象称为脊髓休克。脊髓休克的产生与恢复说明脊髓具有完成某些简单反射的能力，但这些反射平时受高位中枢的控制而不易表现出来。脊髓灰质前角存在支配骨骼肌的 α、β 和 γ 三类运动神经元。α 运动神经元支配骨骼肌的梭外肌纤维，是躯体运动的最后公路。由一个 α 运动神经元及其所支配的全部肌纤维所组成的功能单位称为运动单位，其大小取决于 α 运动神经元轴突末梢分支数目。可在脊髓水平完成的姿势反射包括对侧伸肌反射、牵张反射和节间反射。当脊椎动物一侧肢体的皮肤受到伤害性刺激时，可反射性引起受刺激肢体关节的屈肌收缩而伸肌舒张，使肢体屈曲，称为屈肌反射，具有躲避伤害的保护意义。若伤害性刺激强度加大，不仅引起同侧肢体屈曲，还可引起对侧肢体的伸展，称为对侧伸肌反射，它在保持身体平衡中具有重大意义。牵张反射指有完整神经支配的骨骼肌在受外力牵拉伸长时引起的被牵拉的同一肌肉发生收缩的反射，其感受器是肌梭，可感知肌肉长度的变化。肌梭与梭外肌纤维呈并联关系，而肌梭内两端可收缩的肌纤维（梭内肌）与中间的感受装置呈串联关系。γ 运动神经元支配梭内肌，其作用是调节肌梭对牵拉刺激的敏感性。牵张反射包括腱反射和肌紧张两类，二者的比较见表 10-7。

表 10-7　　　　　　　　　　　　**腱反射与肌紧张的比较**

	腱反射	肌紧张
有效刺激	快速牵拉刺激	缓慢持续牵拉刺激
收缩成分	快肌纤维	慢肌纤维

续表

	腱反射	肌紧张
收缩特点	运动单位同步收缩，产生明显动作	运动单位交替收缩，不产生明显动作
完成反射时间	短	持续进行
反射类型	单突触反射	多突触反射
实例	肘反射、膝反射、踝反射	坐、立、运动等多种姿势反射
意义	减弱或消失表示反射弧受损或中断；亢进表示中枢有病变	是维持身体姿势最基本的反射活动，随意运动的基础；临床上检查肌紧张（肌张力）与腱反射有相似的意义

　　腱器官是一种能感受肌肉张力变化的感受器，与梭外肌呈串联关系，可因受牵拉肌肉收缩张力的增加而兴奋，抑制牵张反射，故称为反牵张反射。肌梭与腱器官的比较见表10-8。节间反射指脊髓依靠上下节段的突触联系协同活动而完成的反射活动，如搔爬反射。

表 10-8　　　　　　　　　　　　　　　肌梭和腱器官的比较

	肌梭	腱器官
分布	梭外肌纤维之间	肌腱胶原纤维之间
与梭外肌关系	并联	串联
感受刺激的性质	肌肉长度变化	肌肉张力变化
传入纤维	Ⅰa、Ⅱ	Ⅰb
等长收缩时	传入冲动不变	传入冲动增加
等张收缩时	传入冲动减少	传入冲动不变
被动牵拉时	传入冲动增加；先兴奋	传入冲动增加；后兴奋
对 α 运动神经元作用	兴奋	抑制
意义	发动牵张反射	避免肌肉拉伤

　　在运动调控系统中，脑干在肌紧张的调节中起重要作用。脑干网状结构中存在抑制和加强肌紧张的抑制区与易化区。易化区的活动较强，在肌紧张的平衡调节中略占优势。在麻醉动物，于中脑上、下丘之间切断脑干后，肌紧张出现明显亢进，表现为四肢伸直，坚硬如柱，头尾昂起，脊柱挺硬，呈角弓反张状态，称为去大脑僵直。去大脑僵直是抗重力肌（伸肌）紧张的表现，其发生是由于在中脑水平中断了大脑皮层、纹状体等部位与脑干网状结构之间的功能联系，造成抑制区的活动减弱，易化区的活动明显占优势的结果。去大脑僵直有 γ 僵直和 α 僵直两种类型。γ 僵直的机制是高位中枢通过网状脊髓束下行作

用先提高脊髓 γ 运动神经元的活动，使肌梭的敏感性提高，肌梭传入冲动增多，继而使 α 运动神经元兴奋，导致肌紧张增强而出现僵直。α 僵直的产生则是高位中枢通过前庭脊髓束下行直接或间接作用于脊髓中间神经元，而增强 α 运动神经元活动，使肌紧张增强而出现僵直。

　　基底神经节是大脑皮层下的一些神经核团，包括尾状核与壳核（新纹状体）、苍白球（旧纹状体）、黑质和丘脑底核。基底神经节与大脑皮层之间的神经回路（图 10-1）中从新纹状体到苍白球内侧部的投射有两条作用相反的通路：直接通路指新纹状体直接到苍白球内侧部的投射路径，其活动最终能易化大脑皮层发动运动；间接通路指新纹状体先后经过苍白球外侧部和丘脑底核中继后间接达到苍白球内侧部的投射路径，其活动抑制大脑皮层发动运动。平时以直接通路的活动为主。新纹状体内主要的信息整合神经元-中间多棘型神经元除接受大脑皮层的纤维投射外，还接受黑质致密部多巴胺能神经纤维的投射，构成黑质-纹状体投射系统；此外，也接受新纹状体内 GABA 能和胆碱能中间神经元的纤维投射。中间多棘型神经元细胞膜上的 D_1 受体激活增强直接通路的活动，而 D_2 受体激活抑制间接通路的作用，故两种受体激活后均易化大脑皮层发动运动。

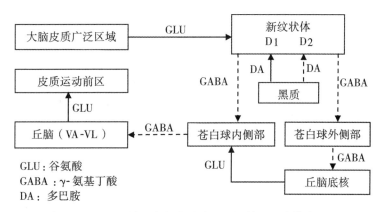

图 10-1　基底神经节与大脑皮层之间神经回路模式图

　　基底神经节可能参与运动的策划和程序编制，将一个抽象的策划转换为随意运动，也参与肌紧张的调节以及本体感觉传入信息的处理过程。此外，基底神经节还与自主神经的调节、感觉传入、心理行为和学习记忆等功能活动有关。基底神经节病变可产生两类运动障碍性疾病：一类是肌紧张增强而运动减少，如帕金森病；另一类是肌紧张减弱而运动过多，如亨廷顿病和手足徐动症。两类疾病的临床表现、病因、发病机制与治疗见表 10-9。

表 10-9　　　　　　　　　　　　　　　　帕金森病和亨廷顿病的比较

	帕金森病（震颤麻痹）	亨廷顿病（舞蹈病）
主要表现	全身肌紧张↑，随意运动↓，动作缓慢，表情呆板，常伴静止性震颤	不自主的上肢和头部的舞蹈样动作，伴肌张力↓

续表

	帕金森病（震颤麻痹）	亨廷顿病（舞蹈病）
主要病因	黑质-纹状体多巴胺系统病变	新纹状体 GABA 能中间神经元变性或遗传性缺损
发病机制	直接通路活动↓，间接通路活动↑	间接通路活动↓，直接通路活动相对↑
治疗药物	左旋多巴（替代），M 受体拮抗剂	利血平（耗竭多巴胺）

小脑可分为前庭小脑、脊髓小脑和皮层小脑三个功能部分，在维持身体平衡、调节肌紧张和形成随意运动中起重要作用。三个功能部分的比较见表 10-10。

表 10-10 前庭小脑、脊髓小脑和皮层小脑的比较

	前庭小脑	脊髓小脑	皮层小脑
解剖结构	绒球小结叶和相邻小部分蚓垂	蚓部和半球中间部	半球外侧部
主要纤维联系	传入：前庭核 传出：前庭核、脊髓	传入：脊髓、三叉神经、视听信息 传出：大脑皮层、脑干、脊髓	传入：大脑皮层 传出：大脑皮层
主要功能	维持躯体平衡	协调随意运动，调节肌紧张	参与随意运动的设计与编程
受损后表现	步基宽、站立不稳；不再出现晕动病；位置性眼震颤	小脑性共济失调：意向性震颤，拮抗肌轮替快复动作障碍，跨步易跌倒；肌张力减退、四肢乏力	不产生明显的运动缺陷

大脑皮层是运动调控的最高级中枢部位，主要运动区包括中央前回（4 区）和运动前区（6 区），其功能特征为：①对躯体运动的调节为交叉性支配（头面部大部分为双侧性）；②皮层代表区的大小与躯体运动的精细复杂程度有关；③运动代表区功能定位精确。此外，第一感觉区以及后顶叶皮层也与运动有关。皮层运动传出通路包括皮层脊髓束和皮层脑干束。前者由皮层发出，经内囊、脑干下行到达脊髓前角的运动神经元；后者由皮层发出，经内囊到达脑干内各脑神经运动神经元。运动传导通路受损后常表现为柔软性麻痹（软瘫）或痉挛性麻痹（硬瘫）。

[选择题参考答案及解析]

1. A，肺的扩张反射调节呼吸，反射基本中枢在延髓。
2. D，随意运动受大脑控制，脊髓突然横断后，离断水平以下的随意运动将永久丧失。
3. E，脊休克产生的原因是失去了脑干网状结构易化区的始动作用。
4. D，牵张反射的中枢在脊髓，脊髓横断后损伤平面以下的牵张反射可恢复。
5. B，肌紧张是维持躯体姿势的最基本反射。
6. A，脊髓前角 α 运动神经元支配梭外肌。

7. C，γ运动神经元支配梭内肌，传出冲动增加时梭内肌收缩，肌梭传入冲动增加，牵张反射加强，梭外肌收缩。

8. B，腱器官是感受肌肉张力变化的感受器，梭外肌等长收缩时，肌肉张力增加，腱器官传入冲动增加，对支配同一肌肉的α运动神经元起抑制作用，引起梭外肌舒张。

9. B，延髓网状结构的背外侧部为易化区。

10. B，在麻醉动物中脑上、下丘之间切断脑干，肌紧张出现明显亢进，表现为四肢伸直、坚硬如柱、头尾昂起、脊柱挺硬，呈角弓反张状态，这一现象称为去大脑僵直。

11. C，脑干内存在调节肌紧张的抑制区与易化区，人出现去大脑僵直现象，意味着病变已严重侵犯脑干。

12. A，脊休克产生的原因是失去了脑干网状结构易化区的始动作用。去大脑动物脑干网状结构易化区完好，故不会出现脊髓休克。

13. E，小脑对肌紧张的调控以易化为主，人类小脑损伤可出现肌紧张减弱；小脑前叶蚓部为肌紧张抑制区，受刺激可使去大脑僵直减退。

14. A，小脑损伤引起的是意向性震颤，而非静止性震颤。

15. B，小脑对肌紧张的调控以易化为主，人类小脑损伤可出现肌紧张降低。

16. D，帕金森病的病变部位在中脑黑质，主要是因黑质病变致黑质-纹状体多巴胺通路受损。

17. B，帕金森病患者全身肌紧张增高，肌肉强直，随意运动减少，动作缓慢，面部表情呆板，常伴有静止性震颤。

18. E，静止性震颤可能与丘脑外侧腹核等结构的功能异常有关。

19. E，皮层运动区接受本体感觉冲动。

20. A，中央前回和运动前区是主要的皮层运动区。

第四节 内脏活动的神经调控/脑干出血

[**案例1**] 某患者，男，70岁，散步时突然倒地，呼之不应，被紧急送往医院就诊。查体显示患者处于昏迷状态、双侧瞳孔呈针尖样、呼吸微弱、四肢瘫痪，体温升高。CT检查显示脑干出血。

[单项选择题]

1. 下列关于自主神经系统功能特征的叙述中**错误**的是(   )

    A. 可持续发放冲动

    B. 组织器官均受交感与副交感神经双重支配

    C. 交感与副交感神经对支配的组织器官作用常常相互拮抗

    D. 作用受效应器官的功能状态影响

    E. 交感神经系统作用范围较副交感神经系统广泛

2. 交感神经的效应**不包括**(   )

    A. 促进温热性发汗   B. 促进精神经性发汗

  C. 促进唾液腺分泌   D. 促进胃肠腺体分泌

  E. 促进甲状腺激素释放

3. 下列各项生理活动中基本中枢**不在**低位脑干的是(　　　)

  A. 心脏活动   B. 血管活动

  C. 呼吸运动   D. 消化道运动

  E. 水平衡调节

4. 交感神经兴奋时可引起(　　　)

  A. 虹膜环行肌收缩   B. 支气管平滑肌收缩

  C. 胃肠括约肌舒张   D. 胃肠平滑肌舒张

  E. 逼尿肌收缩

5. 副交感神经兴奋的表现是(　　　)

  A. 心跳加快   B. 支气管平滑肌舒张

  C. 胃肠运动加强   D. 瞳孔散大

  E. 胰岛素分泌减少

6. 交感神经节前纤维直接支配的组织器官是(　　　)

  A. 甲状腺   B. 性腺

  C. 肾上腺皮质   D. 肾上腺髓质

  E. 汗腺

7. 人的基本生命中枢位于(　　　)

  A. 延髓   B. 脑桥

  C. 下丘脑   D. 丘脑

  E. 大脑皮层

8. 摄食中枢位于(　　　)

  A. 延髓   B. 中脑

  C. 丘脑   D. 下丘脑

  E. 大脑皮层

9. 防御反应区主要位于(　　　)

  A. 延髓   B. 脊髓

  C. 低位脑干   D. 脑桥

  E. 下丘脑

10. 下列关于下丘脑功能的叙述中正确的是(　　　)

  A. 是皮层下重要的躯体运动中枢 B. 是皮层下重要的体表感觉中枢

  C. 是调节内脏活动的较高级中枢 D. 是视、听觉的高级中枢

  E. 是躯体运动和体表感觉的整合中枢

[生理学知识点]

  自主神经系统也称内脏神经系统,包括交感神经与副交感神经,它们分布于内脏、心血管和腺体,其结构特征见表10-11。自主神经系统主要的递质是乙酰胆碱和去甲肾上腺

素，主要功能是调节心肌、平滑肌和腺体的活动，其功能特征如下：①紧张性活动：指安静状态下，自主神经持续发放一定频率的冲动，使所支配的器官处于一定程度的活动状态。②双重支配：许多组织器官都受交感神经与副交感神经的双重支配，且两者的作用以相互拮抗为主；③受效应器所处功能状态的影响。④作用范围和生理意义不同：交感神经系统作用比较广泛，在环境急剧变化时可动员机体许多器官的潜在力量，促使机体适应环境的急剧变化；副交感神经系统活动相对比较局限，其意义主要在于保护机体、促进休整恢复（促进消化、积蓄能量）以及加强排泄和生殖功能等。

表 10-11　　　　　　　　　　　　　　自主神经的结构特征

	交感神经	副交感神经
节前神经元胞体所在部位	胸腰段脊髓灰质侧角	脑干脑神经核、骶段脊髓灰质相当于侧角的部位
节前纤维类型与长度	B 类纤维，短	B 类纤维，长
节后神经元胞体所在部位	椎旁节与椎前节	效应器官壁
节后纤维类型与长度	C 类，长	C 类，短
分布	广泛，几乎所有内脏器官	较局限，不分布于皮肤和肌肉的血管、一般的汗腺、竖毛肌、肾上腺髓质和肾脏等器官
神经节前后纤维数目比	1：（11~17），辐散程度高	1：2，辐散程度低

中枢神经系统的各级水平对内脏活动的调节主要通过反射完成。脊髓是内脏反射的初级中枢，可在脊髓水平完成的反射包括发汗反射、排尿反射、排便反射、阴茎勃起反射和血管张力反射等。脑干中的延髓有"生命中枢"之称，许多基本生命现象如循环、呼吸等的反射中枢在此，而瞳孔对光反射的中枢在中脑。下丘脑是调节内脏活动的较高级中枢，通过其传出纤维到达脑干和脊髓，改变自主神经系统节前神经元的紧张性活动，从而调控多种内脏功能；视前区-下丘脑前部是基本体温调节中枢，可整合和调控体温；下丘脑前部存在渗透压感受器，可通过渴觉引起饮水，也可根据血液渗透压的变化调节血管升压素的合成和分泌调节水的排出，两方面作用协同调节水平衡；下丘脑通过垂体门脉系统和下丘脑-垂体束调节腺垂体和神经垂体激素的合成、储存和分泌，间接影响内脏功能；下丘脑视交叉上核是哺乳动物控制日节律的部位。大脑边缘系统对内脏活动的调节作用复杂多变；新皮层是调控内脏活动的高级中枢。

[选择题参考答案及解析]

1. B，少数器官仅受交感神经支配。

2. D，交感神经胆碱能纤维兴奋促进温热性发汗；交感肾上腺素能纤维兴奋促进精神性发汗，促进唾液腺分泌少量黏稠唾液与甲状腺释放甲状腺激素，但抑制胃肠腺体分泌。

3. E，低位脑干的脑神经核团发出的交感与副交感神经调节呼吸、心血管活动与消化器官的活动，是这些生理活动的基本中枢；水平衡调节的基本中枢在下丘脑。

4. D，虹膜环行肌受副交感神经支配；支气管平滑肌、胃肠平滑肌与膀胱逼尿肌均表达 β_2 受体，交感神经兴奋通过激动 β_2 受体使其舒张；胃肠括约肌表达 α_1 受体，交感神经兴奋时使括约肌收缩。

5. C，副交感神经兴奋胃肠平滑肌 M 受体，使细胞内 IP_3 与 DG 浓度，胞内钙离子浓度升高，从而加强胃肠运动。

6. D，交感神经节前纤维直接支配肾上腺髓质，调节嗜铬细胞的分泌活动。

7. A，人的心血管中枢、基本呼吸节律中枢均在延髓，故延髓被称为人的基本生命中枢。

8. D，下丘脑外侧区为摄食中枢。

9. E，下丘脑近中线两旁的腹内侧区为防御反应区，电刺激该区域可诱发防御反应。

10. C，下丘脑通过整合和调控体温、水平衡、内分泌、情绪活动及生物节律等多种生理功能而间接影响内脏活动，是调节内脏活动的较高级中枢。

第五节 脑电活动及睡眠与觉醒/脑电图

[案例 1] 某患者，男，9 岁，1 月内阵发性抽搐 3 次，发作时意识暂时性丧失、大小便失禁，每次持续数分钟。最近一次发作期间，脑电图检测可见 5Hz 棘慢波；智力评估基本正常。诊断为癫痫。

[单项选择题]

1. 正常脑电图中频率最快、波幅最小的波是( )
   A. α 波   B. β 波
   C. θ 波   D. δ 波
   E. μ 波

2. 正常脑电波中频率最慢、波幅最大的是( )
   A. α 波   B. β 波
   C. θ 波   D. δ 波
   E. 棘慢波

3. 成人处于清醒、安静并闭眼时的脑电活动主要表现为( )
   A. α 波   B. β 波
   C. θ 波   D. δ 波
   E. μ 波

4. 成人进行紧张性活动时的脑电活动主要表现为( )
   A. α 波   B. β 波
   C. θ 波   D. δ 波
   E. μ 波

5. 下列关于正常脑电波的叙述中错误的是( )

A. α 波在枕叶皮层较显著　　　　　B. β 波在额叶与顶叶较显著

C. θ 波在颞叶与顶叶较显著　　　　D. δ 波在颞叶与顶叶较显著

E. 婴幼儿可在枕叶记录到 α 波

6. 脑电波形成的主要机制是(　　)

A. 由皮层表面神经元动作电位的总和形成

B. 由皮层锥体细胞动作电位的总和形成

C. 由皮层大量锥体神经元顶树突同步发生的突触后电位总和形成

D. 由皮层单个锥体细胞神经元突触后电位变化形成

E. 由皮层神经元诱发电位变化形成

7. 脑电图对以下各种疾病中有较好辅助诊断价值的是(　　)

A. 智障　　　　　　　　　　　　B. 癫痫

C. 焦虑症　　　　　　　　　　　D. 抑郁症

E. 精神分裂症

8. 下列关于皮层诱发电位的叙述中**错误**的是(　　)

A. 由感觉传入系统受刺激引起　　B. 出现于皮层某一局部区域

C. 出现在自发脑电活动的基础上　D. 电变化形式较为固定

E. 主反应为一系列正相的周期性电位波动

9. 刺激左小腿易于引出体感诱发电位的皮层是(　　)

A. 左侧中央后回半球内侧部　　　B. 右侧中央后回半球内侧部

C. 双侧中央后回半球内侧部　　　D. 右侧中央后回中部

E. 双侧中央后回中部

[**案例 2**] 某患者，男，65 岁，慢性阻塞性肺气肿病史 10 年，夜间突发躯体抽动、呼吸困难急诊入院。血压 180/120mmHg，呼吸 24 次/分，血气分析提示缺氧，初步诊断阻塞性肺气肿缺氧发作。

[**单项选择题**]

10. 下列各项中与阻塞性肺气肿患者夜间缺氧发作有关的是(　　)

A. 慢波睡眠期间脑电活动同步化加强

B. 异相睡眠期间脑电活动同步化加强

C. 慢波睡眠期间阵发性交感神经兴奋性增加

D. 异相睡眠期间阵发性交感神经兴奋性增加

E. 异相睡眠期间迷走神经兴奋性增加

11. 下列各项中**不**是慢波睡眠的特征是(　　)

A. 无眼球快速运动　　　　　　　B. 脑电波中 δ 波所占比例逐渐增多

C. 生长激素分泌明显升高　　　　D. 骨骼肌反射减弱

E. 做梦

12. 异相睡眠期的特征是(　　)

A. 无眼球快速运动　　　　　　B. 脑电图呈现同步化慢波

C. 阵发性血压升高、呼吸加快　D. 肌紧张略有增强

E. 下丘脑体温调节功能略有增强

13. 异相睡眠期的生物学意义主要是(　　)

A. 促进体力恢复与生长发育　　B. 促进食物消化与吸收

C. 促进细胞增殖成熟　　　　　D. 促进学习与记忆以及精力的恢复

E. 促进泌尿与生殖功能

[案例 3] 某患者，女，17 岁，进入高中学习后因学习紧张频繁熬夜，白天上课经常困乏思睡，自觉近 1 月来记忆力减退、思维能力下降，学习成绩明显下降，深感苦恼。无猝倒、入睡前幻觉等症，各种体检未发现明显身体疾病，初步诊断为嗜睡症。

[单项选择题]

14. 脑干网状结构上行激动系统的功能是(　　)

A. 形成模糊感觉　　　　　　　B. 激发情绪反应

C. 维持身体平衡　　　　　　　D. 唤醒作用

E. 增加肌张力

15. 刺激动物中脑网状结构可使动物(　　)

A. 进入昏睡状态，脑电呈同步化慢波　B. 进入昏睡状态，脑电呈去同步化快波

C. 被唤醒，脑电呈去同步化快波　　　D. 被唤醒，脑电呈同步化慢波

E. 保持原来的觉醒或睡眠状态，脑电无变化

16. 切断动物中脑头端网状结构可使动物(　　)

A. 进入持久的昏睡状态　　　　B. 出现脊休克

C. 出现去大脑僵直　　　　　　D. 出现去皮层僵直

E. 出现共济运动失调

17. 下列关于觉醒状态维持的叙述中错误的是(　　)

A. 与脑干网状结构上行激动系统的作用有关

B. 行为觉醒与黑质多巴胺递质系统有关

C. 脑电觉醒与脑干网状结构乙酰胆碱递质系统有关

D. 脑电觉醒与蓝斑去甲肾上腺素递质系统有关

E. 觉醒状态的维持与感觉冲动的传入无关

18. 脑内维持行为觉醒的可能是(　　)

A. 黑质多巴胺递质系统　　　　B. 蓝斑去甲肾上腺素递质系统

C. 脑干网状结构乙酰胆碱递质系统　D. 脑干网状结构上行激动系统

E. 丘脑特异感觉投射系统

[生理学知识点]

脑电活动是指大脑皮层中许多神经元的群集电活动，包括自发脑电活动和皮层诱发电

位两种形式。脑电图是指用脑电图仪在头皮表面记录到的自发脑电活动，其基本波形有α、β、θ和δ四种。α波常表现为波幅由小变大、再由大变小，反复变化而形成α波梭形。α波阻断指α波在成人清醒、安静并闭眼时出现，睁眼或接受其他刺激时立即消失而呈快波（β波）。脑电波波形与记录部位、人体所处状态有关。睡眠时脑电波呈现同步化高幅慢波，觉醒时呈现去同步化快波。各波的波形特征、常见部位和出现条件见表10-12。

表 10-12　　　　　　　　　　　　正常脑电图的波形特征、常见部位与出现条件

波形	频率（Hz）	波幅（μV）	常见部位	出现条件
α	8~13	20~100	枕叶	成人清醒、安静并闭眼时
β	14~30	5~20	额、顶叶	成人活动时
θ	4~7	100~150	颞、顶叶	少年正常时，成人困倦时
δ	0.5~3	20~200	颞、枕叶	婴幼儿正常时，成人熟睡时

　　脑电波是由大量神经元同步发生的突触后电位总和形成，而总和的结构基础是锥体细胞在皮层排列整齐，其顶树突相互平行并垂直于皮层表面，因此其同步活动易发生总和而形成强大的电场，从而改变皮层表面电位。大量皮层神经元的同步活动与丘脑的功能活动有关。皮层诱发电位是指刺激感觉传入系统或脑的某一部位时在大脑皮层一定部位引出的电位变化，一般包括主反应、次反应和后发放三部分。

　　睡眠与觉醒是人体所处的两种不同功能状态，具有明显的昼夜节律性。睡眠可分为非快眼动睡眠（慢波睡眠）和快眼动睡眠（异相睡眠），两个时相交替进行，二者的比较见表10-13。由觉醒转入睡眠一般先进入非快眼动睡眠而非直接进入快眼动睡眠。脑内有许多部位和投射纤维参与觉醒和睡眠的调控，形成促觉醒和促睡眠两个系统。非特异投射系统接受脑干网状结构的纤维投射，其主要功能是维持和改变大脑皮层的兴奋状态，具有上行唤醒作用。刺激猫的中脑网状结构可将其从睡眠中唤醒，脑电波呈去同步化快波；在中脑头端切断网状结构或选择性破坏中脑被盖中央区的网状结构，动物进入持久昏睡状态，脑电波呈同步化慢波。因此，觉醒与网状结构上行激动系统有关。脑内促进非快眼动睡眠最重要的部位是视前区腹外侧部，其投射纤维的主要递质是γ-氨基丁酸，纤维投射到达多个与觉醒有关的部位，抑制促觉醒区的活动。促进快眼动睡眠的是位于脑桥头端被盖外侧区胆碱能神经元（快眼动睡眠启动神经元），其活动在快眼动睡眠期间明显增加，不仅能引起脑电发生去同步化快波，还能激发脑桥-外侧膝状体-枕叶锋电位，启动快眼动睡眠。

表 10-13　　　　　　　　　　　　非快眼动睡眠和快眼动睡眠的比较

	非快眼动睡眠（NREM）	快眼动睡眠（REM）
睡眠时期	分4个时期，持续80~120分钟/周期	持续20~30分钟/周期
脑电图	由浅入深同步化高幅慢波比例逐渐增多	去同步化低幅快波

续表

	非快眼动睡眠（NREM）	快眼动睡眠（REM）
眼球运动	无快速眼球运动	快速眼球运动
肌张力	减弱	显著降低
感觉	随睡眠加深而减退	进一步减退
躯体运动	无躯体运动	有躯体抽动
血压	偏低，但较稳定	血压升高
呼吸	慢且均匀	快而不规则
生长激素	分泌增加	分泌减少
做梦	无	多
耗氧量	机体耗氧量降低，脑耗氧量不变	脑耗氧量和血流量增多
生理功能	利于体力恢复，促进生长发育	促进学习与记忆及精力恢复

[选择题参考答案及解析]

1. B，正常脑电图中 β 波频率（14~30Hz）最快、波幅（5~20μV）最小。

2. D，正常脑电波中 δ 波频率（0.3~3Hz）最慢、波幅（20~200μV）最大；棘慢波常在癫痫患者或皮层有占位病变患者脑电图中出现，虽然波幅也大，但频率较 δ 波高。

3. A，成人处于清醒、安静并闭眼时的脑电活动主要表现为同步化慢波，即 α 波。

4. B，成人活动时的脑电活动表现为去同步化快波，即 β 波。

5. E，脑电图的主要波形随年龄发生变化，婴幼儿脑电波主要表现为 β 样快波，α 波直到青春期开始时才出现。

6. C，脑电波是由大量神经元同步发生的突触后电位经总和形成的，其结构基础是在皮层排列整齐的锥体细胞顶树突相互平行且垂直于皮层表面，同步活动时易发生总和形成强大电场而改变皮层表面电位；单个神经元突触后电位微弱不足以引起皮层表面的电位改变。

7. B，癫痫患者或皮层有占位病变患者脑电波可出现棘波、尖波、棘慢综合波等变化，可据此结合临床用于这两类疾病的判断。

8. E，主反应为一先正后负的电位变化。

9. B，躯体感觉投射有交叉的特点，且有特定的投射区，右中央后回半球内侧部接受来自左下肢的感觉信息传入，故刺激左小腿易于在该区引出体感诱发电位。

10. D，阻塞性肺气肿患者缺氧常于夜间发作，原因是异相睡眠期间阵发性交感神经兴奋性增加。

11. E，慢波睡眠即非快眼动睡眠，而做梦是快眼动睡眠的特征之一。

12. C，异相睡眠又称为快波睡眠、快眼动睡眠，此期易发生血压升高、呼吸加快等阵发性表现。

13. D，异相睡眠期间，脑内蛋白质合成加快，易于建立新的突触联系，因而能促进学习与记忆以及精力的恢复。

14. D，脑干网状结构上行激动系统具有上行唤醒作用。

15. C，刺激动物中脑网状结构可使动物被唤醒，脑电呈去同步化快波。

16. A，切断动物中脑头端网状结构，感觉信息无法通过非特异投射系统上传，动物将进入持久的昏睡状态。

17. E，感觉冲动通过非特异投射系统维持大脑皮层的兴奋状态，故脑干网状结构上行激动系统具有上行唤醒作用。

18. A，单纯破坏动物中脑黑质多巴胺能系统，动物无探究行为但脑电呈去同步化快波。

第六节　学习与记忆/遗忘

[案例1]　某患者，男，55岁，酗酒史10年，半年前搬新家后经常找不到回家的路，也记不住新近发生的事情，学习新事物感到困难，但早年记忆完好，无其他认知功能障碍。

[单项选择题]

1. 下列关于非联合型学习的叙述中**错误**的是(　　　)

   A. 学习形式比较简单

   B. 仅单一刺激重复进行即可产生

   C. 不需要两种刺激或刺激与反应之间建立联系

   D. 习惯化和敏感化属于非联合型学习

   E. 占人类学习方式的大多数

2. 下列各种情况中**不属于**联合型学习的是(　　　)

   A. 一朝被蛇咬，十年怕井绳　　　　　B. 望梅止渴

   C. 画饼充饥　　　　　　　　　　　　D. 谈虎色变

   E. 会开车的人进入驾驶室的系列开车操作

3. 下列各项中与陈述性记忆**无关**的是(　　　)

   A. 记忆受意识控制

   B. 记忆提取方式为语言或影像

   C. 海马、内侧颞叶脑区损伤可引起记忆障碍

   D. 记忆有情景式和语义式两种方式

   E. 记忆不易遗忘

4. 下列各项中属非陈述性记忆的是(　　　)

   A. 是一种有意识的感知

   B. 即反射性记忆

   C. 在学习记忆过程中不需要陈述性记忆的参与

   D. 形成依赖于海马、内侧颞叶等脑区

   E. 记忆易遗忘

5. 下列关于遗忘的说法中正确的是(　　)

　　A. 遗忘可以避免

　　B. 遗忘意味着记忆痕迹的完全消失

　　C. 学习过程中遗忘的速率先快后慢

　　D. 顺行性遗忘症患者不能记起早年的经历

　　E. 逆行性遗忘症患者不能再形成新的记忆

6. 下列关于顺行性遗忘症的说法中**错误**的是(　　)

　　A. 患者已形成的记忆不受影响

　　B. 新近记忆与短时记忆障碍

　　C. 脑自然衰老可引起顺行性遗忘

　　D. 海马和颞叶皮层损伤或导致顺行性遗忘症

　　E. 信息不能从第二级记忆转入第三级记忆

7. 易于引起逆行性遗忘症的是(　　)

　　A. 脑震荡　　　　　　　　　　　B. 一氧化碳中毒

　　C. 慢性酒精中毒　　　　　　　　D. 心脑血管疾病

　　E. 第三脑室肿瘤

8. 下列关于逆行性遗忘症的说法中**错误**的是(　　)

　　A. 患者不能回忆发生记忆障碍之前一段时间的经历

　　B. 患者可形成新的记忆

　　C. 可由一些非特异性脑疾患和麻醉引起

　　D. 与第二级记忆发生紊乱有关

　　E. 第三级记忆缺失

9. 损伤后易导致长时记忆障碍的脑区是(　　)

　　A. 前额叶　　　　　　　　　　　B. 海马

　　C. 大脑上层联络区　　　　　　　D. 小脑

　　E. 纹状体

10. 能够使记忆减退的化学物质是(　　)

　　A. γ-氨基丁酸　　　　　　　　　B. 血管升压素

　　C. 乙酰胆碱　　　　　　　　　　D. 催产素

　　E. 儿茶酚胺

[案例2] 某患者，男，70岁，行走时突然倒地被送入院。检查发现患者存在语言障碍，具体表现为能发出声音，但不能说话交流，能听懂他人的谈话，能书写也能看懂医生或家人写下的文字。CT检查提示左侧脑部有梗死。

[单项选择题]

11. 右利手成人左侧大脑半球优势体现在(　　)

　　A. 语言活动　　　　　　　　　　B. 空间辨认

C. 图像认知　　　　　　　　　　D. 深度知觉

E. 音乐欣赏

12. 下列关于大脑皮层功能一侧优势的叙述中**错误**的是(　　)

A. 右利手成人左侧半球在语词活动功能上占优势

B. 右利手成人右侧半球在非语词性认知功能上占优势

C. 右利手成人左侧半球为主要半球，右侧半球为次要半球

D. 右利手成人右侧皮层损伤常表现为穿衣失用症

E. 左利手成人左侧皮层损伤不会产生语言功能障碍

13. 人类与动物在条件反射方面的主要区别是(　　)

A. 能形成条件反射　　　　　　　B. 具有第一信号系统

C. 条件反射分化程度　　　　　　D. 条件反射消退程度

E. 具有第二信号系统

14. 谈论酸梅时引起唾液分泌是(　　)

A. 第一信号系统的活动　　　　　B. 第二信号系统的活动

C. 非条件反射　　　　　　　　　D. 自身调节活动

E. 应激反应

15. 该患者的语言障碍为(　　)

A. 感觉失语症　　　　　　　　　B. 运动失语症

C. 失读症　　　　　　　　　　　D. 失写症

E. 流畅失语症

16. 引起该患者发生语言障碍的损伤部位最可能是(　　)

A. 颞上回　　　　　　　　　　　B. Broca 区

C. 角回　　　　　　　　　　　　D. 额中回后部

E. Wernicke 区

17. 联系大脑两侧半球功能的主要结构是(　　)

A. 网状结构　　　　　　　　　　B. 纹状体

C. 胼胝体　　　　　　　　　　　D. 边缘系统

E. 视交叉

[生理学知识点]

学习与记忆是脑的高级功能之一，是一切认知活动的基础。学习指人和动物从外界环境获取信息的过程，记忆指大脑将获取的信息进行编码、储存及提取的过程。学习是记忆的前提，而记忆是学习的结果。学习有非联合型学习与联合型学习两种形式。非联合型学习不需要在两种刺激或刺激与反应之间建立联系，只要单一重复刺激即可产生，如习惯化和敏感化。联合型学习是两种刺激或一种行为与另一种刺激之间在时间上很接近地重复发生，最后在脑内逐渐形成联系的过程，如条件反射的建立和消退。记忆根据储存和抽取方式，可分为陈述性与非陈述性记忆。陈述性记忆指与特定的时间、地点和任务有关的事实或事件的记忆，能进入人的主观意识，可用语言表述或以影像形式保存，但容易遗忘。非

陈述性记忆指对一系列规律性操作程序的记忆，是一种下意识的感知及反射，一旦形成不易遗忘。记忆根据保留时间长短可分为短时程与长时程记忆，前者保留时间短，仅几秒到几分钟，易受干扰、不稳定，记忆容量有限；后者保留时间长，可持续几小时、几天或几年甚至终身。记忆可分为感觉性记忆、第一记忆、第二记忆和第三记忆四个阶段，前两个阶段相当于短时程记忆，后两个阶段相当于长时程记忆。遗忘是指部分或完全失去记忆和再认的能力，是一种不可避免的生理现象，但并不意味痕迹的完全消失。临床上把由于脑疾患引起的记忆障碍称为遗忘症，分顺行性和逆行性遗忘两种。

中枢神经系统有多个脑区参与学习和记忆活动，包括大脑皮层联络区、海马及其邻近结构、杏仁核、丘脑及脑干网状结构等，且有一定的功能定位。突触可塑性是学习和记忆的生理学基础。突触的结构与功能的改变均可引起其传递效率的改变，如突触易化、突触压抑、强直后增强、长时程增强与长时程压抑等。从神经生物化学的角度来看，较长时间的记忆必然与脑内的物质代谢尤其是蛋白质的合成有关。此外，学习与记忆也和脑内某些神经递质（乙酰胆碱、去甲肾上腺素、谷氨酸、GABA、血管升压素和脑啡肽）的功能有关。

人类两侧大脑半球的功能是不对等的，习惯使用右手的成年人，其语言活动中枢主要在左侧大脑皮层，故左侧大脑为语言的优势半球。一侧优势现象虽与遗传有关，但主要是在后天生活中逐步形成。右侧半球在非语词性的认知功能（如空间辨认、深度知觉、触-压觉认识、图像视觉认识、音乐欣赏等）上占优势。

大脑皮层包含多个语言功能区，不同功能区受损后引起的语言功能障碍表现不同（表 10-14）。除语言功能外，大脑皮层还有许多其他认知功能。

表 10-14　　　　　　　　　不同语言功能障碍的损伤部位与主要表现

语言功能障碍	损伤部位	主要表现
感觉失语症	颞上回后部	能说、能写、能看懂文字，但听不懂别人的谈话
运动失语症	Broca 区	能看懂、能听懂，但不能用词语口头表达
失读症	角回	看不懂文字，其他语言功能健全
失写症	额中回	能说、能听、能看，但不会写
流畅失语症	左侧颞叶后部（Wernicke 区）	说话正常，有时说话过度或词不达意，对别人的话和文字理解能力有明显缺陷
传导性失语症	弓状束	语言的输出和理解正常，仅对部分词不能很好地组织或想不起来

人类两侧大脑皮层在功能上出现互补性专门化的分化，但并不互相隔绝，而是互通信息、相互配合，未经学习的一侧在一定程度上能获得另一侧皮层经过学习而获得的某种认知功能。

[选择题参考答案及解析]

1. E，联合型学习占人类学习方式的大多数。

2. A，"一朝被蛇咬，十年怕井绳"属于非联合型学习。

3. E，陈述性记忆能进入人的主观意识，可以用语言表述出来或作为影像保持在记忆中，但容易遗忘。

4. B，非陈述性记忆即反射性记忆，一旦形成不容易遗忘。

5. C，遗忘不可避免，但不意味着记忆痕迹的完全消失。学习过程中遗忘的速率先快后慢。

6. E，顺行性遗忘症发生与信息不能从第一记忆转入第二记忆有关。

7. A，一些非特异性脑疾患（如脑震荡、电击）和麻醉可引起逆行性遗忘症；顺行性遗忘症多见于慢性酒精中毒，也可由一氧化碳中毒、心脑血管疾病和第三脑室肿瘤等引起。

8. E，逆行性遗忘症发生与第二级记忆发生紊乱有关，第三级记忆不受影响。

9. B，海马在长时记忆的形成中起十分重要作用，若海马受损，则短时记忆不能转变为长时记忆。

10. D，催产素增多可使记忆减退。

11. A，习惯使用右手的成年人，其语言活动中枢主要在左侧大脑皮层，故称左侧大脑皮层为语言的优势半球。

12. E，大脑皮层语言功能的一侧优势是相对的。

13. E，语言是人类的第二信号系统，是人类特有的认知功能之一。

14. B，语言是人类的第二信号系统，谈论酸梅时引起唾液分泌是第二信号系统的活动。

15. B，运动失语症患者表现为能发出声音，但不能说话交流，能听懂他人的谈话，能书写，也能看懂医生或家人写下的文字。

16. B，Broca 区受损可致运动失语症。

17. C，胼胝体连合纤维可将一侧皮层的学习活动功能传送到另一侧皮层。

（陈桃香）

第十一章 内 分 泌

┉┉◉┼ 学习目标 ┼◉┉┉

[基础知识]

（1）掌握激素的作用特点，下丘脑和垂体的关系及激素的分泌；掌握生长激素、催乳素、甲状腺激素、钙磷代谢激素、胰岛素和肾上腺皮质激素和髓质激素的作用。

（2）熟悉缩宫素、抗利尿激素的作用；了解松果体的内分泌。

[临床能力]

熟悉激素分泌异常时机体可能出现的症状，了解激素分泌失调时的相关疾病。

┉┉◉┼ 本章概要 ┼◉┉┉

本章讲述了激素和内分泌系统的概念、激素的作用特点及分泌调控。内分泌系统是散在的或聚集的内分泌细胞和内分泌腺体的总称。内分泌系统通过内分泌细胞分泌激素进入组织液或血液，从而发挥体液调节作用。与神经调节的快速、精确、短暂相比，体液调节较为缓慢、广泛而持久。内分泌调节多涉及机体的代谢、生长发育、生殖等功能的调节。本章介绍了下丘脑、腺垂体、甲状腺、肾上腺、甲状旁腺、胰岛等几个内分泌腺的内分泌功能，介绍了它们分泌的多种激素的生理功能及分泌调节。

第一节 下丘脑-垂体功能单位/垂体瘤

[案例1] 某患者，男，38 岁。出现脚趾增粗、增大 12 年，头昏、头痛 1 年半入院。查体身高 175cm，体重 101 kg，体型肥胖，外鼻宽大，舌体及下颌肥大，指趾、手及足掌均增厚变宽。垂体核磁共振（MRI）检查显示蝶鞍扩大，鞍底下陷，鞍内可见不规则 24mm×22mm×31mm 片状影，垂体柄右移，视交叉上抬。

[单项选择题]

1. 下列各项中可以被称为激素的是（　　　）

　　A. KCl
　　B. cAMP
　　C. 1, 25-（OH）$_2$-VitD$_3$
　　D. 葡萄糖

  E. 乙酰胆碱

 2. 血中激素浓度很低，而生理效应十分明显，是因为(　　　)

  A. 激素的半衰期长   B. 激素的特异性强

  C. 激素作用有靶细胞   D. 激素间有相互作用

  E. 激素有高效能生物放大效应

 3. 下列激素中为腺垂体分泌的是(　　　)

  A. 促肾上腺皮质激素   B. 甲状腺激素

  C. 抗利尿激素   D. 糖皮质激素

  E. 生长激素释放激素

 4. 下列各项中各项中是生长激素的生理作用之一的是(　　　)

  A. 促进新生儿脑发育   B. 抑制蛋白质合成

  C. 促进脂肪分解   D. 增加葡萄糖的利用

  E. 减少胰岛素的分泌

 5. 幼年期生长激素分泌不足可导致(　　　)

  A. 呆小症   B. 侏儒症

  C. 巨人症   D. 肢端肥大症

  E. 甲状腺机能亢进症

 6. 该患者产生肢端肥大症的原因是(　　　)

  A. 生长激素抑制神经细胞发育 B. 生长激素促进长骨骨骺增长

  C. 生长激素抑制长骨骨骺增长 D. 生长激素促进短骨骨骺增长

  E. 生长激素升高血糖水平

[**案例 2**] 某女性，28 岁。孕 40 周，因出现子宫节律性收缩引起腹痛入院，后分娩一健康婴儿，采用母乳喂养。4 个月后入院复查时，月经周期停止。

[**单项选择题**]

 7. 下丘脑视上核和室旁核分泌的激素是(　　　)

  A. 血管升压素和缩宫素   B. 血管升压素和催乳素

  C. 生长激素和催乳素   D. 糖皮质激素和缩宫素

  E. 肾上腺素和催乳素

 8. 下列关于缩宫素的描述中**错误**的是(　　　)

  A. 由神经垂体合成、释放   B. 能促进子宫平滑肌收缩

  C. 能促进乳汁排放   D. 刺激乳头可引起其分泌

  E. 分娩时可出现正反馈分泌

 9. 该女性出现月经周期停止的现象，可能是因为(　　　)

  A. 产后照顾幼儿，过于疲劳 B. 产后分泌乳汁导致营养不良

  C. 催乳素分泌水平升高，抑制性腺功能 D. 缩宫素水平升高，抑制性腺功能

E. 多巴胺分泌水平升高，抑制排卵

10. 婴儿吮吸母亲乳头时，乳汁大量排放。下列关于这种现象的说法中**不正确**的是（　　）

A. 催乳素引起乳腺腺泡合成乳汁　　　B. 缩宫素引起乳腺腺管收缩，乳汁排放

C. 吮吸乳头引起母亲多巴胺分泌增多　D. 吮吸乳头引起母亲催乳素分泌增多

E. 吮吸乳头引起射乳反射

[案例3] 某患者，女，31岁。因婚后6年不孕就诊。患者2年前出现月经周期稀发，数月后闭经，两侧乳房伴发少量泌乳。查体身高165cm，体重62 kg。蝶鞍及颅脑CT均未发现异常。放射免疫测定 PRL 2.98 nmol/L（非哺乳期 PRL 正常参考值：0.8～0.92 nmol/L）。FSH、LH、E、P、T激素水平均正常。口服溴隐亭治疗，每日1次，每次2.5mg。服药6周后月经周期恢复正常。4个月后因停经40天来院检查，妊娠试验阳性，即停止服药。

[单项选择题]

11. 下列关于催乳素的描述中正确的是（　　）

A. 由神经垂体细胞分泌　　　　　　B. 促性腺激素释放激素能促进其分泌

C. 能够促进乳腺合成乳汁　　　　　D. 在青春期促进乳腺发育成熟

E. 多巴胺可促进催乳素分泌

12. 该患者病变发生的部位最可能在（　　）

A. 下丘脑　　　　　　　　　　　B. 垂体

C. 乳房　　　　　　　　　　　　D. 卵巢

E. 子宫

13. 39岁男性出现头、手和脚的增大；多毛；骨关节炎和脊柱改变；乳房增大，挤压可出现少量泌乳。该患者最可能出现肿瘤的部位是（　　）

A. 肾上腺皮质　　　　　　　　　B. 垂体前叶

C. 乳房　　　　　　　　　　　　D. 甲状腺

E. 垂体后叶

[生理学知识点]

激素是由内分泌细胞合成和分泌的高效能生物活性物质，以体液为媒介在细胞间传递信息。因此内分泌调节也称为体液调节。与神经调节的快速、精确、短暂的特点相比，体液调节过程缓慢、广泛而持久。激素通过与受体结合识别靶细胞，发挥调节作用。

下丘脑位于大脑底部，其中视上核和室旁核的大细胞神经元可分泌血管升压素（VP，也称为抗利尿激素 ADH）和缩宫素（OT，也称为催产素），这两种激素经大细胞神经元的轴突分泌到神经垂体（垂体后叶），神经垂体内无内分泌细胞。下丘脑的小细胞神经元分泌生长激素释放激素（GHRH）、生长抑素（SS）、催乳素释放因子（PRF）、催乳素抑制因子（PIF）、促甲状腺激素释放激素（THRH）、促肾上腺皮质激素释放激素（CRH）

和促性腺激素释放激素（GnRH）。这些激素经垂体门脉系统进入腺垂体（垂体前叶），影响垂体前叶激素的分泌。垂体前叶分泌的激素包括生长激素（GH）、催乳素（PRL）、促甲状腺激素（TSH）、促肾上腺皮质激素（ACTH）、卵泡刺激素（FSH）和黄体生成素（LH）。腺垂体分泌的激素直接进入血液。下丘脑和垂体存在结构和功能上的密切联系，因此将它们称为下丘脑-垂体功能单位。

下丘脑分泌的血管升压素（VP）/抗利尿激素（ADH）的作用：一是促进肾集合管重吸收水，使尿液浓缩，从而调节机体渗透压，维持血容量；二是引起动脉血管收缩，升高血压，此作用常被血管的减压反射所抑制。下丘脑分泌的缩宫素也有两个主要作用：一是促进子宫平滑肌的收缩，分娩时胎儿对产道的扩张刺激可促进 OT 的分泌，而 OT 又促进子宫收缩，使胎儿进一步下移，形成正反馈调节，直至胎儿娩出。二是哺乳时婴儿吮吸乳头，这种感觉刺激传入中枢后，一方面可引起下丘脑 OT 分泌，OT 可引起乳腺腺泡周围的平滑肌收缩，使乳腺内的乳汁分泌到乳窦内；另一方面可抑制下丘脑多巴胺（催乳素释放抑制因子）的分泌，从而使下丘脑对腺垂体催乳素的抑制作用减弱，催乳素释放增多。下丘脑小细胞神经元分泌的激素分别对腺垂体细胞的分泌有促进或抑制作用。下丘脑和腺垂体对甲状腺、肾上腺皮质和性腺的促进性调节作用分别称为下丘脑-腺垂体-甲状腺轴（下丘脑分泌促甲状腺激素释放激素，腺垂体分泌促甲状腺激素，甲状腺分泌甲状腺激素）、下丘脑-腺垂体-肾上腺皮质（下丘脑分泌促肾上腺皮质激素释放激素，腺垂体分泌促肾上腺皮质激素，肾上腺皮质分泌糖皮质激素、盐皮质激素和性激素）、下丘脑-腺垂体-性腺轴（下丘脑分泌促甲状腺激素释放激素，腺垂体分泌卵泡刺激素和黄体生成素，男性性腺分泌睾酮，女性性腺分泌雌、孕激素）。

腺垂体分泌的生长激素（GH）为蛋白质类激素，在慢波睡眠时分泌增多。生长激素主要作用是调节代谢和生长。生长激素对代谢的调节属于即时效应：生长激素可作用于全身，主要引起肝、脂肪和肌肉组织蛋白质合成增多，脂肪分解功能，葡萄糖利用减少，血糖升高。生长激素对生长的调节作用属于长时效应：GH 促进肝、肾、肌肉、软骨和骨组织分泌 IGF-1（血液中的 IGF-1 主要来自肝）；GH 可促进软骨细胞发育，诱导软骨细胞 IGF-1 分泌，促进软骨细胞增殖、发育为骨细胞。在幼年期和青春期，长骨骨骺闭合前，GH 促进长骨的纵向生长，使长骨延长，人体长高。幼年期 GH 过度分泌可引起巨人症；幼年期 GH 分泌不足可导致身材矮小，引起侏儒症。成年后长骨发育停止，GH 水平过高可引起短骨、颅骨和软组织的异常增长，使面部和内脏器官肥大，手足粗大、鼻大唇厚、下颌突出等现象，称为肢端肥大症。

腺垂体分泌的催乳素（PRL）为蛋白质类激素，可促进妊娠期乳腺腺泡发育，在哺乳期启动并维持泌乳。孕 10 周后 PRL 开始升高，至分娩前达最高水平，此时因雌、孕激素水平较高，因此乳腺腺泡具备分泌乳汁的功能，但并不泌乳汁。分娩后，PRL 下降，但此时雌、孕激素水平迅速下降，且乳腺 PRL 受体增加约 20 倍，PRL 仍能发挥使动和维持泌乳作用。小剂量的 PRL 可促进卵巢雌孕激素的分泌，大剂量则有抑制作用。哺乳期频繁的哺乳会使 PRL 维持在较高水平（见本节知识点第三段），RPL 对下丘脑促性腺激素释放激素产生负反馈作用，使哺乳期女性月经周期停止。哺乳减少后，卵巢排卵和月经周期先后恢复。此外，妊娠期高水平雌、孕激素对下丘脑-腺垂体-促性腺轴的负反馈抑制也是月经周期停止的原因之一，分娩后，下丘脑-腺垂体-促性腺轴功能逐渐恢复，也会使排卵和月经周期恢复。催乳素的分泌受下丘脑催乳素释放因子和催乳素释放抑制因子（多巴胺）的双重调控。非妊娠期女性 PRL 水平异常升高，可出现月经周期停止，乳腺发育并溢乳，引起不孕，称为闭经溢乳综合征。

[选择题参考答案及解析]

1. C，激素由内分泌细胞分泌，为高效能活性物质。

2. E，浓度低、作用大属于激素作用的高效能特点。

3. A，腺垂体分泌促肾上腺皮质激素、促甲状腺激素、卵泡刺激素、黄体生成素、生长激素、催乳素。

4. C，生长激素可促进物质代谢（即时效应）和生长（长时效应），使蛋白质合成增多，脂肪分解，血糖升高，使骨骺软骨细胞增殖。

5. B，幼年期 GH 不足时，长骨骨骺软骨细胞增殖受限，长骨生长不足引起身材矮小，导致侏儒症。

6. D，成人长骨发育已停止，此时 GH 过多可促进短骨骨骺生长，引起肢端肥大症。

7. A，下丘脑室旁核和视上核大细胞神经元主要分泌血管升压素（抗利尿激素）和缩宫素（催产素）。

8. A，缩宫素由下丘脑大细胞神经元合成，经其伸入至神经垂体的轴突末梢释放入血。

9. C，哺乳期女性催乳素水平升高，负反馈抑制促性腺激素释放激素的分泌，使卵巢功能受抑制。

10. C，吮吸反射发生时，婴儿刺激乳头引起下丘脑缩宫素分泌，引起乳房射乳。同时抑制下丘脑多巴胺（也称为催乳素释放抑制因子）的分泌，使催乳素分泌增多，促进乳房合成乳汁。

11. C，催乳素由腺垂体分泌，可促进乳腺腺泡发育，促进乳腺合成分泌乳汁。青春期女性乳房发育主要为脂肪的堆积，妊娠期高 RRL 促进乳腺腺泡发育成熟。

12. B，该患者最可能为微小型催乳素腺瘤，病变部位最可能位于垂体。

13. B，该患者表现出高 GH（肢端肥大）、高 ACTH（多毛等）、高 PRL（男性乳房增大，合成乳汁）症状，病变部位最可能是腺垂体，即垂体前叶。

第二节　甲状腺激素∕甲状腺机能亢进症

[案例1] 某患者，女，45 岁。出现心慌、消瘦、怕热等不适 1 年，并逐渐出现间断腹泻，每日 2~3 次稀糊状大便，但大便并无粘液及脓血，伴体重减轻，最近 2 月来出现症状逐渐加重，并出现双下肢水肿，活动后明显，休息后可改善。体温 37.3℃，脉搏 108 次/分，呼吸 16 次/分，血压 130/60mmHg；身高 168cm，体重 52kg；颈软，舌颤（+），手颤（+），甲状腺Ⅱ度大，质软，未闻及明显血管杂音；心音有力，心率 108 次/分，律齐，未闻及明显病理性杂音。胸片：心影呈靴形，心胸比率明显增大，肺动脉段突出，左

心室向左增大，双侧肋膈角清晰。甲状腺功能检查：血游离 T_3（FT3）4.47 ng/L（正常参考值：1.45~3.48 ng/L），血游离 T_4（FT_4）2.417ng/dl（正常参考值：0.71~1.85 ng/dl），促甲状腺激素（TSH）< 0.004mIU/L（正常参考值：0.49~4.67 mIU/L）。给予丙基硫氧嘧啶治疗，每日 3 次，每次 100mg。治疗 1 年后，症状稍有改善。

[单项选择题]

1. 甲状腺激素属于（　　）

    A. 氨基酸类激素   B. 蛋白质类激素

    C. 肽类激素   D. 类固醇激素

    E. 水溶性激素

2. 甲状腺激素来源于（　　）

    A. 甲状腺的胶质细胞   B. 甲状腺的滤泡细胞

    C. 甲状腺的 C 细胞   D. 甲状腺滤泡旁细胞

    E. 甲状旁腺细胞

3. 甲状腺滤泡中储存碘的物质主要是（　　）

    A. T_3 B. T_4

    C. MIT   D. TPO

    E. 甲状腺球蛋白

4. 患者使用丙基硫氧嘧啶药物治疗甲状腺机能亢进症的主要机制是（　　）

    A. 抑制甲状腺细胞摄碘

    B. 抑制甲状腺球蛋白与甲状腺激素分解

    C. 抑制促甲状腺激素与甲状腺细胞上受体的结合

    D. 抑制 T_4 转变为 T_3

    E. 抑制甲状腺过氧化物酶的作用

5. 甲状腺机能亢进时可能出现的循环系统改变**不包括**（　　）

    A. 心音有力   B. 期前收缩

    C. 舒张压增大   D. 心率加快

    E. 心室肥大

6. 下列物质中生物学活性最大的是（　　）

    A. 一碘酪氨酸   B. 二碘酪氨酸

    C. 三碘甲腺原氨酸   D. 四碘甲腺原氨酸

    E. 反式 T_3（rT_3）

7. 单纯性甲状腺肿的最佳治疗方案是（　　）

    A. 口服丙基硫尿嘧啶   B. 手术切除部分甲状腺组织

    C. 口服甲状腺激素   D. [131]I 治疗

    E. 补充含碘丰富食物

8. 下列表现中**不是**因为甲状腺激素分泌过多直接导致的是（　　）

    A. 心率加快   B. 进食多，消瘦

C. 基础代谢率升高 　　　　　　　　　　D. 双手震颤

E. 黏液性水肿

9. 某患者，男，19 岁。身高 110cm，智力发育迟缓，腹部膨隆，外生殖器未发育成熟。该患者可能患有的疾病是(　　)

A. 肢端肥大症 　　　　　　　　　　B. 侏儒症

C. 巨人症 　　　　　　　　　　D. 呆小症

E. 甲状腺机能亢进症

10. 某患者，女性，26 岁。因妊娠期出现自身免疫性甲状腺功能低下，为防止胎儿出现克汀病，该女性应采取的措施是(　　)

A. 口服丙基硫尿嘧啶 　　　　　　　　B. 手术切除部分甲状腺组织

C. 口服甲状腺激素 　　　　　　　　D. ^{131}I 治疗

E. 补充含碘丰富食物

[案例 2] 某患者，女，32 岁，4 年前因分娩时大出血，行子宫切除术。分娩后患者体质差、乏力、少食、活动少，无乳汁分泌。表情淡漠，懒言少语，眉毛、腋毛、阴毛脱落，闭经。T_3、T_4、TSH 均降低。总 T_3（TT_3）0.8ng/dl（正常参考值：115～190 ng/dl），游离 T_3（FT_3）1.56 ng/L（正常参考值：1.45～3.48 ng/L），总 T_4（TT_4）1.2μg/dl（正常参考值：5.0～12.0 μg/dl），血游离 T_4（FT_4）0.18ng/dl（正常参考值：0.71～1.85 ng/dl），促甲状腺激素（TSH）0.46mIU/L（正常参考值：0.49～4.67 mIU/L）。TRH 兴奋试验延迟。给予激素替代疗法后症状有所改善。

[单项选择题]

11. 该患者最可能出现病变的部位是(　　)

A. 下丘脑 　　　　　　　　　　B. 垂体

C. 卵巢 　　　　　　　　　　D. 甲状腺

E. 肾上腺皮质

[生理学知识点]

　　甲状腺是人体最大的内分泌腺，甲状腺组织由滤泡上皮细胞形成滤泡。滤泡细胞合成甲状腺球蛋白（TG）储存在滤泡腔中。合成甲状腺激素（TH）时，细胞从血液中主动摄取碘离子，运送到滤泡腔一侧，此处碘离子可被细胞合成的甲状腺过氧化物酶（TPO）催化还原为碘原子，碘原子可以取代甲状腺球蛋白酪氨酸残基上的氢原子，使酪氨酸残基变为一碘酪氨酸（MIT）和二碘酪氨酸（DIT）。在 TPO 的催化下，两个 DIT 缩合生成四碘甲腺原氨酸（T_4，也称为甲状腺素）；一个 MIT 和一个 DIT 缩合生成三碘甲腺原氨酸（T_3）或反式 T_3（rT_3）。T_3 和 T_4 合成为甲状腺激素。一般情况下，甲状腺激素结合在甲状腺球蛋白上，储存在滤泡腔中。甲状腺激素储备量可保证机体 50～120 天的需求，因此，在用药物治疗甲亢时，药物需要较长的时间才能奏效。当来自垂体的促甲状腺激素 TSH 与滤泡上皮细胞上的受体结合时，滤泡细胞摄取并水解甲状腺球蛋白，释放甲状腺激素。

甲状腺激素为脂溶性激素，可直接进入血液，与血液中结合蛋白结合，或保持游离状态。仅游离状态的 TH 才能发挥生理作用。结合状态的 TH 和游离状态的 TH 合成为血液总甲状腺激素。

TH 的合成受到下丘脑-腺垂体-甲状腺轴的调节。下丘脑分泌促甲状腺激素释放激素（TRH），腺垂体释放促甲状腺激素（TSH），促进甲状腺激素 TH 的合成和分泌。TH 对下丘脑和腺垂体存在负反馈抑制作用。此外，TH 的合成和分泌还受到自身调节和神经调节。血液中的碘来源于食物，当血碘开始升高（1nmol/L）时，TH 合成增多；但当血碘突然升高至大于 10nmol/L 时，可抑制 TH 合成，称为碘阻滞效应（Wolff-Chaikoff effect）。这种阻断效应不能长久持续，高血碘持续一段时间后，阻滞效应会消失，TH 合成继续升高。

甲状腺激素是新生儿和胎儿脑发育的关键激素，能促进神经元的增殖、分化。TH 能和生长激素协同调控幼年期的生长发育，刺激长骨和牙齿的生长。先天性甲状腺发育不全的患儿出生时身长可基本正常，但脑的发育受抑，出生 3~4 个月后才表现出智力和长骨发育迟滞。此类患儿若出生后立即补充 TH，可较大程度改善其症状。胚胎及幼儿期缺乏 TH 导致智力发育迟缓、身材短小等症状，称为克汀病（也称为呆小症）。

TH 可增强细胞能量代谢，但产生的能量不能以 ATP 储存，只能以热量形式释放，最终的效应是使机体基础耗氧量增加，产热量增加。甲状腺机能亢进可使患者基础代谢率增加 20% 以上。患者怕热、多汗、体重下降。同时，体温升高也使皮肤血管舒张，血液循环的外周阻力下降，舒张压降低。生理状态下，TH 可以促进蛋白质合成、促进脂肪分解、升高血糖。甲状腺机能亢进时，患者可出现进食后血糖迅速升高，随后又迅速降低；脂肪分解增多；蛋白质分解增多，表现出负氮平衡。甲状腺机能减退（简称甲减）时，蛋白质合成减少，组织间黏蛋白沉积，可结合大量阳离子和水，引起黏液性水肿。Grave's 病（一种甲状腺机能亢进症）患者因自身免疫失调体内产生 TSH 受体的激动性抗体（TRAb），使 TH 合成增多，TRAb 还可引起胫前肌肉组织肿胀，细胞外基质黏多糖堆积，形成胫前黏液性水肿。

TH 对成人神经系统的作用主要是兴奋，表现出交感神经系统兴奋的改变。甲亢患者可出现失眠、多梦、易激动、喜怒无常、注意力分散等改变。而甲减患者表现出语言行动迟缓、表情淡漠、少动嗜睡等改变。TH 使心率加快、心收缩力增强，心输出量增大，动脉收缩压升高。甲亢患者可出现心动过速、心率失常甚至心力衰竭。TH 可促进消化道的运动和消化腺的分泌。甲亢患者可出现食欲亢进，肠运动加速，吸收减少，出现吸收不良性腹泻。甲减患者食欲减退，肠运动减弱可出现腹胀和便秘。

[选择题参考答案及解析]

1. A，甲状腺激素属于含碘酪氨酸的缩合物，属于胺类激素，即氨基酸的衍生物。甲状腺激素是脂溶性激素。

2. B，甲状腺激素由甲状腺滤泡上皮细胞合成和分泌。

3. E，甲状腺合成甲状腺激素 MIT、DIT、T_3、T_4 后，T_3、T_4 仍与甲状腺球蛋白结合，保持在甲状腺滤泡内。甲状腺球蛋白是滤泡储碘的主要部位。

4. E，硫脲类药物抑制甲状腺过氧化物酶 TPO 的作用，阻止酪氨酸碘化及缩合，从而抑制甲状腺激素分泌。

5. C，甲状腺激素可升高交感神经兴奋性，使心肌表现出正性变时、变力和变传导特点，表现为心率加快，心收缩力增强，收缩压增大，交感神经兴奋还可导致肌肉震颤。甲状腺素可升高基础代谢率，使体温升高，皮肤血管舒张，血管外周阻力减小，舒张压降低，脉压差增大。

6. C，甲状腺激素包括三碘甲腺原氨酸（T_3）和四碘甲腺原氨酸（T_4）两种，其中T_3的活性是T_4的五倍。反式T_3没有活性，是T_4的灭活状态。

7. E，单纯性甲状腺肿是由于缺碘导致甲状腺激素合成减少，对下丘脑垂体的负反馈作用减弱，从而使 TSH 水平升高。TSH 增多可促进甲状腺滤泡增生肿大。补充碘可治疗单纯性甲状腺肿。

8. E，甲状腺机能亢进时可导致选项 ABCD 改变，Grave's 病由于体内存在 TSH 受体的抗体（TRAb），当 TRAb 为甲状腺刺激性抗体时，导致过量甲状腺激素产生。TRAb 还可引起胫前肌肉组织肿胀，细胞外基质黏多糖堆积，形成胫前黏液性水肿。

9. D，幼年期 TH 缺乏可导致呆小症。患者幼年期神经细胞发育不良，智力发育迟缓；同时长骨生长缓慢，身材矮小。TH 低下还影响性成熟。

10. C，呆小症也称为克汀病，由于幼年期或胎儿期 TH 缺乏导致。胎儿 12 周之前的甲状腺不能合成 TH，胎儿生长发育所需的 TH 须有母体提供。缺碘的孕妇尤其需要补充碘。甲状腺功能低下的母亲应给予补充 TH。

11. B，该患者 T_3、T_4、TSH 均低下，且 TRH 兴奋试验延迟。最可能的诊断为席汉氏综合征，属于垂体病变。

第三节　钙磷代谢相关激素/佝偻病

[案例1] 某 11 个月龄母乳喂养女患儿，2 个月前开始出现睡眠不安，夜间醒来哭闹。白天患儿烦躁、不易安慰。爱出汗、夜间为重。血液检查示血钙、血磷降低，碱性磷酸酶升高。给予维生素 D、钙剂治疗，2~4 周后改善。

[单项选择题]

1. 维生素 D_3 变为 1，25-(OH)$_2$-VitD$_3$时的活化部位是（　　　）

A. 皮肤和肝　　　　　　　　　B. 肝和肾

C. 皮肤和小肠　　　　　　　　D. 肝和骨

E. 肾和骨

2. 甲状腺滤泡旁细胞分泌（　　　）

A. 甲状腺激素　　　　　　　　B. 甲状旁腺激素

C. 降钙素　　　　　　　　　　D. 1，25-(OH)$_2$-VitD$_3$

E. 促甲状腺激素

3. 1，25-(OH)$_2$-VitD$_3$的生理功能是（　　　）

A. 促进小肠吸收钙和磷　　　　B. 促进肾排泄钙和磷

  C. 帮助降低血钙   D. 帮助降低血磷

  E. 促进甲状旁腺激素分泌

 4. 维生素 D 缺乏会导致(　　)

  A. 呆小症   B. 肢端肥大症

  C. 佝偻病   D. 高钙血症

  E. 侏儒症

[案例 2] 某患者，男，31 岁。3 年前开始出逐渐现全身骨痛、骨骼变形，且身材进行性缩短，3 年身高缩短 23cm，体重减轻 10kg，并有驼背畸形改变。初步诊断为骨质疏松症，对症治疗无效。近五年来患者反复发生泌尿系统结石，经碎石治疗后，尿中常有结石排出。体检发现营养不良，肢体呈比例缩短，蹒跚步态，桶状胸，驼背，肋骨和胸椎、腰椎棘突多处压痛。X 线显示全身骨密度降低，骨小梁稀疏模糊，部分骨皮质变薄，胸腰椎呈双凹变形，胸腰椎生理弯曲后凸畸形。

[单项选择题]

 5. 分泌甲状旁腺激素的细胞是(　　)

  A. 甲状腺滤泡细胞   B. 甲状腺滤泡旁细胞

  C. 皮肤的上皮细胞   D. 甲状旁腺的主细胞

  E. 胃泌酸腺的主细胞

 6. 甲状旁腺激素分泌增多会导致(　　)

  A. 血钙降低   B. 骨钙沉积

  C. 血磷升高   D. 维生素 D 缺乏

  E. 骨质疏松

 7. 某人长期维生素 D 缺乏会导致(　　)

  A. 血钙升高   B. 血磷升高

  C. 血甲状旁腺激素水平升高 D. 血降钙素升高

  E. 尿钙升高

[生理学知识点]

  生理状态下，血钙和血磷的稳态主要受到三方面的影响：一是小肠对钙磷的吸收能力的影响；二是肾对钙磷的排泄能力的影响；三是钙磷在血液与骨组织间的转移的影响。甲状旁腺激素、降钙素和 1, 25-$(OH)_2$-VitD$_3$是调节血钙和血磷的三种主要的激素。这三种激素也是通过作用于这三个部位，实现对血钙和血磷的调节。

  1, 25-$(OH)_2$-VitD$_3$由维生素 D$_3$在肝和肾内经两次羟化形成：维生素 D 在肝脏中生成 25-(OH)-VitD$_3$，在肾内经近端小管上皮细胞内的 1-α 羟化酶催化生成 1, 25-$(OH)_2$-VitD$_3$，即钙三醇（维生素 D$_3$的活化形式）。维生素 D$_3$可以来源于皮肤，皮肤内的胆固醇经紫外线照射后，可生成维生素 D$_3$；也可由食物吸收而来，含维生素 D 丰富的食物或食品中的维生素 D 添加剂也可帮助机体补充维生素 D。钙三醇生成后，可以升高血钙和血磷。钙三醇可促进小肠上皮细胞吸收钙和磷，减少肾对钙磷的排泄。在低血钙时钙三醇使骨钙释放，在钙充足时使血钙沉积到骨组织。钙三醇对骨钙吸收大于对骨钙沉积的作用，因此表现为血钙和血磷升高。儿童缺乏维生素 D 可患佝偻病，表现为血钙降低引起的神经兴奋表现，患儿睡眠差，夜间易醒；幼儿囟门闭合延迟，骨生长缓慢，出牙迟；严重者出现鸡胸、肋骨串珠，下肢 X、O 型腿畸形等改变。成人维生素 D 缺乏可导致骨质疏松，腰痛、易骨折。

甲状旁腺激素（PTH）由甲状旁腺中的主细胞分泌入血，PTH 可以升高血钙，降低血磷。PTH 可促进骨钙入血，同时也能促进维生素 D 的活化，促进小肠钙的吸收。PTH 可促进肾小管重吸收滤过的钙，使肾排泄钙减少，也可促进肾排泄磷，从而达到降低血磷的目的。PTH 的分泌受到血钙水平的影响，低钙可促进 PTH 的分泌。PTH 过量分泌可引起骨钙吸收过多，骨质疏松，血钙升高，尿钙排泄增大，使患者尿路结石的发病率升高。

降钙素（CT）由甲状腺组织中的甲状腺滤泡旁细胞分泌入血，可起到降低血钙和血磷的作用。降钙素主要促进骨组织钙和磷的沉积，因此有强化骨组织的作用。血钙升高时降钙素分泌增多。

[选择题参考答案及解析]

1. B，维生素 D_3 在肝细胞转化为 25-(OH)-$VitD_3$，在肾近端小管转化为 1，25-(OH)$_2$-$VitD_3$。

2. C，甲状腺滤泡旁细胞也称为 C 细胞，分泌降钙素。

3. A，1，25-(OH)$_2$-$VitD_3$ 的作用结果是升高血钙和血磷。它可以促进小肠对钙磷的吸收，减少肾对钙磷的排泄。在低钙时使骨钙释放，在钙充足时使血钙沉积到骨组织。

4. C，维生素 D 缺乏将导致佝偻病。

5. D，甲状旁腺激素由甲状旁腺的主细胞分泌。

6. E，甲状旁腺激素（PTH）可以升高血钙，降低血磷。使骨钙释放入血，长期高 PTH 可导致骨质疏松。

7. C，长期维生素 D 缺乏可导致血钙和血磷降低，低血钙可刺激甲状旁腺激素分泌，长期可导致甲状旁腺继发性增生。

第四节　胰岛的内分泌/糖尿病

[案例 1] 某男，39 岁，既往诊断为 I 型糖尿病。患者因注射胰岛素后未及时进食，突然出现昏迷不醒，意识丧失，脉搏微弱等改变。给予灌喂糖水后几分钟，此人意识恢复，应答自如。

[单项选择题]

1. 刺激胰岛素分泌的主要因素是(　　　)
　　A. 胃泌素释放　　　　　　　　　　B. 迷走神经兴奋
　　C. 交感神经兴奋　　　　　　　　　D. 血糖浓度升高

　　E. 血氨基酸浓度升高

2. 下列胰岛素中对葡萄糖转运的调节机制正确的是(　　)

　　A. 在肾小管上皮细胞上转运葡萄糖　　　B. 逆浓度梯度转运葡萄糖

　　C. 将葡萄糖转运到脂肪细胞中　　　　　D. 将葡萄糖转运到脑组织中

　　E. 促进小肠上皮细胞转运葡萄糖

3. 低血糖发生时应立即采取的措施是(　　)

　　A. 立即给予吸氧　　　　　　　　　　　B. 口服葡萄糖

　　C. 开放静脉　　　　　　　　　　　　　D. 卧床休息

　　E. 向家属交代病情

4. 低血糖发生时机体可发生的改变是(　　)

　　A. 黄体生成素分泌增多　　　　　　　　B. 生长激素分泌增多

　　C. 胰岛素分泌增多　　　　　　　　　　D. 迷走神经兴奋

　　E. 胰高血糖素分泌增多

[案例2] 某患者，男，51岁，两个月前开始出现消瘦、乏力、多饮、多尿改变。一周前出现头昏、恶心不适。常规：葡萄糖+++，酮体+，空腹静脉血糖14.63mmol/L（正常参考值：4.4 ~5.6mmol/L），随机手指血糖值>33.3mmol/L。口服糖耐量试验（OGTT）：空腹血糖：11.1mmol/L，饮糖水后测得血糖值分别为半小时：19.10mmol/L，1小时：23.60mmol/L，2小时：24.30mmol/L，3小时：19.10mmol/L。

[单项选择题]

5. 糖尿病多尿是由于(　　)

　　A. 肾小球吸收障碍　　　　　　　　　　B. 饮水过多

　　C. 肾小管液渗透压升高　　　　　　　　D. 醛固酮分泌减少

　　E. 血管升压素分泌不足

6. 胰岛素抵抗是指(　　)

　　A. 机体对胰岛素超常反应　　　　　　　B. 机体对胰岛素超常敏感

　　C. 胰岛素的生理效应增高　　　　　　　D. 胰岛素的生理效应降低

　　E. 机体对胰岛素需求减少

7. 糖尿病酮体增多的原因是(　　)

　　A. 细胞内葡萄糖消耗过多　　　　　　　B. 脂肪分解增多产生酮体

　　C. 肌肉分解增多产生酮体　　　　　　　D. 血糖过高生成酮体

　　E. 胰岛素分泌过多导致

[生理学知识点]

　　胰岛的β细胞分泌胰岛素，α细胞分泌胰高血糖素。这两种激素均为蛋白质类激素，但作用效果相反，胰岛素可降低血糖，胰高血糖素可升高血糖。

　　人体几乎所有细胞都有胰岛素受体，不同细胞受体数量不同，其中肝、肌肉和脂肪细胞受体最多，对胰岛素最敏感。胰岛素与受体结合后，受体底物（IRS）磷酸化，促使细胞内的葡萄糖转运载体（GLUT）转运到细胞膜上（膜转位），GLUT 可将血液中的葡萄糖顺浓度梯度转运到细胞内，发挥降血糖作用。胰岛素水平降低后，GLUT 又可内化回到细胞浆。葡萄糖进入细胞后，除供应细胞能量外，可以在肌细胞和肝细胞内以糖原的形式储存，也能在脂肪细胞内转变为脂肪储存能量。体内存在不同类型的 GLUT，GLUT1～3 分布于全身组织，维持细胞对葡萄糖的基础转运，其中 GLUT1 为胰岛素非依赖型，可保证脑组织和红细胞的葡萄糖供应。GLUT4 对胰岛素最为敏感，分布于骨骼肌、心肌和脂肪等组织。GLUT5 分布于小肠，参与小肠葡萄糖的吸收。

胰岛素分泌不足可导致 I 型糖尿病；胰岛素受体信号转导的过程出现障碍，称为胰岛素抵抗；胰岛素相对不足，可能导致 II 型糖尿病。当胰岛素相对或绝对不足时，细胞不能摄取葡萄糖作为能量来源，一方面血糖升高，另一方面机体调动脂肪细胞功能，使脂肪分解增多，脂肪代谢的中间产物——酮体增多，可能导致酮症酸中毒。肌肉细胞无法摄取葡萄糖，因此肌细胞内蛋白质分解增多，肌肉消瘦，机体处于负氮平衡。患者可出现血糖升高、多尿、多饮、体重减轻，甚至酮症酸中毒改变。

当胰岛素过多，如未正常进食或注射过量胰岛素时，血液中的葡萄糖大量转运入肝、肌肉和脂肪，使血糖下降，低于正常水平。当血糖水平不足以维持脑组织的能量供应时，可引起低血糖反应，患者可出现昏迷等意识丧失改变；严重低血糖（血糖<2.2mmol/L）时，可引起低血糖休克，患者可出现嗜睡、昏迷、惊厥、甚至死亡。

胰岛素的分泌受到血糖水平的直接调控。胰岛 β 细胞上有 GLUT2，当血糖升高时，β 细胞摄取葡萄糖增多，细胞内 ATP 增多，使细胞化学敏感性钾通道关闭，细胞去极化引起胰岛素释放。血糖升高是促进胰岛素分泌的最敏感的因素。此外，迷走神经兴奋可促进胰岛素分泌，引起血糖升高的胃肠激素可间接引起胰岛素分泌。

人体空腹血糖正常值为 4.4～5.6 mmol/L（79～100 mg/dl），餐后 2 小时血糖为 4.7～7.8 mmol/L。当空腹血糖 > 7mmol/L（>126 mg/dl），或餐后 2 小时血糖 > 11mmol/L（>198 mg/dl）时可诊断为糖尿病。肾糖阈是血糖为 180 mg/dl，当血糖超过肾糖阈时，肾小管不能将滤过的葡萄糖完全重吸收，葡萄糖保留在小管液中，升高了小管液的渗透压，抑制水的重吸收，从而引起多尿和糖尿。多尿引起电解质排泄增多，病人烦渴，饮食增多。结合上述胰岛素功能不足时脂肪、蛋白质分解增多，引起糖尿病的多饮、多食、多尿和体重减轻的"三多一少"改变。

[选择题参考答案及解析]

1. D，血糖升高是刺激胰岛素分泌的最敏感的因素。

2. C，胰岛素可调节葡萄糖转运体 4（GLUT4），GLUT4 主要分布于肝、肌肉和脂肪细胞。

3. B，血糖降低可抑制脑功能，低血糖发生时应立即升高血糖，保护脑功能。

4. B，血糖降低时胰岛 α 细胞分泌胰高血糖素增多。

5. C，糖尿病患者血糖升高超过肾糖阈时，肾近端小管不能完全将滤过的葡萄糖重吸收，小管液内葡萄糖增多升高小管液渗透压，使尿量增多，引起多尿。

6. D，胰岛素抵抗是指胰岛素不能与受体结合充分发挥作用，胰岛素相对不足，导致胰岛素生理效应下降。

7. B，胰岛素绝对或相对不足时，葡萄糖不能进入细胞供能，此时脂肪分解供能。酮体（丙酮酸、乙酰乙酸和 β-羟丁酸）是脂肪代谢的中间产物，脂肪分解增多可发生酮症酸中毒。

第五节　肾上腺的内分泌/库欣综合征

[案例 1] 某患者，女，35 岁。2 年前开始出现脸变圆、变红，体重增加，皮肤紫纹。患者躯干、头、面部肥胖，水牛背，满月脸，四肢纤细。下肢皮肤有紫纹及瘀斑。血压为 140/100 mmHg，体质指数为 26.5 kg/m²，血游离皮质醇为 717 nmol/L（正常参考值为 193~690 nmol/L），ACTH < 1.1 pmol/L（正常参考值为 1.1~11.1pmol/L）。肾上腺 CT 示右侧肾上腺 1.5cm × 1.1cm 占位病变。

[单项选择题]

1. 肾上腺皮质由浅入深分为三个带，分别是(　　　)
   A. 球状带、束状带、网状带　　　B. 球状带、网状带、束状带
   C. 束状带、球状带、网状带　　　D. 束状带、网状带、球状带
   E. 网状带、球状带、束状带

2. 下列能引起血糖升高的激素**不包括**(　　　)
   A. 生长激素　　　　　　　　　　B. 糖皮质激素
   C. 胰高血糖素　　　　　　　　　D. 肾上腺素
   E. 雌激素

3. 糖皮质激素水平升高时，机体可能会出现的改变是(　　　)
   A. 肌肉增多　　　　　　　　　　B. 长骨增长
   C. 躯干肥胖　　　　　　　　　　D. 容易过敏
   E. 血压降低

4. 某患者，女，42 岁。诊断为 ACTH 增多型垂体瘤。手术后第 2 天起静脉给予氢化可的松 100mg，每 12 小时 1 次，出院后改为口服氢化可的松片，逐渐减量，每周减 7.5mg，至术后 3 个月停药。若此患者中途突然停药，机体可能会出现的改变是(　　　)
   A. 血 ACTH 水平突然降低　　　　B. 血 CRH 水平突然降低
   C. 血 GC 水平突然升高　　　　　D. 血压水平突然降低
   E. 血糖水平突然升高

[案例 2] 某患者，男，26 岁。出现进行性乏力、头昏。查体血压为 90/60 mmHg，心率为 64 次/分，血钠为 128 mmol/L，血钾为 4.7 mmol/L，血糖为 3.0 mmol/L。皮肤色素沉着，舌尖腹侧及舌外侧缘、上齿龈、双手掌、手指腹侧及双足跖等处见条状带与散在黄豆

大深褐色斑疹；指、趾甲甲板基本光滑，呈焦煤色外观。血 ACTH 为 3234ng/L（正常参考值为 12～78ng/L）。上午 8 时皮质醇测量值为 141 nmol/L（正常参考值为 193～690 nmol/L）。诊断为艾迪生氏病。

[单项选择题]

5. 当人体出现血钾升高时，激素分泌增多的是（　　）
　　A. 糖皮质激素　　　　　　　　　B. 生长激素
　　C. 醛固酮　　　　　　　　　　　D. 抗利尿激素
　　E. 胰岛素

6. 该患者出现皮肤色素沉着的可能原因是（　　）
　　A. 糖皮质激素增多　　　　　　　B. 促黑素生成增多
　　C. ACTH 生成增多　　　　　　　D. 醛固酮生成增多
　　E. 内啡肽生成增多

[案例 3] 某患者，男，53 岁。8 年前开始出现间断性头痛、头晕。2 天前突发头痛、头晕，伴腹痛、恶心、大汗，呕吐 2 次，为胃内容物。查体：血压为 280/120 mmHg，心率为 102 次/分。血儿茶酚胺结果示：肾上腺素为 26.7 pg/mL，去甲肾上腺素为 2333.3 pg/mL，多巴胺为 10 pg/mL。彩超示右侧肾上腺异常信号影。行手术切除，术后病检报告为嗜铬细胞瘤。

[单项选择题]

7. 交感神经兴奋时，分泌增多的激素是（　　）
　　A. 胰岛素　　　　　　　　　　　B. 促胃液素
　　C. 糖皮质激素　　　　　　　　　D. 肾上腺素
　　E. 醛固酮

8. 因交通事故导致大出血，血压 60/40mmHg 的患者**不会**出现（　　）
　　A. 肾上腺素分泌增多　　　　　　B. 糖皮质激素分泌增多
　　C. 醛固酮分泌增多　　　　　　　D. 抗利尿激素分泌增多
　　E. 胰岛素分泌增多

9. 交感-肾上腺髓质系统激活时，机体可出现的改变是（　　）
　　A. 血压降低　　　　　　　　　　B. 心率加快
　　C. 内脏血流增多　　　　　　　　D. 呼吸减慢
　　E. 血糖降低

[生理学知识点]

肾上腺分为皮质和髓质两部分。肾上腺皮质由浅入深分为三层，分别是球状带、束状带和网状带。球状带分泌调节水盐代谢的盐皮质激素，主要是醛固酮；束状带占皮质的 75%，分泌糖皮质激素，主要是皮质醇；网状带分泌性激素。肾上腺髓质中的内分泌细胞也称为嗜铬细胞，可分泌肾上腺素、去甲肾上腺素和多巴胺入血。肾上腺皮质分泌的激素为类固醇激素，具有脂溶性，结合靶细胞的胞内受体发挥作用。髓质激素属于胺类激素，具有水溶性，结合膜受体发挥作用。

醛固酮的主要作用是促进肾小管和集合管 Na^+ 和水的重吸收，促进 K^+ 的排泄。血管紧张素分泌增多时，醛固酮分泌也增多，形成肾素-血管紧张素-醛固酮系统，发挥维持血压和稳定血容量的作用。醛固酮的分泌也受血 K^+ 水平的调节，血 K^+ 浓度升高时醛固酮分泌增多。

皮质醇的分泌具有昼夜节律性，在白天上午分泌最多。皮质醇的主要作用是参与应激反应。当机体受到应激刺激时，下丘脑-腺垂体-肾上腺皮质轴激活，糖皮质激素（GC）分泌增多，这种反应称为应激反应（stress reaction）。应激刺激也称为应激原（stressor），指伤害性、威胁生命安全的刺激，如大失血、大创伤、手术、中毒、大面积烧伤、疼痛、缺氧、强烈精神刺激等。在调节代谢方面，皮质醇促进脂肪分解供能，抑制葡萄糖的分解，使血糖升高。皮质醇促进蛋白质分解，使血氨基酸水平升高。长期高水平 GC 可导致肾上腺糖尿病，肌肉消瘦，皮肤变薄，并引起脂肪重新分布，从四肢向头和躯干转移，形成向心性肥胖。

在应激反应中，GC 可调节多器官系统的功能。GC 可促进红细胞和血小板生成，抑制淋巴细胞的生成，抑制免疫反应，起抗炎、抗过敏作用。GC 对自身免疫反应引起的疾病有较好的控制作用。GC 可提高心肌和血管平滑肌对儿茶酚胺的敏感性，减低毛细血管的通透性，有利于维持循环血量和正常血压。GC 可促进消化液的分泌。GC 对代谢调节引起的血氨基酸水平升高也可促进创伤的修复，减少瘢痕的产生。

除应激反应外，机体受到紧急状况，如愤怒、恐惧、焦虑、运动、搏斗、低血糖等刺激时，交感-肾上腺髓质系统激活，肾上腺素和去甲肾上腺素分泌迅速增多，可达基础水平的 1000 倍，称为应急反应（emergency reaction）。应急反应发生时，机体处于警觉状态，反应机敏，心率、心输出量增加；血压升高；全身血液重新分配，皮肤黏膜及内脏血供减少，心、脑及骨骼肌血供增多。同时，呼吸加快；血糖升高；脂肪分解，葡萄糖和脂肪氧化增强，以满足机体在紧急情况下的能量需求。

应激反应和应急反应常常同时发生，都属于机体对刺激的适应性反应。应激反应发生时，除 GC 外，儿茶酚胺、催乳素、生长激素、内啡肽、胰高血糖素和醛固酮等都增加。交感神经系统活性也增强，这在一定程度上可帮助机体应对伤害性刺激。但长期、持久的应激反应可引起机体代谢异常、免疫力下降、生长停滞及发生消化道应激性溃疡。

如前所述，糖皮质激素的分泌主要受下丘脑-腺垂体-肾上腺皮质轴的调节。GC 对下丘脑和腺垂体有负反馈抑制作用。长期大剂量应用 GC 可负反馈引起 ACTH 下降，肾上腺皮质萎缩。若此时突然停药，可导致 ACTH 和 GC 下降，引起高热、低血糖、低血压等肾上腺皮质危象的发生。肾上腺髓质激素的分泌主要受到交感神经系统的调节，交感神经节前纤维释放 ACh，使嗜铬细胞分泌儿茶酚胺增多。由于肾上腺血供是由皮质到髓质，因此髓质激素的分泌也可受到糖皮质激素的调节。ACTH 和 GC 可提高多种儿茶酚胺合成酶（如 N-乙酰甲基转移酶）的活性，促进儿茶酚胺的合成。

中枢源性或肾上腺皮质本身功能亢进可引起库欣综合征（Cushing's sydrome），患者出现高 GC 症状，出现满月脸、水牛背、向心性肥胖；皮肤变薄产生紫纹，血糖升高容易感染，代谢综合征引起 BMI 指数升高。肾上腺皮质功能减退也称为艾迪生氏病（Adison's disease），多由于结核侵袭肾上腺皮质，导致醛固酮、GC 水平均降低，病人表现出低血压、低血糖、低血钠、高血钾改变。由于 GC 下降，负反馈作用减弱，CRH 和 ACTH 升高，ACTH 的前体物阿黑皮素原（proopiomelanocortin）在基因的不同位点水解可分别产生 ACTH、促黑素（MSH）和内啡肽。促黑素水平升高使皮肤黏膜色素沉积。肾上腺髓质内嗜铬细胞增生可使血液儿茶酚胺增多，出现进行性高血压及交感神经兴奋样改变。

[选择题参考答案及解析]

1. A，肾上腺皮质由浅入深分别是球状带（分泌醛固酮）、束状带（分泌皮质醇）和网状带（分泌性激素）。

2. E，雌激素无调节血糖功能。

3. C，糖皮质激素（GC）促进脂肪代谢功能，使血糖升高；蛋白质分解，肌肉消瘦。GC 有抗炎、抗过敏作用。长期高水平 GC 可引起脂肪重新分布，导致向心性肥胖。

4. D，长期大剂量应用 GC 负反馈引起 CRH 和 ACTH 降低，肾上腺皮质萎缩。若突然停药，皮质功能不能马上恢复，GC 水平迅速下降，引起高热、低血压、低血糖等改变。

5. C，醛固酮促进肾小管分泌钾，血钾升高时醛固酮分泌增多。

6. B，艾迪生氏病患者肾上腺皮质功能减退，醛固酮和 GC 分泌都减少，其中 GC 对下丘脑和腺垂体负反馈减弱，使 ACTH 生成增多。ACTH 的前体物质也可生成内啡肽和促黑素，导致促黑素生成增多，皮肤色素沉着。

7. D，交感节前神经元直接支配肾上腺髓质，节前神经元释放 ACh 使髓质嗜铬细胞分泌肾上腺素、去甲肾上腺素和多巴胺增多。

8. E，动脉血压低于肾自身调节范围（80~180mmHg）时，肾近球细胞分泌肾素增多，使肾素-血管紧张素-醛固酮系统激活。醛固酮分泌增多。低血压也解除压力感受性反射对抗利尿激素释放的抑制作用，使抗利尿激素分泌增多，此外应激状态下肾上腺糖皮质激素分泌增多，交感-肾上腺髓质系统活动增强使肾上腺素分泌增多。

9. B，应急状态下交感-肾上腺髓质系统激活，肾上腺素分泌增多，使心率、呼吸加快，血压增大，血糖升高。全身血量重新分配：内脏和皮肤血流减少，骨骼肌血流增多。

（王 媛）

第十二章　生　　殖

·······◆◇◆ 学习目标 ◆◇◆·······

[基础知识]

(1) 掌握睾丸的生精作用和睾酮的生理功能。掌握卵巢内卵泡发育周期，雌孕激素的生理功能及月经周期的内分泌调节过程。

(2) 熟悉精子和卵子的发育过程。了解妊娠期和分娩过程激素的分泌。

[临床能力]

熟悉早孕 HCG 的检测方法。了解避孕药的作用原理。

·······◆◇◆ 本章概要 ◆◇◆·······

本章讲述了男性和女性生殖系统产生生殖细胞的过程，以及雄激素、雌激素和孕激素的生理功能。下丘脑-腺垂体-性腺轴对男性精子生成和睾酮分泌的调节；女性排卵周期的生理过程及下丘脑-腺垂体-性腺轴对卵巢周期和子宫内膜月经周期的调节机制。

第一节　男性生殖/克氏综合征

[案例 1] 某 32 岁男性，身高 180cm，体重 68kg。智力发育迟缓，IQ 53 分。喉结不明显，双侧乳房轻度发育，左侧睾丸发育不全，呈蚕豆样大小。血雌二醇 92.5 pmol/L，卵泡刺激素 43.2 IU/L，黄体生成素 35.8 IU/L，均高于正常值；血清睾酮 0.478 nmol/L，明显低于正常值。细胞遗传学检查：患者外周血淋巴细胞染色体核型异常，为 47，XXY。

[单项选择题]

1. 下列关于睾丸的生精功能的叙述中正确的是(　　)

    A. 支持细胞生成精子   B. 到老年期无生精功能

    C. X 线照射可促进生精作用   D. 精子生成的适宜温度为 37℃

    E. 原始的生精细胞为精原细胞

2. 克氏综合征（Klinefelter 综合征）可导致曲细精管发育不良。下列各项中是曲细精管中支持细胞作用的是(　　)

    A. 表达 LH 受体   B. 维持血-睾屏障

　　C. 分泌 FSH 到小管腔　　　　　　　D. 分泌睾酮到小管腔

　　E. 青春期开始合成雌激素

　3. 睾酮的作用**不包括**(　　)

　　A. 刺激男性附性器官生长发育并出现副性征

　　B. 促进蛋白质合成和骨骼肌生长

　　C. 促进下丘脑分泌卵泡刺激素

　　D. 刺激曲精小管产生精子，维持性欲

　　E. 增强骨髓造血和骨钙沉积

[生理学知识点]

　　男性生殖系统由睾丸、输精管道和附属腺及外生殖器组成。睾丸是产生精子及分泌雄性激素的器官，输精管道和附属腺体使精子成熟、储存、运输和排放。睾丸表面为鞘膜脏层（浆膜），深部为白膜；睾丸纵隔深入实质形成小叶，小叶内有曲细精管（生精小管）及疏松结缔组织间质。

　　从青春期开始，曲细精管内的精原细胞（二倍体）经过有丝分裂形成两个子细胞，其中一个作为干细胞（A 型精原细胞）储存，另一个（B 型精原细胞）经过多次有丝分裂形成后，分化为初级精母细胞。初级精母细胞在 DNA 复制后（四倍体），在经过两次减数分裂，依次形成次级精母细胞（二倍体）和精子细胞（单倍体）。精子细胞经过变态反应，由圆形细胞变为蝌蚪状的精子。与精子细胞相比，精子核染色质高度浓缩，细胞核变长，形成精了头部主要结构；高尔基复合体形成顶体，位于细胞核一端；中心体迁移到细胞核另一端，其中一个中心粒微管延长，形成轴丝，称为精子尾部。线粒体聚集，缠绕着轴丝的近细胞核段周围，形成线粒体鞘；多余的细胞质汇集于尾侧，最后脱落。精原细胞在发育为精子细胞的过程中，不断向曲细精管的管腔侧迁移，最后精子释放到管腔中。这一过程约需 64 天。一个 B 型精原细胞经过有丝分裂和减数分裂可产生 64 个精子。睾丸每天产生的精子量可达 1 亿多个。

　　精子被运输到附睾 18~24 小时后，获得运动和受精能力，但附睾的抑制因子使其活动暂时处于受抑状态。射精时，精子连同附睾、精囊、前列腺和尿道球腺的分泌物一起混合成精液排出。睾丸所在的阴囊温度比腹腔内温度低 2℃ 左右，有利于精子生成。隐睾症患者睾丸滞留于腹腔，或因局部炎症、高热、酒精中毒等原因，引起生精功能障碍，可导致不育。精子在女性体内或体温环境下其功能活性可保持 24~48 小时，如这一段时间内与卵子相遇可发生受精。

　　男性性染色体为 XY 型，女性性染色体为 XX 型。由于减数分裂的原因，形成的精子所携带的染色体中，有 50% 的精子携带性染色体中的 X 染色体，另 50% 携带 Y 染色体。在形成受精卵的过程中，携带 X 染色体的精子与卵细胞核融合，组成 XX 性染色体，形成女性胚胎；携带 Y 染色体的精子与卵细胞核融合，组成 XY 性染色体，形成男性胚胎。若染色体为 47XXY 或 48XXXY 等，可导致克氏综合征（Klinefelter syndrome），患者可出现智力低下，男性生殖腺发育不良等表现，患者有类无睾身材、男性乳房发育、小睾丸、无精子及尿 FSH 升高等特征。

曲细精管中的支持细胞体积较大，可将不同发育阶段的生精细胞保留在曲细精管的不同深度内，同时，支持细胞间的紧密连接也形成血-睾屏障。防止生精细胞的抗原物质进入血液引起自身免疫反应。

睾丸间质细胞位于曲细精管周围的结缔组织中，可分泌雄激素，主要是睾酮。在胚胎期，男性胚胎的睾丸分泌睾酮可诱导男性内、外生殖器发育，促使男性第一性征形成。若此时睾酮不足，可导致男性假两性畸形。男性青春期后，随着睾酮的分泌，阴茎、阴囊增大，开始出现男性第二性征，如阴毛、胡须出现，喉结隆起，声音低沉，骨骼、肌肉发达。睾酮可促进精子的形成，促进蛋白质的合成并促进肾促红细胞生成素的合成，使红细胞增多。

睾丸的功能受下丘脑和腺垂体的调节。其中腺垂体分泌的卵泡刺激素 FSH 作用于支持细胞，促进支持细胞合成精子生成所需物质，促进精子的生成。支持细胞分泌的抑制素可负反馈抑制 FSH 的分泌。腺垂体分泌的黄体生成素 LH 可促进间质细胞生成睾酮。FSH 可诱导间质细胞表达 LH 受体，间接促进睾酮的分泌。血液中的睾酮对下丘脑 GnRH、腺垂体 LH 的分泌有负反馈抑制作用。睾酮通过抑制 GnRH 实现对 FSH 的间接抑制。因某些原因滥用雄激素（健身、塑型等）可导致睾丸生精障碍。临床上对于雄激素减退的男性功能障碍又有生育要求的男性，不是直接补充雄激素，而是使用 LH 替代剂。

[选择题参考答案及解析]

1. B，曲细精管中的精原细胞发育为成熟的精子，精子的最适温度为 35℃。

2. E，支持细胞生成血-睾屏障，睾酮由睾丸间质细胞生成。

3. C，睾酮水平升高可负反馈抑制下丘脑和腺垂体，使 GnRH 和 LH 分泌减少。FSH 的主要作用是促进精子生成。

第二节 女性生殖/多囊卵巢综合征

[案例1] 某已育有 4 名子女的 36 岁女性，考虑行输卵管结扎术。该女性向医生咨询，该手术是否会导致她绝经。

[单项选择题]

1. 下列关于雌激素的作用的叙述中**错误**的是(   )
   A. 使子宫内膜增生，腺体分泌　　B. 激发并维持女性副性征
   C. 降低子宫平滑肌对缩宫素的敏感性　D. 促进肾小管和集合管钠和水重吸收
   E. 促进阴道上皮角化增生，并合成糖原
2. 可促进女性青春期乳房发育的主要激素是(   )
   A. 催乳素　　　　　　　　　　B. 生长激素
   C. 甲状腺激素　　　　　　　　D. 雌激素
   E. 糖皮质激素
3. 卵泡刺激素可促进(   )

  A. 卵泡发育成熟   B. 排卵和黄体生成

  C. 子宫内膜腺体分泌   D. 睾丸分泌雄激素

  E. 子宫内膜脱落形成月经

4. 输卵管结扎的妇女（　　）

  A. 有月经，仍排卵   B. 无月经，不排卵

  C. 有月经，不排卵   D. 无月经，仍排卵

  E. 月经周期明显延长

5. 22 岁女性开始口服避孕药。避孕药中的雌激素的生物作用是（　　）

  A. 抑制乳腺腺泡增生   B. 降低性欲

  C. 抑制卵泡生长   D. 降低血清胆固醇水平

  E. 抑制子宫平滑肌收缩

[案例 2]　某 26 岁女性，婚后 4 年不孕。月经稀发，40~90 天来潮一次，经期 3~5 天，量中。患者逐渐出现毛发生长增多而且粗黑，长胡须。月经史：$13\dfrac{3 \sim 5}{40 \sim 90}$。查体：皮肤粗糙多毛，眉毛粗黑，上唇有胡须，背部皮肤布满痤疮。妇科检查外阴及肛周毛粗密，呈男性型分布。血 LH/FSH = 3.2，血睾酮水平升高。

[单项选择题]

6. 一个正常的月经周期中，绝大部分人的卵巢内发育成熟的卵泡有（　　）

  A. 15~20 个   B. 10~15 个

  C. 5~10 个   D. 2~5 个

  E. 1 个

7. 成熟的卵泡能分泌的激素是（　　）

  A. FSH   B. LH

  C. 雌二醇   D. 孕酮

  E. 睾酮

8. 排卵后子宫内膜呈分泌期变化，是由于（　　）

  A. 高浓度雌激素的作用   B. 高浓度孕激素的作用

  C. LH 浓度升高   D. FSH 浓度升高

  E. 雌激素和孕激素共同作用

9. 女性基础体温在排卵后升高 0.5℃ 左右，并在黄体期维持于此水平。与基础体温的升高有直接关系的激素是（　　）

  A. FSH   B. LH

  C. 雌二醇   D. 孕酮

  E. hCG

10. 23 岁女性因马拉松训练导致继发性闭经。妊娠试验阴性。为检测排卵，应观察突然升高的是（　　）

    A. 雌激素   B. 卵泡刺激素

    C. 促性腺激素释放激素   D. 黄体生成素

    E. 孕激素

11. 妊娠时维持黄体功能的主要激素是(　　)

    A. FSH   B. LH

    C. 雌二醇   D. 孕酮

    E. hCG

12. 妊娠后期血中高浓度的雌激素和孕激素来自(　　)

    A. 肾上腺皮质   B. 胎盘

    C. 卵巢   D. 卵泡

    E. 妊娠黄体

[生理学知识点]

    女性生殖器官包括卵巢、输卵管、子宫和阴道，分别在卵子生成、精子与卵子的输送、精子获能、受精、妊娠和分娩中发挥作用。其中，卵巢是主要的女性生殖器官。

    卵泡是卵巢的基本结构和功能单位，具有产生卵子和分泌雌性激素的功能。从出生6个月开始，卵原细胞已全部转变为初级卵母细胞，且停留在第一次减数分裂的前期。在青春期，卵泡发育成熟后，排卵前，在高水平LH的刺激作用下完成第一次减数分裂，生成一个次级卵母细胞和第一极体。次级卵母细胞随即进行减数分裂并停留在分裂前期。在受精发生时，卵母细胞完成第二次减数分裂，生成卵子和第二极体。

    在卵细胞的发育过程中，卵泡也处在不同阶段。原始卵泡由卵母细胞和单层颗粒细胞包绕构成，外有基底膜。出生后，原始卵泡逐渐生长为初级卵泡。此时卵母细胞略有增大，颗粒细胞变为多层，卵泡外基质细胞分化为泡膜细胞。初级卵泡受到FSH刺激，开始变为次级卵泡，也称窦状卵泡。颗粒细胞间形成窦腔并含有卵泡液。泡膜细胞分为内外两层，内泡膜层表达LH受体，参与卵泡激素的合成。在两侧卵巢同时存在的一批次级卵泡中，通常只有一个发育最佳的卵泡能成熟，称为优势卵泡。优势卵泡表达FSH受体最多，因此对FSH最为敏感，同时可以释放抑制素，使FSH水平降低，导致其他次级卵泡生长停滞。成熟卵泡直径很大，可达2cm，占据卵巢皮质全层并凸向卵巢表面。成熟卵泡的卵泡液很多，卵细胞与少量颗粒细胞形成的卵丘仅通过少量细胞附着于卵泡壁。排卵发生时，高水平LH促进卵丘根部断裂，卵泡液增多肿胀，颗粒细胞停止生长，卵泡壁破裂，将卵母细胞和附着的颗粒细胞一起排放到腹腔中，并经输卵管伞进入壶腹部。

    卵泡的发育周期较长，从胚胎期的原始卵泡到初级卵泡需要10多年，初级卵泡成长为次级卵泡需要70~85天，而成熟卵泡的发育需要14天左右。青春期后，每个月有10~20个窦状卵泡进入FSH依赖性快速生长，一般仅一个卵泡发育成熟并排卵。若选择异常，则可导致多胎妊娠。多囊卵巢综合征（polycystic ovary syndrome，PCOS）原因之一是多个卵泡被募集，但都不能成熟排卵。

    在卵泡的选择过程中，优势卵泡生长的1~12天，各个次级卵泡的内泡膜细胞在LH

作用下分泌睾酮，而优势卵泡中的颗粒细胞在 FSH 刺激下表达芳香化酶，将睾酮转变为雌二醇分泌入血。随着卵泡的生长，雌激素分泌量越来越多。优势卵泡生长的 12~14 天，高水平雌激素对下丘脑和腺垂体形成正反馈，促进腺垂体分泌大量 FSH 和 LH。LH 高峰的出现触发排卵。口服避孕药通过外源性雌激素对于下丘脑和腺垂体的负反馈抑制作用，干扰优势卵泡选择而达到避孕的目的。

排卵后 2~4 天内，剩余泡膜细胞和颗粒细胞在 LH 的作用下发生黄素化，分化为黄体细胞，排卵后的卵泡形成一个闭锁的实心内分泌腺。黄体细胞主要分泌孕激素，也分泌雌激素。若卵细胞未受精，黄体可维持 14 天左右，之后失去内分泌功能，退化形成白体。若发生受精，胚胎的胚泡滋养层分泌的人绒毛膜促性腺激素（hCG）抑制黄体退化，形成妊娠黄体，继续分泌雌孕激素直至孕 3 月胎盘形成替代妊娠黄体。

随着卵泡发育、排卵和黄体形成，子宫内膜也伴随着雌孕激素水平的改变出现周期性剥脱、出血现象，称为月经（menstruation），这种周期改变称为月经周期，约 28 天。卵泡发育的 1~5 天为月经期，卵泡期（5~14 天）称为子宫内膜增殖期，卵巢周期的黄体期（15~28 天）称为子宫内膜的分泌期。

子宫内膜增殖期，在卵泡期的 5~14 天阶段由于雌激素水平逐渐升高，子宫内膜逐渐增生，腺体增多，间质向内膜供血的螺旋动脉生长。接近排卵时宫颈分泌稀薄、透明黏液，拉丝度长，有利于受精。排卵前 24 小时出现血 LH 峰，这是排卵的标志。排卵后，黄体期开始分泌雌孕激素，子宫内膜进入分泌期（15~28 天）。子宫内膜进一步增厚，腺体开始分泌大量黏液，内膜内螺旋动脉进一步生长。卵细胞未受精，黄体 14 天后退化，导致雌孕激素急剧下降，螺旋动脉痉挛收缩，内膜靠近腔面的 2/3 缺血、坏死、脱落引起出血。子宫内膜进入月经期（1~5 天）。正常情况下月经期持续 3~5 天，内膜组织释放大量纤溶酶，因而血液不凝固，经阴道排出体外。月经周期中，受雌孕激素的影响，阴道黏膜、乳房也会发生周期性变化。因黄体期时间长度相对稳定，因此临床将月经来潮前的第 14 天推算为排卵日。

在卵巢周期和子宫内膜的月经周期受下丘脑、垂体和卵巢激素的调控。青春期后，下丘脑 GnRH 出现规律的脉冲式释放。优势卵泡的 12~14 天分泌大量雌激素形成正反馈，下丘脑、腺垂体激素达到峰值，其中 LH 峰最为明显。雌孕激素的分泌中，排卵前雌激素的分泌逐渐增多，排卵后迅速下降，之后黄体细胞分泌的雌激素逐渐增多，但始终低于排卵前，不能引起正反馈。孕激素由黄体细胞分泌，在黄体期逐渐升高。

雌激素促进子宫内膜发育，促进排卵，使排卵前子宫颈口松弛，宫颈分泌大量黏液，有利于受精。雌激素促进子宫平滑肌增生肥大，收缩力增强，对缩宫素敏感性增加；促进输卵管蠕动和分泌，有利于精子运行。促进阴道上皮角化增生，分泌物呈酸性，抵抗力增加。雌激素促进乳腺导管和结缔组织增生，脂肪堆积，使青春期乳房增大。雌激素可促进青春期女性第二性征出现，如臀部、乳房脂肪堆积，音调升高；促进骨钙、磷沉积，使生长加速等。

孕激素抑制子宫内膜细胞增殖，出现分泌期改变；使子宫平滑肌兴奋性下降，防止胚胎排出；抑制阴道上皮增生。孕激素促进乳腺腺泡发育，并负反馈抑制排卵。使妊娠期排卵停止。孕激素可增强能量代谢，使下丘脑体温调定点升高 0.5℃左右。

女性生育期约 30 年，排卵约 350 个。40~50 岁卵巢功能开始退化，最后完全丧失功能，月经周期停止，进入绝经期（menopause）。

[选择题参考答案及解析]

1. C，雌激素可增加子宫平滑肌对缩宫素的敏感性。

2. D，青春期女性乳房发育主要是由于雌激素促进脂肪在乳腺聚集。妊娠期 PRL 促进乳房腺泡发育。

3. A，卵泡刺激素 FSH 在女性可促进卵泡发育成熟，在男性可促进精子形成。

4. A，输卵管结扎术仅阻止精子与卵子相遇形成受精卵。卵巢的卵泡发育和激素分泌功能不变，因此结扎术后仍有排卵，有月经。

5. C，口服避孕药中的雌激素对下丘脑和腺垂体有负反馈作用，使 FSH 水平下降，卵泡发育停止。

6. E，绝大部分女性一个月经周期仅一个卵泡发育成熟，可导致单胎妊娠或同卵双胎，极少数可有两个卵泡发育成熟，可产生异卵双胎。

7. C，发育程度不同的卵泡中卵泡内膜细胞合成睾酮，仅成熟卵泡的颗粒细胞在 FSH 刺激下表达芳香化酶，可将睾酮转化为雌酮和雌二醇分泌进入血液。

8. B，排卵后黄体分泌大量雌激素和孕激素，其中雌激素促进子宫内膜增生，子宫颈松弛，宫颈分泌稀薄黏液；而孕激素促进子宫内膜呈分泌期改变。

9. D，孕激素可增强能量代谢，也可作用于下丘脑体温调节中枢，使调定点升高约 0.5℃。

10. D，黄体生成素 LH 在排卵期一日达到高峰，并触发排卵，是排卵的标志。

11. E，人绒毛膜促性腺激素（hCG）可使黄体变为妊娠黄体，继续分泌雌孕激素。

12. B，妊娠 10 周后，胚泡滋养层细胞侵入子宫，形成迁徙柱，穿透进入子宫肌层的内 1/3，形成胎盘，此时 hCG 降低，胎盘分泌雌三醇和孕酮，代替卵巢的内分泌功能。

（王　媛）